实用妇产科诊治精要

主 编◎王 敏 张 莹 侯玲玲
赵 鹏 栾爱爱 范立叶

吉林科学技术出版社

图书在版编目（CIP）数据

实用妇产科诊治精要/ 王敏等主编. -- 长春 :吉
林科学技术出版社, 2019.5
　ISBN 978-7-5578-5545-1

　Ⅰ. ①实… Ⅱ. ①王… Ⅲ. ①妇产科病-诊疗 Ⅳ.
①R71

中国版本图书馆CIP数据核字(2019)第113828号

实用妇产科诊治精要
SHIYONG FUCHANKE ZHENZHI JINGYAO

出 版 人　李 梁
责任编辑　李 征　李红梅
书籍装帧　山东道克图文快印有限公司
封面设计　山东道克图文快印有限公司
开　　本　787mm×1092mm　1/16
字　　数　333千字
印　　张　14.25
印　　数　3000册
版　　次　2019年5月第1版
印　　次　2020年6月第2次印刷

出　　版　吉林科学技术出版社
发　　行　吉林科学技术出版社
地　　址　长春市福祉大路5788号出版集团A座
邮　　编　130000
发行部电话/传真　0431-81629529　81629530　81629531
　　　　　　　　　　81629532　81629533　81629534
储运部电话　0431-86059116
编辑部电话　0431-81629508
网　　址　http://www.jlstp.net
印　　刷　北京市兴怀印刷厂

书　　号　ISBN 978-7-5578-5545-1
定　　价　98.00元

《实用妇产科诊治精要》
编委会

主编

王　敏	潍坊市妇幼保健院
张　莹	潍坊市妇幼保健院
侯玲玲	潍坊市妇幼保健院
赵　鹏	潍坊市妇幼保健院
栾爱爱	潍坊市妇幼保健院
范立叶	潍坊市妇幼保健院

副主编

袁晓明	潍坊市妇幼保健院
孙颖颖	潍坊市妇幼保健院
崔英英	潍坊市妇幼保健院
刘　苏	潍坊市妇幼保健院
邱昌梅	潍坊市妇幼保健院
崔为明	潍坊市妇幼保健院

前　言

　　母婴是人类的未来,对于人类的繁衍、整个国民经济的发展都起到举足轻重的作用,值得我们付出更多的精力去发展、研究。女性的子宫、卵巢在其一生中天天都在变化,幼女时期、生殖旺盛时期、绝经后的子宫、卵巢,无论是在功能、好发疾病、预后转归方面都有着天壤之别,其特殊性、复杂程度是其他器官病变所无法比拟的。由此,临床妇产科医师肩负着重大的责任,他们需要更好地掌握临床妇产科诊断与治疗技术,才能更好地为广大女性朋友的健康保驾护航。

　　本书共十五章,分为两篇,前半部分内容介绍了妇科常见疾病的诊断和治疗,后半部分介绍了产科常见疾病的诊断和治疗。本书的撰写以简明扼要、条理清晰、便于使用为原则,集妇产科疾病和计划生育内容于一体,可供妇产科专业和计划生育、妇幼保健工作者参考阅读使用。

　　由于医学的发展日新月异,加上本书涉及面比较广泛,在编写过程中难免有局限性,书中内容难免有遗漏之处,望各位同道和读者不吝指正,以便以后完善再版。

编　者

目　　录

第一篇　妇　科

第二篇　产　科

第一篇 妇 科

第一章 生殖系统炎症

第一节 外阴及阴道炎

一、外阴炎

（一）非特异性外阴炎

各种病原体侵犯外阴均可引起外阴炎,以非特异性外阴炎多见。

【诊断标准】

1.临床表现

(1)病史:糖尿病、尿瘘、粪瘘,阴道灌洗史等。

(2)症状:外阴部瘙痒、疼痛及灼热感,阴道分泌物增多。

(3)妇科检查:急性炎症时小阴唇内外侧红肿,可呈片状湿疹,严重时可见脓疱形成或浅小溃疡。慢性炎症时外阴皮肤粗糙增厚,可出现皲裂以及腹股沟淋巴结肿大。

2.辅助检查

需除外特异性外阴炎。

(1)阴道分泌物生理盐水悬液检查滴虫、真菌,除外特异性阴道炎引起的外阴炎。

(2)阴道分泌物检查清洁度、pH(一般清洁度多为Ⅲ度,pH＞4.5);宫颈分泌物检查衣原体、淋病奈瑟菌。必要时行阴道分泌物细菌培养及药物敏感试验。

(3)外阴部溃疡必要时做活体组织病理检查及梅毒血清学检查。

(4)检查尿糖及血糖。

【治疗原则】

1.一般治疗

(1)保持外阴干燥,避免搔抓。

(2)0.02％高锰酸钾溶液坐浴,每日 2～3 次;或 3％～5％硼酸水坐浴,每日 1～2 次。

(2)药物治疗

应针对病原体选择抗生素治疗。

（二）尿道旁腺炎

尿道旁腺开口位于尿道口后壁两侧,当尿道发生感染时,致病菌可潜伏于尿道旁腺而致尿道旁腺炎。致病菌主要为淋球菌、葡萄球菌、大肠埃希菌和链球菌等。

【诊断标准】

1.临床表现

(1)病史:有尿道炎病史。

(2)症状:尿频、尿急、尿痛及排尿后尿道灼热感和疼痛。

(3)妇科检查:尿道口后壁两侧腺管开口处充血、水肿,用手指按压有脓性分泌物溢出。

2.辅助检查

(1)在腺管开口处取脓性分泌物做涂片及细菌培养,如涂片及培养有淋球菌或其他致病菌生长即可明确诊断。

(2)中段尿镜检尿液中有较多的白细胞,表示存在泌尿系感染。

【治疗原则】

(1)抗生素治疗,如为淋病奈瑟菌感染按淋病奈瑟菌性尿道炎治疗,可用第三代头孢类药物。如对头孢类药物过敏可应用大观霉素 2g,一次肌内注射。性伴同时治疗。其他细菌感染时可按细菌培养及药敏试验结果给药。

(2)治疗结束后需继续随访,在感染部位再取分泌物做涂片及细菌培养,以观察疗效。

(三)急性前庭大腺炎及前庭大腺脓肿

前庭大腺炎多发生于生育年龄妇女、婴幼儿。急性炎症期因腺管口肿胀或渗出物凝聚而阻塞,脓液不能外流积存而形成脓肿,称前庭大腺脓肿。慢性期脓液逐渐吸收而成为清晰透明黏液,称为前庭大腺囊肿。主要病原为淋球菌及其他细菌。

【诊断标准】

1.临床表现

(1)症状:一侧外阴局部疼痛、肿胀,当脓肿形成时疼痛加剧。

(2)妇科检查:大阴唇下 1/3 处有硬块,表面红肿,压痛明显。当脓肿形成,可有波动感,当脓肿增大,表皮可自行破溃。

2.辅助检查

前庭大腺开口处或破溃处取脓液做涂片及细菌培养。

【治疗原则】

1.急性前庭大腺炎

(1)卧床休息,保持局部清洁。

(2)局部用。

(3)针对病原应用抗生素。

2.前庭大腺脓肿

当脓肿局限,边界清晰,有波动感时应及时切开引流。脓液引流后放置引流条,24 小时后取出,0.02%高锰酸钾溶液坐浴。

(四)前庭大腺囊肿

【诊断标准】

1.病史

有前庭大腺急性炎症史或有淋病史。

2.临床表现

(1)症状:外阴部坠胀感,性交不适。

(2)妇科检查:在一侧大阴唇后部下方有囊性包块,常向大阴唇外侧突出,无触痛,边界清楚。

3.辅助检查

诊断困难时,可做局部穿刺,抽得的黏液送细菌培养和做药物敏感试验。

【治疗原则】

囊肿较小且无症状可随访。囊肿较大或反复急性发作宜行囊肿造口术,术后仍可保持腺体功能。

(五)外阴溃疡

外阴溃疡可因外阴炎症(特异性外阴炎、单纯疱疹病毒感染、外阴结核、梅毒、软下疳等)、白塞病、外阴癌等引起。

【诊断标准】

1.临床表现

(1)非特异性外阴炎搔抓后,局部疼痛,可伴低热、乏力等,溃疡周围有明显炎症。

(2)疱疹病毒感染,起病急,疱疹破后形成溃疡,可伴或不伴发热、腹股沟淋巴结肿大及全身不适。溃疡基底灰黄色,多伴疼痛,明显充血水肿,可自愈,但常复发。

(3)白塞病发展中的一个阶段可为急性外阴溃疡,与眼、口腔病变先后出现,可分为坏疽、下疳粟粒型。

(4)梅毒、软下疳见性病。

(5)外阴结核及外阴癌可表现为慢性溃疡。

2.辅助检查

(1)分泌物做细菌培养、血清学检测。

(2)久治不愈者应做活组织检查,除外结核与癌。

【治疗原则】

(1)保持外阴干燥、清洁,避免摩擦搔抓。

(2)0.02%高锰酸钾坐浴。

(3)非特异性外阴炎引起的溃疡局部用抗生素软膏。白塞病需注意改善全身情况,急性期可用类固醇皮质激素缓解症状。局部用复方新霉素软膏,1%～2%硝酸银软膏。其他原因引起的溃疡按不同的病因采取不同的治疗。

二、阴道炎

(一)滴虫性阴道炎

滴虫性阴道炎是由阴道毛滴虫感染引起的生殖道炎症。主要经性接触直接传播,也可间接传播。

【诊断标准】

1.临床表现

(1)阴道分泌物增多,多呈泡沫状、黄绿色。

(2)外阴瘙痒、灼热感。

(3)部分患者有尿频等症状。

(4)少数女性表现轻微,甚至没有症状。

(5)妇科检查:体检可见外阴阴道黏膜充血,阴道分泌物多呈泡沫状、黄绿色。

2.辅助检查

下列方法任何一项阳性即可确诊:

(1)悬滴法:在阴道分泌物中找到阴道毛滴虫,但其敏感性仅为 60％～70％,且需要立即湿片检查以获得最佳效果。

(2)培养法:最为敏感及特异的诊断方法,准确率达 98％。对于临床可疑而悬滴法结果阴性的女性,可做滴虫培养。

【治疗原则】

1.治疗方案

主要是硝基咪唑类药物。滴虫性阴道炎经常合并其他部位的滴虫感染,故不推荐局部用药。

(1)推荐方案:全身用药——甲硝唑 2g,单次口服;或替硝唑 2g,单次日服。

(2)替代方案:全身用药——甲硝唑,400mg,口服,2 次/天,共 7 天。

对于不能耐受口服药物或不适宜全身用药者,可选择阴道局部用药,但疗效低于口服用药。

(3)注意事项:患者服用甲硝唑 24 小时内或在服用替硝唑 72 小时内应禁酒。

2.性伴的治疗

对性伴应同时治疗,并告知患者及性伴治愈前应避免无保护性交。

3.随访

治疗后无临床症状者不需随访。

(二)外阴阴道假丝酵母菌病

外阴阴道假丝酵母菌病(VVC)主要由假丝酵母菌感染引起的阴道炎症。VVC 分为:单纯性 VVC 和复杂性 VVC。单纯性 VVC 是指正常非孕宿主发生的散发由白色念珠菌所致的轻度 VVC。复杂性 VVC 包括:复发性 VVC、重度 VVC、妊娠期 VVC、非白念珠菌所致的 VVC 或宿主为未控制的糖尿病、免疫低下者。重度 VVC 是指临床症状严重,外阴或阴道皮肤黏膜有破损,按 VVC 评分标准(表 1-1),评分≥7 分为重度 VVC。复发性外阴阴道假丝酵母菌病(RVVC)是指一年内有症状性 VVC 发作≥4 次。

表 1-1　VVC 的评分标准

评分项目	0	1	2	3
瘙痒	无	偶有发作,可被忽略	能引起重视	持续发作,坐立不安
疼痛	无	轻	中	重
充血、水肿	无	<1/3 阴道充血	1/3～2/3 阴道壁充血	>2/3 阴道壁充血
抓痕、皲裂、糜烂	无			有
分泌物量	无	较正常稍多	量多,无溢出	量多,有溢出

【诊断标准】

1.临床表现

(1)外阴痒,可伴外阴、阴道烧灼感。

(2)白带增多,呈白色豆渣样或凝乳样。

(3)妇科检查外阴局部充血、肿胀,小阴唇内侧及阴道黏膜表面有白色片状薄膜或凝乳状物覆盖。

2.辅助检查

(1)悬滴法:10%KOH镜检,菌丝阳性率70%～80%。生理盐水法阳性率低,不推荐。

(2)涂片法:革兰染色法镜检,菌丝阳性率70%～80%。

(3)培养法:RVVC或有症状但多次显微镜检查阴性者,应采用培养法,同时进行药物敏感试验。

【治疗原则】

1.基本原则

(1)积极去除VVC的诱因。

(2)规范化应用抗真菌药物,首次发作或首次就诊是规范化治疗的关键时期。

(3)性伴无须常规治疗;RVVC患者的性伴应同时检查,必要时给予治疗。

(4)不常规进行阴道冲洗。

(5)VVC急性期间避免性生活或性交时使用安全套。

(6)同时治疗其他性传播疾病。

(7)强调治疗的个体化。

(8)长期口服抗真菌药物要注意监测肝、肾功能及其他相关不良反应。

2.抗真菌治疗

(1)治疗方法包括阴道用药和口服用药两种。

(2)治疗方案

1)单纯性VVC:下列方案任选一种,具体方案如下。

①阴道用药

咪康唑软胶囊1200mg,单次用药。

咪康唑栓/软胶囊400mg,每晚1次,共3日。

咪康唑栓200mg,每晚1次,共7日。

克霉唑栓/片500mg,单次用药。

克霉唑栓100mg,每晚1次,共7日。

制霉菌素泡腾片10万U,每晚1次,共14日。

制霉菌素片50万U,每晚1次,共14日。

②口服用药:氟康唑,150mg,顿服,共1次。

2)重度VVC:应在治疗单纯性VVC方案基础上,延长疗程。症状严重者,局部应用低浓度糖皮质激素软膏或唑类霜剂。氟康唑:150mg,顿服,第1、4天应用。其他可以选择的药物还有伊曲康唑等,但在治疗重度VVC时,建议5～7天的疗程。

3)妊娠期VVC:早孕期权衡利弊慎用药物。选择对胎儿无害的唑类阴道用药,而不选用口服抗真菌药物治疗。具体方案同单纯性VVC,但长疗程方案疗效会优于短疗程方案。

4)复发性VVC:治疗原则包括强化治疗和巩固治疗。根据培养和药物敏感试验选择药物。在强化治疗达到真菌学治愈后,给予巩固治疗半年。下述方案仅供参考。

①强化治疗:治疗至真菌学转阴。具体方案如下。

口服用药,氟康唑150mg,顿服,第1、4、7天应用。

阴道用药,咪康唑栓/软胶囊400mg,每晚1次,共6日。咪康唑栓1200mg,第1、4、7天应用。克霉唑栓/片500mg,第1、4、7天应用。克霉唑栓100mg,每晚1次,7~14日。

②巩固治疗:目前国内、外没有较为成熟的方案,建议对每月规律性发作一次者,可在每次发作前预防用药一次,连续6个月。对无规律发作者,可采用每周用药一次,预防发作,连续6个月。对于长期应用抗真菌药物者,应监测肝肾功能。

3.随访

症状持续存在或2个月内再发者应进行随访。对RVVC在治疗结束后7~14天、1个月、3个月和6个月各随访一次,3个月以及6个月时建议同时进行真菌培养。

(三)细菌性阴道病

细菌性阴道病(BV)是以阴道乳杆菌减少或消失,相关微生物增多为特征的临床综合征。与BV发病相关的微生物包括:阴道加德纳菌、普雷沃菌属、动弯杆菌、拟杆菌、消化链球菌、阴道阿托普菌和人型支原体等。

【诊断标准】

大约半数BV患者无临床症状,有症状者可表现为白带增多伴腥臭味,体检见外阴阴道黏膜无明显充血等炎性反应,阴道分泌物均质稀薄。

BV主要根据临床诊断(Amsel标准),下列4项临床特征中至少3项阳性可诊断为BV:①线索细胞阳性;②氨试验阳性;③阴道pH大于4.5;④阴道均质稀薄分泌物。其中线索细胞阳性是必备条件。

有条件者可采用阴道涂片Nugent评分诊断。

【治疗原则】

1.治疗指征

有症状患者、妇科和产科手术前患者、无症状孕妇。

2.具体方案

(1)首选方案:甲硝唑400mg,口服,每日2次,共7天;或甲硝唑阴道栓(片)200mg,每日1次,共5~7天;或2%克林霉素膏(5g),阴道上药,每晚1次,共7天。

(2)替换方案:克林霉素300mg,口服,每日2次,共7天。

(3)可选用恢复阴道正常菌群的微生态制剂。

3.性伴的治疗

无须常规治疗性伴。

4.随访

治疗后若症状消失,无须随访。对妊娠合并BV需要随访治疗效果。

(四)幼女性阴道炎

幼女性阴道炎常与外阴炎并存,多见于1~5岁幼女。常见病原体有葡萄球菌、链球菌、大肠埃希菌、变形杆菌等。可因外阴不洁或直接接触污物引起,也可由阴道异物所致。

【诊断标准】

1.病史

有接触污物史或有阴道异物史。

2.临床表现

(1)患儿因外阴痒痛而哭闹不安,常用手抓外阴。

(2)妇科检查

1)外阴红肿,前庭黏膜充血,有脓性分泌物自阴道口流出。有时可见小阴唇相互粘连,严重者甚至可致阴道闭锁。

2)用小指作肛指或用鼻镜、宫腔镜、B超检查,注意有无阴道异物,如有血性分泌物时应排除生殖道恶性肿瘤。任何阴道排出物都应送病理检查。

3.辅助检查

(1)取分泌物找滴虫、真菌、蛲虫卵。

(2)分泌物涂片染色找致病菌。

(3)必要时取分泌物做细菌、衣原体、淋病奈瑟菌等培养,并做药敏试验。

【治疗原则】

(1)去除病因,如有阴道异物应取出。保持外阴清洁、干燥。

(2)0.5%～1%乳酸溶液通过小号导尿管冲洗阴道或清洗外阴,局部敷以红霉素软膏。

(3)久治不愈或反复发作者,可在外敷软膏内加入少量己烯雌酚(0.05mg 以下)。

(4)根据致病菌及药敏试验,选用敏感抗生素口服或肌内注射。

(五)老年性阴道炎

老年性阴道炎是由于卵巢功能衰退,雌激素水平降低,阴道黏膜抵抗力减弱,致病菌易于侵入而引起的阴道炎。

【诊断标准】

1.病史

月经史、绝经时间、卵巢手术史、有关疾病史或盆腔放射治疗史。

2.临床表现

(1)白带增多,多为黄水状,感染严重时白带可呈脓性或脓血性,有臭味。

(2)外阴瘙痒、灼热感,可伴盆腔腹胀不适。

(3)妇科检查阴道黏膜皱襞消失,上皮菲薄,黏膜充血,表面有散在小出血点或点斑状出血。

3.辅助检查

(1)阴道涂片底层细胞多,清洁度差。

(2)取阴道分泌物查滴虫及真菌。

【治疗原则】

1.全身用药

可考虑激素替代治疗。

2.局部用药

(1)1%乳酸溶液或 0.5%醋酸溶液或 3%硼酸液清洗外阴,每日 1 次。

（2）针对致病微生物治疗。

3.治疗注意点

（1）有血性白带或少量不规则阴道流血的患者,应除外子宫恶性肿瘤。

（2）若行激素治疗,应除外生殖器肿瘤,治疗期间应严密监测,定期复查。

第二节　宫　颈　炎

宫颈炎症是常见的女性下生殖道炎症。宫颈炎症包括宫颈阴道部及宫颈管黏膜炎症。因宫颈阴道部鳞状上皮与阴道鳞状上皮相延续,阴道炎症可引起宫颈阴道部炎症。临床多见的宫颈炎是宫颈管黏膜炎。若宫颈管黏膜炎症得不到及时彻底治疗,可引起上生殖道炎症。

【病因及病原体】

病因包括:①机械性刺激或损伤长期慢性刺激是宫颈炎的主要诱因,如已婚妇女多发,与性生活有一定的关系。分娩、人工流产、诊断性刮宫等可引起宫颈裂伤或损伤而导致细菌感染引起炎症。加之宫颈内膜皱襞多,易藏细菌,感染后不易清除,且宫颈分泌物多而有利于细菌生长。②与化学药物刺激、腐蚀或对药物及男性精液的过敏反应有关。

宫颈炎的病原体有:①性传播疾病病原体,淋病奈瑟菌及沙眼衣原体,主要见于性传播疾病的高危人群;②内源性病原体,部分宫颈炎的病原体与细菌性阴道病、生殖支原体感染有关。

【临床表现】

大部分患者无症状。有症状者主要表现为阴道分泌物增多,可为白色、淡黄或脓性或血性,有时有接触性出血,可伴有外阴瘙痒、下腹坠痛、腰骶部酸胀,经期劳累后加重。黏稠脓性白带不利于精子存活及穿过,可引起不孕症。此外,可出现经间期出血、性交后出血等症状。若合并尿路感染,可出现尿急、尿频、尿痛。妇科检查见宫颈充血、水肿、黏膜外翻,有黏液脓性分泌物附着,甚至从宫颈管流出,宫颈管黏膜质脆,容易诱发出血。

【诊断】

1.两个特征性体征

（1）宫颈管或宫颈管棉拭子标本上,肉眼见到脓性或黏液脓性分泌物。

（2）棉拭子擦拭宫颈管时,容易诱发宫颈管内出血。

2.检测宫颈管分泌物或阴道分泌物中的白细胞

（1）宫颈管脓性分泌物涂片作革兰染色,中性粒细胞＞30/高倍视野。

（2）阴道分泌物湿片检查,白细胞＞10/高倍视野。

出现两个特征性体征,显微镜检查阴道分泌物白细胞增多,即可做出宫颈炎症的初步诊断。宫颈炎症诊断后,需进一步做衣原体及淋病奈瑟菌的检测,以及有无细菌性阴道病及滴虫阴道炎。

【治疗】

主要为针对病原体的抗生素药物治疗。

（1）单纯急性淋病奈瑟菌性宫颈炎,主张大剂量、单次给药,常用药物有第三代头孢菌素,如头孢曲松 250mg,单次肌内注射,或头孢克肟 400mg,单次口服;氨基苷类的大观霉素 4g,单次肌内注射。

(2)沙眼衣原体感染所致宫颈炎:治疗药物主要有四环素类,如多西环素 100mg,每日 2 次,连服 7 日;红霉素类,主要有阿奇霉素 1g 单次顿服,也可红霉素 500mg,每日 4 次,连服 7 日;喹诺酮类,主要有氧氟沙星 300mg,每日 2 次,连服 7 日;左氧氟沙星 500mg,每日 1 次,连服 7 日。

(3)对于合并细菌性阴道病者:同时治疗细菌性阴道病,否则将导致宫颈炎持续存在。

(4)由于淋病奈瑟菌感染常伴有衣原体感染,建议如为淋菌性宫颈炎,可不进行衣原体的检查而直接同时应用治疗淋病及衣原体感染的药物。

第二章 生殖器肿瘤

第一节 外阴肿瘤

一、外阴良性肿瘤

外阴良性肿瘤有囊性及实性肿瘤。囊性肿瘤中有前庭大腺囊肿、尿道旁腺囊肿、表皮样囊肿、皮脂腺囊肿、中肾管囊肿、腹股沟管囊肿,临床均较少见,体积小,除伴发感染外,临床常无症状。实性肿瘤种类甚多,可来源于皮肤附件、结缔组织、平滑肌、血管等不同组织。

(一)乳头状瘤

乳头状瘤发生于外阴皮肤或黏膜,多由慢性刺激或病毒感染导致上皮增生、表面覆以鳞状上皮,间质为纤维结缔组织。生长缓慢,恶变率为2%～3%。

【诊断标准】

1.临床表现

(1)症状:可见于任何年龄,但多见于老年,常与萎缩性病变并存。多无症状或伴瘙痒。

(2)体征:外阴或肛周可见单发或多发小而多的乳头状突起,呈菜花状或疣状,质略硬。

2.辅助检查

局部活检可明确诊断。

【治疗原则】

以手术切除为主,术中可做冷冻切片检查,如为恶性,则按外阴恶性肿瘤处理。

(二)色素痣

色素痣是皮肤色素细胞生长过度所致。其组织来源有表皮、间胚叶及神经组织。色素痣按生长的部位分为交界痣、内皮痣和复合痣。

【诊断标准】

(1)色素痣多无症状,如因受长期刺激或摩擦,局部可出现瘙痒、疼痛或伴炎症、出血等,或位于外阴,常为交界痣或混合痣。

(2)隆起或带毛的色素痣很少恶变,平坦周边活跃的痣恶变机会较大。

【治疗原则】

深部切除,其切除范围应超过痣边缘1cm。切线要垂直,具有一定的深度,达浅筋膜上,不可切向痣中心,防止扩散,应避免切除不全、创伤性刺激、药物腐蚀。

(三)汗腺瘤

汗腺瘤多起于外阴大汗腺,因汗腺管畸形,外阴汗腺阻塞扩大所致。

【诊断标准】

(1)一般无症状,或伴瘙痒,多发于40岁以上妇女,发于大小阴唇,多为单发,如皮下隆起结节,大小约为 1cm,个别可达 4～5cm,色灰红,质硬。

(2)活体组织检查确诊。

(3)当肿物表皮出现下凹或破溃时,临床易于腺癌相混淆,应注意鉴别。

【治疗原则】

汗腺瘤一般为良性,可做局部切除,标本送病理检查。

(四)纤维瘤

纤维瘤是纤维结缔组织及少量肌纤维增生所致。多为良性,恶性变者罕见。

【诊断标准】

1.症状

多见于生育年龄妇女,一般无症状,偶因摩擦表面破溃。肿瘤过大可影响行动及性生活。

2.体征

外阴可见单发,绿豆至樱桃大小,个别可如儿头大赘生物,质硬,有蒂,色泽近于皮肤,浅黄或深黄色,表皮有沟纹,粗糙多皱。肿瘤过大,发生水肿,黏液囊性变。

【治疗原则】

局部手术切除,标本送病理检查。

(五)脂肪瘤

它是脂肪细胞增生所致,脂肪细胞分化成熟,间质内有纤维组织及血管。良性,发生率低。

【诊断标准】

(1)一般无症状,大阴唇或阴阜皮下基底较宽,呈半球形,肿物质地松软,偶见分叶。

(2)必要时活体组织检查确诊。

【治疗原则】

小者无症状不需治疗,大者可手术切除。

(六)平滑肌瘤

它是肌细胞增生所致,生长缓慢,多为良性。

【诊断标准】

(1)可见于成年妇女,无症状,瘤体大时可有外阴下坠感,影响活动及性生活。

(2)体征肿瘤多位于阴唇及阴唇系带的皮内或皮下。无蒂,甚广,呈孤立状,分叶或哑铃状,质韧,大小不一。

(3)外阴平滑肌瘤很少>5cm,若直径>5cm,有肉瘤变可能。

(4)活体组织检查可确诊。

【治疗原则】

(1)带蒂肌瘤或浅表肌瘤,局部切除即可。

(2)较深的肌瘤,应切开包膜,切除肌瘤。

(3)直径>5cm 者,术中应行冷冻切片检查。

(七)血管瘤

血管瘤属先天性,由无数毛细血管或海绵状血管构成。起源于中胚叶,可分为毛细血管瘤、海绵状瘤、老年性瘤及血管角质瘤四型。

【诊断标准】

（1）多见于新生儿，一般无症状，瘤体大伴外阴部肿胀感。

（2）体征：生长在大阴唇、阴阜，呈小红血管痣或点、红海绵状肿物，柔软，大小不一，直径数毫米至数厘米。压迫肿物，红色可退去，放松又可恢复原状。亦有在成年后血管瘤可停止生长或渐缩小。

（3）辅助检查：阴道镜下可见增生、扩张的血管。

【治疗原则】

（1）较小者可以冷冻、电灼、激光治疗。

（2）较大需行手术切除病灶，必要时可行植皮。因外阴血运丰富，术时出血多，术前充分准备，术中加强止血。

（3）预后：由于外阴血运丰富，常在手术后复发。

（八）淋巴管瘤

淋巴管瘤由先天遗留的胚胎组织发展形成。分表浅局限性淋巴管瘤及深部性淋巴管瘤2种。

【诊断标准】

（1）一般无症状，于外阴皮下形成多发或成群的大小不等的小泡或疣状物。压之破裂淋巴液溢出。深部性淋巴管瘤的局部皮肤呈弥散性肥厚突起。

（2）病理活检确诊。应注意与非霍奇金瘤或淋巴瘤鉴别。

【治疗原则】

小者激光、电灼、放射性核素等治疗；较大者手术切除，必要时植皮。

二、外阴上皮内瘤变

外阴上皮内瘤变（VIN）是外阴鳞状上皮癌的癌前病变，包括外阴上皮不典型增生及原位癌。非上皮内瘤变包括佩吉特病和非浸润性黑色素瘤。流行病学调查发现，部分 VIN 发生与 HPV 感染有关。外阴上皮内瘤变分为三级：VIN-Ⅰ级为轻度外阴上皮不典型增生（异型上皮占外阴上皮的下 1/3）；VIN-Ⅱ级为中度外阴上皮不典型增生（异型上皮占外阴上皮的下 2/3）；VIN-Ⅲ级为重度外阴上皮不典型增生（异型上皮占外阴上皮的下 2/3 以上，但未达全层）。VIN 不易发展为浸润癌。

【诊断标准】

1.临床表现

（1）曾有外阴瘙痒、皮肤破损、溃疡等反复发作的病史。

（2）外阴瘙痒、皮肤破损、溃疡形成等。

（3）妇科检查：①外阴上皮不典型增生常见灰白色丘疹、斑点，单个或多个，分散或融合。有时见苔藓样或角化不全的斑块。黏膜病灶常为粉红色或红色斑点，有时见深棕色或赤褐色略高出表面的色素沉着。②外阴原位癌常为单一病灶，呈暗红色、斑片状，边界清晰但不规则，有时见斑块中间结痂，其下面有颗粒状渗血面，向周围缓慢扩散。中间不愈合。

2.辅助检查

（1）甲苯胺蓝局部染色法：外阴表面涂以 1％甲苯胺蓝液，3 分钟后用 1％醋酸洗去外阴上被染的蓝色,若在外阴表面无溃疡部位仍保持蓝色,可能为角化不全或不典型增生,称为甲苯胺蓝染色阳性。

(2)外阴活组织检查:在外阴有可疑的部位做多点活组织检查,送病理检查即可确诊,在甲苯胺蓝染色阳性部位取材可以提高阳性率。

【治疗原则】

1.药物治疗

对年轻、VIN-Ⅰ级、病灶较为局限、症状较轻者,可局部应用1%丙酸睾酮鱼肝油软膏、肤氢松软膏、2%苯海拉明软膏,伴有局部炎症者可加用抗生素软膏。上述治疗疗效不佳者可用5%氟尿嘧啶软膏。

2.物理治疗

电灼、激光、冷冻治疗均可选用。效果肯定,但是治疗后局部皮肤的坏死溃疡,愈合较慢。

3.手术治疗

(1)手术的原则是既要尽量切除病灶,但又要尽量少毁损外阴,以免影响性功能。

(2)手术切除病灶:对 VIN-Ⅱ级和 VIN-Ⅲ级患者多采用外阴表浅上皮局部切除术,切缘超过病灶外 0.5~1cm 即可,注意保存外阴基本的解剖构型。

(3)阴蒂病灶的处理:年轻患者应尽量保留阴蒂。如病变累及小阴唇或阴蒂,则更多采用激光汽化或部分切除。如病变较广泛或为多灶性,可考虑行外阴皮肤切除术。这种方法切除了病变处的表皮层及真皮层,保留了皮下组织,尽量保留阴蒂,从而保留了外阴的外观和功能。应同时行游离皮瓣移植,皮瓣多取自大腿或臀部。

(4)外阴切除术:老年患者行外阴切除术。

三、外阴恶性肿瘤

(一)外阴鳞状细胞癌

外阴鳞状细胞癌简称外阴鳞癌或外阴癌,占外阴恶性肿瘤的 85%~95%。常见于绝经后妇女,近年来发病有年轻化趋势,小于 40 岁的患者占 40%。

【诊断标准】

1.病史

有外阴瘙痒、外阴白色病变、性病、外阴溃疡经久不愈等病史。

2.临床表现

(1)外阴瘙痒、灼热感。

(2)初起时感外阴局部小结节、溃疡形成、排液增多,呈血性、脓性排液。

(3)病灶进一步发展则呈菜花样或较明显的溃疡、基底部坚硬,并有疼痛或压痛。

(4)妇科检查

1)外阴任何部位如大、小阴唇,阴蒂、会阴体等处见乳头状赘生物,或为溃疡型、浸润型病灶。

2)若伴继发感染,局部可有味臭、血脓样分泌物。

3)晚期患者有腹股沟淋巴结肿大,单侧或双侧,单个或多个,固定或活动,有时有破溃等。

4)癌灶也可波及肛门、直肠、尿道、膀胱等。

3.辅助检查

(1)细胞学防癌涂片检查:在癌灶处刮取材料做涂片,巴氏染色后检查找到癌细胞。

(2)阴道镜检查:观察外阴皮肤及病灶处有助于做定位活检。了解宫颈和阴道是否同时也有病变,如宫颈上皮内瘤变(CIN)或外阴上皮内瘤变(VIN)。

(3)氮激光固有荧光:诊断仪检查用其检查外阴局部,病灶呈紫红色。有助于做定位活检。

(4)影像学检查:做 B 超或 CT 或 MRI 等检查以了解盆、腹腔腹膜后淋巴结、病灶与周围器官、组织的关系等,以便为制订治疗方案提供依据。

(5)外阴病灶做多点活检、活组织送病理检查,即可明确诊断。活检组织应包括病灶、病灶周围的皮肤和部分皮下组织,如果病灶直径达 2cm 并且切取活检发现间质浸润深度达 1mm 时,则必须完整切除病灶(局部广泛切除),做连续切片以正确评估浸润深度。

(6)对晚期患者,可通过膀胱镜、直肠镜了解膀胱黏膜或直肠黏膜是否受累。

(7)对临床可疑转移淋巴结或其他可疑转移病灶必要时可行细针穿刺活检。

(8)肿瘤常规行宫颈及外阴病灶高 HPV-DNA 检测及梅毒抗体检测。

4.临床分期

外阴癌的临床分期见表 2-1。

表 2-1　外阴癌分期(FIGO,2009 年)

分期	临床特征
Ⅰ期	肿瘤局限于外阴,淋巴结未转移
Ⅰ A 期	肿瘤局限于外阴或会阴,最大直径≤2cm,间质浸润≤1.0mm
Ⅰ B 期	肿瘤最大径线>2cm 或局限于外阴或会阴,间质浸润>1.0mm
Ⅱ期	肿瘤侵犯下列任何部位:下 1/3 尿道、下 1/3 阴道、肛门,淋巴结无转移
Ⅲ期	肿瘤有(或无)侵犯下列任何部位:下 1/3 尿道、下 1/3 阴道、肛门,有腹股沟-股淋巴结转移
Ⅲ A 期	①1 个淋巴结转移(≥5mm),或②1~2 个淋巴结转移(<5mm)
Ⅲ B 期	①≥2 个淋巴结转移(≥5mm),或②≥3 个淋巴结转移(<5mm)
Ⅲ C 期	阳性淋巴结伴囊外扩散
Ⅳ期	肿瘤侵犯其他区域(上 2/3 尿道、上 2/3 阴道)或远处转移
Ⅳ A 期	①肿瘤侵犯以下任何部位:上尿道和(或)阴道黏膜、膀胱黏膜、直肠黏膜或固定在骨盆壁,或②腹股沟-股淋巴结出现固定或溃疡形成
Ⅳ B 期	任何部位(包括盆腔淋巴结)的远处转移

注:浸润深度指肿瘤从接近最表层乳头上皮-间质连接处至最深浸润点的距离

【治疗原则】

外阴癌以手术治疗为主,辅以放射治疗及化学药物治疗。

1.手术治疗

(1)Ⅰ期:Ⅰ A 期行外阴局部广泛切除术,手术切缘距离肿瘤边缘 1cm,深度至少 1cm,需达皮下组织。如果局部切除标本显示有神经或血管侵犯,应该考虑更广泛的切除。通常不需要切除腹股沟淋巴结。ⅠB期病灶位于一侧,行外阴广泛局部切除术及病灶同侧腹股沟淋巴结切除术;病灶位于中线则行广泛局部切除术及双侧腹股沟淋巴结切除术。

(2)Ⅱ期:手术范围同ⅠB期,若有腹股沟淋巴结转移,术后应放疗(腹股沟与盆腔淋巴结区域),也可加用化疗。

(3)Ⅲ期:同Ⅱ期,伴尿道前部切除与肛门皮肤切除。

(4)Ⅳ期:外阴广泛切除、直肠下端和肛管切除、人工肛门形成术及双侧腹股沟、盆腔淋巴结切除术。病灶浸润尿道上端与膀胱黏膜,则行相应切除术。

2.放射治疗

晚期病例无法手术或年老体弱或合并严重内科疾病不能耐受手术者可行放射治疗。一般不作为外阴癌的首选治疗,因为外阴组织对放射线耐受性差。但外阴巨大肿瘤或侵及尿道、肛门者,术前放化疗可以减小肿瘤体积、降低肿瘤细胞活性、增加手术切除率及保留尿道和肛门括约肌功能。少数由于心、肝、肾功能不全而不宜接受手术治疗的患者,或因肿瘤情况无法手术治疗的患者,可选择全量放疗。

3.化学药物治疗

晚期或复发病例根据病情可加用或单用化学药物治疗。化疗在外阴癌治疗中的地位尚存在一定争议,其应用主要有以下几个方面:①作为手术前的新辅助治疗,缩小肿瘤以利于后续的治疗;②与放疗联合应用治疗无法手术的患者;③作为术后的补充治疗,可单独使用或与放疗联用;④用于复发患者的治疗。由于外阴癌发病率低,病例数少,化疗对外阴癌的作用尚缺乏高级别循证医学的证据。

(1)动脉化疗常见方案:①PAB方案顺铂、阿霉素、平阳霉素。②MF方案氮芥、氟尿嘧啶。

(2)静脉化疗:PAC方案:由顺铂、阿霉素、环磷酰胺组成。

4.随访

(1)定期随访。建议随访间隔如下:第1年,每1～3个月1次;第2、3年,每3～6个月1次;3年后,每年1次。

(2)普及防癌知识,定期防癌普查。

(3)外阴慢性疾病如外阴白色病变、外阴炎等应及时彻底治疗,定期随访。可疑恶变者,及时取活体组织行病理学检查。

(二)前庭大腺癌

发生在前庭大腺的恶性肿瘤可以是移行细胞癌或鳞状细胞癌,也可以是发生于导管或腺体本身的腺癌,囊腺癌、腺鳞癌亦有报道。

【诊断标准】

1.临床表现

(1)早期无症状。通常在已经有较长病史的前庭大腺囊肿切除后才做出诊断。

(2)局部肿块呈暗红色,质硬,表面光整。

(3)肿瘤发展时,可延伸到大阴唇和阴道下部,固定,表面破溃。

(4)妇科检查在小阴唇内侧深部扪及硬结,肿物长大时可延伸到大阴唇和阴道下部,可推动或固定,表面溃烂,有脓血性分泌物。有时块物可侵犯会阴与肛提肌。

2.辅助检查

(1)阴道分泌物细胞涂片,巴氏染色,癌细胞阳性或阴性检查。

(2)肿物取材做活组织检查显微镜下多见分化好的黏液腺癌,在癌肿周围组织中见前庭大腺组织。

【治疗原则】

(1)根治性外阴切除术和双侧腹股沟淋巴切除术是前庭大腺癌的标准治疗方法。早期病灶可采用一侧外阴的根治性切除术和同侧腹股沟淋巴切除。

(2)晚期病例可行放射治疗。对于瘤体较大者,术后放疗可以减少局部复发。如果同侧腹股沟淋巴结阳性,双侧腹股沟和盆腔淋巴结区的放疗可以减少区域复发。

(3)复发及转移病例可行化学药物治疗。

(三)外阴湿疹样癌

外阴湿疹样癌又称佩吉特病,绝大多数是上皮内病变,属 VIN-Ⅲ,偶尔会表现为浸润性腺癌。该病主要发生于围绝经或绝经后妇女。上皮内癌含典型的、有空泡形成的 Paget 细胞。

【诊断标准】

1.临床表现

(1)外阴瘙痒、烧灼感、慢性溃疡或外阴部肿块。

(2)病程长、发展慢,如合并腺癌,病情较重,易发生淋巴结及远处转移。

(3)妇科检查:病灶表面充血,结节状隆起,皮肤增厚或局部硬结,中心形成溃疡,底部发红,边界清晰,边缘卷曲呈侵蚀样。有时表面有脱屑,皮肤色素减退;一般病灶浸润比较表浅。病灶最多见于大阴唇,也见于小阴唇和阴蒂。

2.辅助诊断

(1)局部活组织病理检查活检时取材应有足够的深度和宽度,如果组织取得太少,易造成漏诊和误诊。

(2)病理检查其特征是在上皮内有 Paget 细胞浸润。为大圆细胞,脑浆黑灰色,透亮或颗粒状,细胞核呈囊泡状,分裂象少。细胞内含黏多糖,用 PAS、黏蛋白卡红、品红醛等染色均为阳性,可与外阴上皮内癌的大细胞相鉴别。

【治疗原则】

1.手术治疗

手术应根据病灶范围以及是否合并腺癌而决定其范围。

(1)上皮内 Paget 病需要进行表浅局部切除术,术后再出现症状或病灶明显时可再行手术切除。真性上皮内癌不伴腺癌者应做较广的局部切除,切除标本的边缘应冷冻切片,以明确手术范围是否足够。

(2)局部复发者病灶较局限者可再做局部切除。

(3)如果是潜在腺癌,对浸润部分必须行根治性局部切除术,切缘至少离开病灶边缘 1cm。如淋巴结阴性,预后较好。

2.化学药物治疗

1%氟尿嘧啶溶液或霜剂局部涂敷。

3.物理治疗

CO$_2$ 激光治疗局灶型病例有效。肿瘤侵犯或扩散到尿道或肛门,处理非常困难,可能需要激光治疗。

(四)外阴黑色素瘤

外阴黑色素瘤发病居外阴恶性肿瘤的第 2 位,约占外阴恶性肿瘤的 2%～3%,多数由色素痣恶变所致,是一种恶性度极高,转移倾向较早而广泛的肿瘤。其转移途径除直接蔓延或淋巴系统转移外,也可血行扩散送至身各部,发展迅速,预后不佳。

【诊断标准】

1.临床表现

发病年龄多在 50 岁以上,多有色素痣史。好发于阴唇尤以小阴唇及阴蒂。病灶常有色素沉着、稍隆起、结节或表面有溃疡,外阴瘙痒、出血、色素部位增大。

2.辅助诊断

病理检查可确诊。采取较大范围的局部切除。

【治疗原则】

1.外阴广泛切除及腹股沟淋巴结切除术

与其他外阴恶性肿瘤相同,手术倾向更为保守。与根治性局部切除手术比较,根治性外阴切除对改善外阴黑色素瘤的预后似乎作用不大。手术切缘应离开病变至少 1cm。淋巴结切除术的意义还有争议,有研究表明选择性淋巴结切除对生存有益。

2.免疫治疗

根治性手术后的辅助治疗应首选免疫治疗。可选用 α-干扰素(术后每天用 2000 万 U/ml,静脉注射;4 周后改为每天 1000 万 U/ml,皮下注射,3 次/周,共 48 周)等。

3.放射治疗、化疗做姑息治疗

黑色素瘤对化疗不敏感,化疗一般用于晚期患者的姑息治疗。常用药物为达卡巴嗪,也可选用替莫唑胺、沙利度胺等。

第二节　宫　颈　癌

一、概述

(一)组织解剖学

宫颈为子宫的下 1/3,大致呈圆柱形,突向阴道上端前壁,通过宫颈外口与阴道相通。宫颈暴露于阴道的部分称为外宫颈或宫颈阴道部,表层黏膜为复层鳞状上皮;宫颈管长 2～3cm,被覆黏膜为可分泌黏液的柱状上皮。两种上皮交界处常随体内激素变化影响而发生位置转移,称为转化带,是最易发生鳞状上皮癌的部位。在学龄前期、妊娠或口服避孕药时,柱状上皮可从宫颈管内延伸至外宫颈,称为外翻。绝经后,转化带通常完全退至宫颈管内。

1.原发部位

宫颈癌可起源于宫颈阴道部表面,也可来自宫颈管内。宫颈癌早期在局部生长,可向宫旁组织和盆腔脏器扩展、蔓延,经淋巴管到区域淋巴结,晚期可出现远处脏器的转移。鳞状细胞癌和腺癌是最常见的组织类型。

2.淋巴引流

外阴和阴道下端引流至腹股沟浅、深淋巴结,有时直接引流至髂淋巴结(沿阴蒂背侧静脉)和对侧。宫颈和阴道上段向外侧引流至宫旁、闭孔和髂外淋巴结,向后沿宫骶韧带引流至骶淋巴结。这些初级淋巴结群和来自卵巢、输卵管的淋巴一样,沿骨盆漏斗韧带引流至主动脉旁淋巴结。宫体下段的引流方式与宫颈相似,在极少数情况下,淋巴液沿圆韧带引流至腹股沟淋巴结。

盆腔淋巴结一般沿着盆腔大血管的走行成群或成串分布,并根据所伴行的血管而命名。位于脏器附近的小淋巴结通常以器官命名。盆腔淋巴结的数量及确切位置变异较大,但有些淋巴结位置相对恒定。

(1)闭孔淋巴结位于闭孔内,靠近闭孔血管和神经。

(2)髂内和髂外静脉交汇处的淋巴结。

(3)阔韧带内的输尿管淋巴结靠近宫颈,子宫动脉在此处越过输尿管。

(4)Cloquet 或 Rosenmuller 淋巴结是腹股沟深淋巴结中最高的一组,位于股管的开口处。

宫旁、髂内、闭孔、髂外、骶前及髂总淋巴结为宫颈癌的第一站淋巴结组。腹主动脉旁淋巴结为第二站淋巴结组,若受累则认为是转移。由于盆腔淋巴管和淋巴结之间存在广泛的相互交通,使得淋巴引流途径通常不止一条,淋巴液可引流向对侧或交叉引流,有时甚至可以越过整群淋巴结而引流至更近端的淋巴管。区域淋巴结有无转移是制定宫颈癌后续治疗方案和判断预后的重要因素之一,盆腔淋巴清扫则是宫颈癌手术治疗的重要组成部分。

3.转移部位

最常见的远处扩散部位包括腹主动脉旁淋巴结和纵隔淋巴结、肺及骨骼等组织器官。

(二)病因学

近年来研究发现,宫颈癌的发生发展与人乳头瘤病毒(HPV)感染密切相关。Munoz综合世界卫生组织(WHO)和国际癌症研究中心(IARC)的最新研究结果显示,HPV 的检出率与子宫颈癌发病率相一致,99.7%的宫颈癌中都可以检测到 HPVDNA,其中约80% 为 HPV16、18,而且各国间无显著差异。这是迄今所报道人类肿瘤致病因素中的最高检出百分数,同时表明 HPV 感染与宫颈癌的相关性具有普遍意义,提示 HPV 可能是子宫颈癌发生的必需病因。WHO 和 IARC 已将 HPV 确定为是宫颈癌的主要病因。2001 年 9 月,欧洲妇产科传染病协会将 HPV 的检测作为宫颈涂片的替代项目进行宫颈癌普查;并用于对宫颈涂片细胞学检查结果为轻度异常的患者的随诊及宫颈癌前病变治疗后的随访检查。

HPV 基因组是双链环状 DNA,以共价闭合的超螺旋结构、开放的环状结构、线性分子 3 种形式存在。基因组的一个共同特点为所有的开放读码框架(ORF)均位于同一条 DNA 链上,即只有 1 条 DNA 链可作为模板。HPV 基因组编码为 9 个开放读码框架,分为 3 个功能区即早期蛋白编码区(ER)、晚期蛋白编码区(LR)和长控制区(LCR)或上游调控区(URR)。早期转录区又称为 E 区,由 4500 个碱基对组成,分别编码为 E1、E2、E3、E4、E5、E6、E7、E8 等 8 个早期蛋白,具有参与病毒 DNA 的复制、转录、翻译调控和诱导宿主细胞发生转化等功能。

E1 涉及病毒 DNA 复制,主要存在于非感染期或病毒诱导的转化细胞中,在病毒开始复制中起关键作用。E2 是一种特异性的 DNA 束缚蛋白,可以调节病毒 mRNA 的转录和 DNA 的复制,并有减量调节 E6、E7 表达的作用,还可以通过结合病毒启动子附近的基因序列而抑制转录起始。是一种反式激活蛋白,涉及病毒 DNA 转录的反式激活。E3 功能不清。E4 与病毒成熟胞质蛋白有关,仅在病毒感染期表达,而且在病毒的复制和突变中起重要作用。E5 蛋白是一种最小的转化蛋白,与细胞转化有关;也是一种细胞膜或内膜整合蛋白,由 2 个功能域组成:一个是氨基端疏水域,与 E5 蛋白在转化细胞膜或内膜上的插入位置有关;另一个是羧基端的亲水域,若将羧基端部分注射休止细胞中,能够诱导细胞 DNA 合成;此外,E5 蛋白可能是对人细胞永生化和转化的潜在介质,但其本身不能使人细胞永生化。E5 蛋白还能诱导多种癌基因的表达。E6 和 E7 主要与病毒细胞转化功能及致癌性有关。E6 蛋白是一种多功能蛋白,在 HPV 感染的细胞中,E6 蛋白定位于核基质及非核膜片段上;体外表达的 E6 蛋白,含有 151 个氨基酸;E6 蛋白的主要结构特征是 2 个锌指结构,每个锌指结构的基础是两个 cys-x-x-cys,这种结构是所有 HPVE6 所共有,其结构根据功能不同可分为 5 个区,分别是:①C 端,1～29 个氨基酸;②锌指 1 区,30～66 个氨基酸;③中央区(连接区),67～102 个氨基酸;④锌指 2 区,103～139 个氨基酸;⑤C 端,140～151 个氨基酸。E7 蛋白是 HPV 的主要转化蛋白质,是一种仅有 98 个氨基酸小的酸性蛋白,定位于核内或附着于核基质上。E7 蛋白分为:1 区,1～15 个氨基酸;2 区,16～37 个氨基酸;3 区,38～98 个氨基酸;锌指及 C 端区。E6 和 E7 蛋白可影响细胞周期的调控等,被认为在细胞转化及在肿瘤形成中起着关键作用。E6 还能激活端粒酶,使细胞不能正常凋亡。E6 和 E7 蛋白不仅具有转化和致癌作用,而且还具有对病毒基因和细胞基因转录的反式激活活性。晚期转录区又称为 L 区,由 2500 个碱基对组成,编码 2 个衣壳蛋白即主要衣壳蛋白 L1 和次要衣壳蛋白 L2,组成病毒的衣壳,存在于病毒复制引起后即增殖性感染的细胞中,其主要功能组装和稳定病毒颗粒,且与病毒的增殖有关。非转录区又称为上游调节区、非编码区或长调控区,由 1000 个碱基对组成,位于 E8 和 L1 之间,为最不稳定区,与病毒基因起始表达和复制有关,也与潜伏感染有关。该区含有 HPV 基因组 DNA 的复制起点和 HPV 基因表达所必需的调控元件,以调控病毒的转录与复制。

HPV 阳性妇女能否进展到宫颈上皮内高度病变和癌症,与 HPV 的型别有很大联系,已鉴定 80 种以上的 HPV 型别,大约 35 种型别可感染妇女生殖道,仅约 13 种亚型与肿瘤相关,称高危型(hrHPV)。Munoz 总结了 IARC 病例对照研究的结果。不同亚型 HPV 的 OR 分别为 150(16),182(18),60(31),78(33),35(35),151(45),43(51),146(52),79(58),347(59)。除 16 和 18 外,HPV31、33、35、45、51、52、58 和 59 也是新近被认为主要高危亚型。

虽然 hrHPV 是子宫颈癌发生的主要因子,但多数 hrHPV 感染是一过性的,80% 的初次感染者可通过机体自身免疫力清除病毒,只有持续感染才会造成宫颈病变。年轻妇女中 HPV 阳性平均持续时间为 8 个月,1 年后 30%、2 年后 9% 持续感染,仅约 3% 感染 HPV 的妇女在她们的一生中会发展为宫颈癌,平均潜伏期为 20～50 年。此外,近年的病因学研究表明 HPV DNA 整合到宿主基因组中也是致癌的一个主要步骤。因此,若仅仅因为 hrHPV 检测阳性即给予干预,易造成过度治疗。

子宫颈 HPV 急性感染后可有 3 种临床过程。①隐匿感染:病毒基因组呈稳定状态,不整合人上皮但仍寄宿于宿主细胞,子宫颈鳞状上皮无临床和形态学可见的改变。无临床和形态学的感染证据,但 DNA 技术显示有 HPV 的感染。②活性感染:表现为 HPV 的持续复制使鳞状上皮增生成为良性肿瘤。③致癌基因病毒 HPV:HPV 基因整合入宿主基因组,干扰控制增生的癌基因和抑癌基因的表达,临床上表现为高分级病变,即 CIN-Ⅱ 以上病变。

已有的研究显示,hrHPV 通过与宿主染色体的整合不仅可以使致癌基因得以长期存在,而且病毒编码蛋白还可与宿主蛋白的相互作用引发细胞转化。从 HPV16 阳性的人肿瘤细胞分离出来的 DNA 片段,含有 HPV16 E6 启动子、E6、E7、E1 基因以及部分宿主细胞 DNA 序列,该序列可以完全转化 NIH3T3 细胞,而且在转化细胞内检测到大量 E6、E7 转录产物。但是从人肿瘤细胞基因组中分离出来的 HPVE6、E7 只有当连接到宿主细胞 DNA 序列中才具有转化细胞的潜力。来源于整合型病毒癌基因转录产物的编码 E6、E7 蛋白的 cDNA 可以表达比来源于游离型者更强的转化原始细胞的能力,其原因可能是整合型 HPV DNA 转录产物 3′端序列融合导致转录产物半衰期延长。

HPV DNA 整合到宿主基因组中是致癌的一个主要步骤。研究发现 HPV DNA 这种整合是随机克隆性整合,常常以单拷贝、多拷贝形式被整合到宿主的染色体脆弱区中,并且这种整合具有相同的位点,也相当固定。HPV 的 DNA 链通常在 E1 或 E2 的开放读码框内断裂,造成 E1 和(或)E2 基因删除或断裂。E2 基因产物在正常转录中起抑制 E6/E7 表达的作用,E2 的正常调控作用缺损,导致 E6 和 E7 过度表达。高危型 HPV E6/E7 已被证实为转化基因,其编码的 E6、E7 蛋白与细胞转化和病毒复制的调控有关,在宫颈癌细胞系和组织内持续表达,在维持转化组织恶性表型的过程中起至关重要的作用。E6 蛋白能与细胞内 E6 相关蛋白(E6-AP)形成复合物,特异性地结合抑癌基因 p53 的产物,使 p53 降解失活,野生型 p53 是一种核蛋白,负向调节细胞的生长和分化,p53 的降解失活阻碍细胞对 DNA 损伤的反应,由此导致遗传性状改变的累积,进而产生恶变的基因型,导致细胞周期失控;作为一种多功能蛋白,它还可通过激活端粒酶使正常细胞永生化;新近研究发现 E6 的功能与其他蛋白(如靶蛋白 1、干扰素调控因子 3、p21 等)的相互作用和凋亡有关。E7 蛋白是 HPV 的主要转化蛋白,与肿瘤抑制蛋白视网膜母细胞瘤蛋白(Rb1)亲和力极高,Rb 是重要的抑癌基因,直接参与细胞周期的调控。高危型 HPV(如 HPV16)的 E7 蛋白与 pRB 结合后导致 Rb 蛋白功能失活降解,改变了细胞生长周期的调控机制,使细胞周期失控而发生永生化对恶性变的防御进一步受到影响。E6 和 E7 还具有促进和维持整合状态的功能。因此,E6、E7 基因片段的表达活性与肿瘤细胞的恶性增殖能力密切相关,将 E6/E7 蛋白视作肿瘤特异性标志物,是目前研究开发高特异性新筛查方法的热点之一。

多项研究显示,感染 HPV 高病毒载量(VL)的病人患宫颈癌的风险增加。有观点认为位于一个细胞内或一个解剖学位置的致癌 HPV 类型的拷贝数与 HPV 相关的疾病形成之间可能有直接的关系,不过对于病毒载量的研究目前尚缺乏临床研究验证。对 hrHPV 感染状态、病毒载量和基因整合状态进行连续的综合检测,有望揭示 hrHPV 对宫颈上皮细胞恶性转化的进程,寻找高特异性的筛查指标,预测向高度病变或宫颈癌的转变趋势,提高可发展为癌的高危人群的检出率。HPV 的检测不仅有利于指导细胞学检查的进一步处理,还可能对宫颈癌的预后有预测作用。有研究指出 HPVDNA 检测阴性的宫颈癌,其累计无瘤生存率为 100%;

HPVDNA 阳性者仅 56%。HPV 是否阳性及其 HPV 类型还与宫颈癌盆腔淋巴结转移相关，HPV 阳性及 HPV18 型者更多见盆腔淋巴结转移。

(三)流行病学

世界范围内，宫颈癌是仅次于乳腺癌导致女性发病和死亡最常见的恶性肿瘤。超过 80% 新诊断病例发生在经济情况比较差的妇女。宫颈癌的平均发病年龄是 47 岁，病例呈双峰分布，分别在 35~39 岁和 60~64 岁两个年龄段。

宫颈癌的发生有很多危险因素，包括初次性交年龄小(<16 岁)、多个性伴侣、吸烟、种族、多产以及社会经济条件低下等。有学者认为使用口服避孕药有可能会增加宫颈腺癌发生的风险，但是该假说还没有得到公认。上述危险因素中，大多数都和性行为以及性传播疾病的暴露相关联。曾经认为疱疹病毒感染是导致宫颈癌发病的初始事件，但现在普遍认为人乳头瘤病毒(HPV)感染才是宫颈癌发病的致病源，疱疹病毒和沙眼衣原体很可能起协同作用。目前认为人类免疫缺陷病毒(HIV)在宫颈癌发病过程中通过免疫抑制起作用。美国疾病预防和控制中心把宫颈癌定义为一种获得性免疫缺陷综合征(AIDS)，后者是 HIV 感染患者所发生的疾病。

(四)宫颈癌筛查

20 世纪 40 年代 George Papanicolau 首先提出子宫颈和阴道细胞学检查，多年实践证明，宫颈癌普查是降低发病率及死亡率的有效方法，具有明显的社会效应和经济效应。但传统的巴氏涂片筛检的敏感性为 58%，特异性为 69%，假阴性率为 20%，其中 62% 是由于标本原因，这在发展中国家尤为明显。近年已有一些进展以改善单独巴氏涂片的临床价值，如新的子宫颈涂片报告系统——Bethesda 系统的应用、子宫颈拍摄、计算机辅助的阴道镜检和自动细胞学检查系统等。尚存在的问题是宫颈细胞学检查(Pap-smear)常常得出以下的诊断结果：未明确诊断意义的非典型鳞状细胞(ASCUS)或非典型腺细胞(AGUS)、低度鳞状上皮内病变(LSIL)和高度鳞状上皮内病变(HSIL)，但是 ASCUS 或 LSIL 患者中仅 5%~20% 经活检证实为 CIN，且 CIN Ⅰ~Ⅱ可以自然转归为正常上皮。临床上遇到上述诊断时应当如何处理，常常困惑着医生和患者。因此，尚待进一步研究开发出更为特异、直接、易操作的新筛查手段。

由于仅在高危型 HPV 持续感染，且 HPVDNA 整合到宿主基因组内的人群才发展为子宫颈癌，目前对高危型 HPV 感染和基因整合状态的综合检测已成为最受瞩目的研究热点。HPV 的分型检测有利于指导细胞学检查的进一步处理，可以利用 HPV 检测筛查 ASCUS 或 CIN Ⅰ 的妇女中的高危患者，如果 HPV 检测为高危型，则应进行进一步的检查治疗，如阴道镜检查和活检，必要时行阴道镜下电环切等。

HPV 迄今尚不能在组织细胞中培养，不能通过分离病毒来确定 HPV 的型别，目前 HPV 分型主要是依靠克隆基因的 DNA 杂交试验即核酸杂交及酶谱分析等方法来确定。原位杂交(ISH)、聚合酶链反应(PCR)和杂交捕获系统(HCS)是 3 种目前临床和基础研究中最常使用的核酸水平的 HPV 及其亚型的检测方法。但这些方法分别存在着特异性低(入选范围过大须进一步筛选)、工作强度大、成本高、操作复杂不易大规模推广应用等问题。

现代分子生物学技术的进步为建立特异性高、经济、简便、易操作的宫颈癌高危人群的新筛查方法提供了可能。高危型 HPVE6/E7 已被证实为转化基因，其编码的 E6、E7 蛋白与细胞转化和病毒复制的调控有关,在宫颈癌细胞系和组织内持续表达,在维持转化组织恶性表型的过程中起至关重要的作用。因此,将 E6、E7 蛋白视作肿瘤特异性标志物是研究开发高特异性新筛查方法的新方向。

1.筛查注意事项

(1)筛查原则

1)宫颈细胞学筛查计划的目的是降低宫颈癌的发病率和病死率。

2)宫颈癌筛查应该覆盖大部分的人群(目的是至少覆盖 80% 以上的人群)。

3)宫颈涂片细胞学检查是最常用的筛查手段。

(2)筛查起止年龄及间隔:根据宫颈癌病因学及宫颈癌发病规律,一般建议年轻女性开始性生活后 3 年开始筛查,1～2 年筛查 1 次,70 岁后可以终止筛查。美国 2 个学术团体推荐的宫颈癌筛查指南如下(表2-2)。

表 2-2　美国宫颈癌筛查指南

	美国癌症协会	美国妇产科学院
筛查开始时间	21 岁或开始阴道性交 3 年	21 岁或开始阴道性交 3 年
筛查间隔	传统巴氏涂片每年查 液基涂片每 2 年查 30 岁以上 3 次结果正常可每 2～3 年查	无论液基还是传统涂片均每年查 30 岁以上 3 次结果正常可每 2～3 年查
停止年龄	70 岁,10 年内 3 次结果正常	没有年龄上限

(3)掌握筛查流程:宫颈癌筛查涉及众多诊听方法,包括细胞学涂片检查、HPV 测定、阴道镜检查、宫颈活检甚至宫颈锥切等,应科学地分级实施,原则上由无创到有创,由简单到复杂。一般不应互相替代及越级检查。

2.细胞病理学分类系统比较

半个多世纪以来,传统的巴氏涂片和分级系统对宫颈癌的筛查、早期诊断及治疗后随访做出了重要贡献。为进一步提高细胞病理学筛查的敏感性和特异性,近年来细胞病理学家不断改进宫颈细胞学涂片技术及宫颈细胞病理学分级诊断系统。目前,液基涂片逐步替代传统的巴氏涂片,巴氏分级法已由 Bethesda 系统取代。

3.Bethesda 系统

1988 年美国国立癌症研究所(NCI)在 Bethesda 制定了全新的阴道细胞学描述性诊断系统,称为 Bethesda 系统或 TBS。

以后经过多次修订完善,并由世界卫生组织推荐在世界范围内广泛应用,取代了古老的巴氏分级诊断法。

4.宫颈细胞学涂片检查后处理方案

细胞学涂片检查正常的人群,按常规时间进行下次筛查。涂片细胞不够者,3 个月后复查涂片。轻度核异常或交界性核改变,6 个月后复查涂片或 HPV 检查。3 次涂片轻度核异常或交界性核改变,推荐阴道镜检查。中度或重度的核异常,或怀疑浸润性病变或怀疑腺癌者,直接阴道镜检查。

二、宫颈上皮内瘤变

宫颈浸润癌前期疾病的概念最早于 1947 年提出。1968 年 Richard 提出了宫颈上皮内瘤变(CIN)的概念,指出所有异型性增生都有进展的潜能。上皮内瘤变常发生于宫颈、阴道和外阴,也可以在这些部位同时存在。这 3 种病变的病因和流行病学基本相同,典型的治疗是物理治疗和非手术治疗。早期诊断和处理 CIN,对于防止病变进展为浸润癌十分重要。

CIN 按病变程度分为Ⅰ、Ⅱ、Ⅲ级,分别相当于轻、中、重度非典型增生和原位癌(CIS)。最严重的 CINⅢ是原位癌,其定义是"所有或绝大部分上皮显示癌细胞的特征"。CIN 或非典型增生,意味着异常的成熟度,所以,无有丝分裂活性的鳞状上皮增生性化生不属于 CIN,也不会进展为浸润癌。

CIN 源于发展期鳞柱交界转化带内的化生区域。化生由原始鳞柱交界内侧开始,向宫颈外口方向进行,覆盖柱状绒毛,这个过程形成了称为转化带的区域。转化带从原始鳞柱交界向生理性活动的鳞柱交界扩展。现认为在多数病例中,CIN 由发展期鳞柱交界转化带中的单一病灶发生而来。宫颈前唇患 CIN 的概率是后唇的 2 倍,CIN 极少源于侧角。CIN 一旦发生,可以沿水平方向累及整个转化带,但通常不会替代原始鳞状上皮。这种进展通常有清晰的 CIN 外边界。宫颈腺体受累的程度有重要的治疗意义,因为必须破坏整个腺体以确保 CIN 的根除。一旦化生上皮成熟,合成糖原,则称为愈合的转化带,对致癌因素的刺激有相对的抵抗力。但是,有早期化生细胞的整个鳞柱交界对致癌因素敏感,致癌因素可以促进这些细胞转化为 CIN。因此,CIN 最易发生于月经初潮或妊娠后,这时化生最活跃。相反,绝经后女性很少发生化生,CIN 的风险处于低水平。

性交引入了多种致癌因素。尽管人们已经研究了许多因素,包括精子、精液组蛋白、滴虫、衣原体以及单纯疱疹病毒,目前还是认为 HPV 在 CIN 发展中有着至关重要的作用。约 90% 的上皮内瘤样变归因于人乳头瘤病毒(HPV)的感染,但只有高危亚型 HPV 引起高度上皮内病变(CINⅡ,CINⅢ)和宫颈浸润癌。这些亚型包括 HPV 16、18、31、33、35、39、45、51、52、56 和 58 等。其中 16 型是浸润癌、CINⅡ和 CINⅢ中最常见的亚型。

细胞学检查中,潜在癌前鳞状上皮病变分为 3 种类型:非典型鳞状上皮(ASC)、低度鳞状上皮内病变(LSIL)以及高度鳞状上皮内病变(HSIL)。ASC 分为 2 个亚型:不明确意义的 ASC(ASC-US)以及必须除外高度病变的 ASC(ASC-H)。LSIL 包括 CINⅠ(轻度非典型增生)和 HPV 细胞学改变,即非典型挖空细胞。HSIL 包括 CINⅡ和 CINⅢ(中度非典型增生、重度非典型增生和原位癌)。

有前瞻性研究中证实,CINⅠ自然消退率为 60%~85%,这种自然消退多发生在细胞学和阴道镜随访的 2 年内。持续 2 年以上的 LSIL 治疗方法可以选择:期待疗法、物理治疗(包括冷冻治疗、激光消融治疗等)。尽管高级别 CIN(CINⅡ和 CINⅢ)可以有多种治疗方法选择,但宫颈锥切术或环形电切术(LEEP)是目前的治疗首选。

三、临床分期和病理学分类

(一)肿瘤分期系统

对恶性肿瘤的患者,临床医师的主要任务就是确定最有效的治疗方法并估计预后。为达到最佳治疗效果,至少应该了解病变的范围和生物学特点,这就要求对肿瘤进行临床分期和病理分型。病变的范围通常以肿瘤分期来表达。对肿瘤分期是癌症病人现代治疗的关键。Ⅰ期通常被认为是疾病的早期,即损害局限于原发器官。Ⅱ期一般提示附近器官和组织扩散。Ⅲ期则表示扩散范围更广。Ⅳ期多指已有明确的远处转移。各分期还可再细分亚期,亚期通常与特殊的预后因素有关。尽管被人为地分期,但癌症本身是一个连续、动态的发展过程,临床上各期紧密相连,经常存在交界状态。

　　肿瘤分类可以根据很多系统,如解剖部位、临床和病理范围。同样地,肿瘤的组织学类型和级别以及患者的年龄、症状和体征的持续时间等,均可影响疾病的结果,也被应用于不同的分期系统。1954 年 FIGO 开始承担对妇科恶性肿瘤治疗年度报告的资助,而妇科癌症分期正是年度报告数据和信息系统的重点。此后,FIGO 肿瘤委员会对妇科肿瘤的各种分期系统做了数次修改,尤其是宫颈癌和子宫内膜癌的分期。1954 年 UICC 建立了临床分期委员会,提供统计数字,其目的是利用 TNM 系统将疾病的范围扩展到所有的解剖部位来拓展分期技术。

　　FIGO 分期系统最初是根据临床检查,尤其是疾病的解剖范围,近年来,已逐步转向手术病理学分期。目前,宫颈癌是唯一仍沿用临床分期的妇科恶性肿瘤(表 2-3)。

表 2-3　宫颈癌两种分期系统比较

FIGO 分期		TNM 分类
	原发肿瘤无法评估	TX
	没有原发肿瘤的证据	T0
0 期	原位癌(浸润前癌)	Tis
Ⅰ期	宫颈癌局限在子宫(扩展至宫体将被忽略)	T_1
Ⅰ A	镜下浸润癌。所有肉眼可见的病灶,包括表浅浸润,均为Ⅰ B	T_1a
Ⅰ A_1	间质浸润深度<3mm,水平扩散 7mm	T_1a_1
Ⅰ A_2	*间质浸润深度 3~5mm,水平扩散 7mm	T_1a_2
Ⅰ B	肉眼可见癌灶局限于宫颈,或者镜下病灶>Ⅰ A_2	T_1b
Ⅰ B_1	肉眼可见癌灶最大径线≤4cm	T_1b_1
Ⅰ B_2	肉眼可见癌灶最大径线>4cm	T_1b_2
Ⅱ期	肿瘤超越子宫,但未达骨盆壁或未达阴道下 1/3	T_2
Ⅱ A	无宫旁浸润	T_2a
Ⅱ B	有宫旁浸润	T_2b
Ⅲ期	肿瘤扩展到骨盆壁和(或)累及阴道下 1/3 和(或)引起肾盂积水或肾无功能	T_3
Ⅲ A	肿瘤累及阴道下 1/3,没有扩展到骨盆壁	T_3a
Ⅲ B	♯肿瘤扩展到骨盆壁和(或)引起肾盂积水或肾无功能	T_3b
Ⅳ A	肿瘤侵犯膀胱黏膜或直肠黏膜和(或)超出真骨盆	T_4
Ⅳ B	远处转移	M_1

注 * :无论从腺上皮或者表面上皮起源的病变,从上皮的基底膜量起浸润深度不超过 5mm。肿瘤浸润深

度的测量要从上皮-间质连接处最表层的乳突量起到浸润的最深处来确定。无论是静脉或淋巴等脉管区域的浸润,均不影响分期

‡:泡状水肿不能分为 T_4 期

(1)FIGO 分期是建立在临床数据上的(临床检查和阴道镜),X 线胸片、ⅣP、活检和诊刮

(2)膀胱镜和结肠镜可以应用于临床分期[膀胱和(或)直肠黏膜活检]

(3)淋巴造影、CT、MRI、剖腹探查术、腹腔镜不能应用于临床分期

(4)病理性 IVP 可以定义癌症为ⅢB 期

(5)宫颈旁、宫旁、胃下、闭孔、髂内、髂外、髂总、骶前和骶骨淋巴结是区域淋巴结

TNM 系统通过估计 3 项指标来描述疾病的解剖范围。T 指原发肿瘤的范围,N 指有或无区域淋巴结转移,M 指有或无远处转移。TNM 系统又进一步分为两组:cTNM 系统基本主要依靠治疗前从临床检查、影像、活组织检查、内镜、手术探查和其他相关检查所获取的资料来进行分期。pTNM 系统基于外科手术后的组织病理学分期。该系统应用了治疗前获得的资料,并用手术和病理检查所得到的资料来补充和修改。在用 TNM 和(或)pT、pN、pM 分类后,这些项目将被纳入分期中。分期、分类一旦建立,医学记录应保持不变。临床分期对选择和评估治疗方法至关重要,病理学分期提供最精确的资料来估计预后和推测最终结果。FIGO 和 TNM 分期实际上是等同的。TNM 预后因素规划委员会同意按照 FIGO 妇科肿瘤委员会关于妇科肿瘤分期的所有建议。

(二)宫颈癌分期原则

1.临床诊断分期

宫颈癌分期主要根据临床检查判断,因此必须对所有病人进行仔细的临床检查,最好由有经验的医师在麻醉下进行。临床分期一定不能因为后来的发现而改变。如果对一个宫颈癌患者的分期存在疑问时,必须归于较早的分期。可以进行以下检查:触诊、视诊、阴道镜、宫颈内膜诊刮、子宫镜、膀胱镜、直肠镜、静脉尿路造影以及肺和骨骼的 X 线检查。可疑的膀胱或直肠受累应该通过活检和组织病理学证据证实。宫颈锥切也被认为是一项临床检查,经此确定的浸润癌也包括在报告中。可选择的其他检查有:淋巴造影、动脉造影、静脉造影、腹腔镜、超声、CT 扫描以及 MRI 等。这些检查结果对于确定治疗方案是有价值的,但不能作为改变临床分期的基础。在 CT 扫描引导下对可疑淋巴结进行细针穿刺抽吸(FNA)也有助于确定治疗计划。

2.术后病理分期

经过手术治疗的病例,病理专家可以根据切除组织中的病理改变更精确地描述疾病范围。但这些结果不能改变临床分期,应该以描述疾病的病理分期方式记录下来。TNM 的分类法正适合此目的。在极少数情况下,术前没有诊断为浸润较深的宫颈癌而仅做了子宫切除术。这些病例不能进行临床分期,也不能包含在治疗统计中,但可分开报告。如同所有其他妇科肿瘤一样,在首次诊断时就应该确定分期并且不能再更改,即使复发也不例外。只有严格按照临床分期的原则进行分期,才有可能比较临床资料和不同治疗方法的效果。

(三)宫颈癌分期说明

1.FIGO 分期

0 期指非典型增生细胞累及上皮全层但无间质浸润。ⅠA$_1$ 和ⅠA$_2$ 期的诊断基于取出组

织的显微镜检查,最好是宫颈锥切病检,切除的组织必须包含全部病变。无论原发病灶是表面上皮还是腺上皮,浸润的深度都不能超过上皮基底膜下 5mm,水平扩散不超过 7mm。静脉和淋巴管等脉管区域受累不能改变分期,但必须特别注明,因为会影响治疗决策。临床上常常无法估计宫颈癌是否扩展到子宫体,因此,子宫体的扩散会被忽略。骶主韧带短而硬、但非结节的宫旁组织向盆壁发展固定的病变分为ⅡB。因临床检查难以确定平滑、质硬的宫旁组织是癌浸润或者是炎症,因此,只有当宫旁组织为结节性固定于盆壁或肿物已达盆壁才分为Ⅲ期。按照其他检查分为Ⅰ期或Ⅱ期的病例,若由于癌的浸润导致输尿管狭窄而出现肾盂积水或肾无功能,均应分为Ⅲ期。诊断ⅣA 期需结合膀胱镜和直肠镜检查。

2.TNM 分期

(1)区域淋巴结(N)

Nx:区域淋巴结无法评估。

N_0:无区域淋巴结转移。

N_1:区域淋巴结转移。

(2)远处转移(M)

Mx:远处转移无法评估。

M_0:无远处转移。

M_1:远处转移。

(四)组织病理学分类

原发生长在宫颈者为宫颈癌,包括所有的组织学类型。可以用多种方法进行病理分级,但都不能作为修改期别的根据。如上所述,初次治疗采用手术者,允许利用组织学的结果对该病例进行病理分期。在这种情况下,可用 TNM 分类法。所有肿瘤都应经显微镜下证实。

1.组织病理学类型

宫颈上皮内瘤样病变,Ⅲ级

原位鳞状细胞癌

鳞状细胞癌

角化

非角化

疣状

原位腺癌

原位腺癌,宫颈内膜型

子宫内膜样腺癌

透明细胞腺癌

腺鳞癌

腺囊癌

小细胞癌

未分化癌

2.组织病理学分级（G）

Gx:分级无法评估。

G₁:高分化。

G_2:中分化。

G_3:低分化或未分化。

四、治疗

(一)微小浸润癌

只有在宫颈锥切活检边缘阴性，或子宫颈切除或全宫切除后才能做出宫颈癌ⅠA₁或Ⅰ A₂期的诊断。如果CINⅢ或浸润癌的宫颈锥切边缘阳性，需要再做一次锥切活检或者按Ⅰ B₁下期处理。在确定治疗前应该做阴道镜检查排除相关的阴道上皮内瘤样病变（VAIN）。

【不同分期术式选择】

1.ⅠA₁期

推荐进行经腹或经阴道全子宫切除术。如果同时存在阴道上皮内瘤样病变（VAIN），应该切除相应的阴道段。如果病人有生育要求，可行宫颈锥切，术后4个月、10个月随访追踪宫颈细胞学涂片。如果2次宫颈细胞学涂片均阴性，以后每年进行1次宫颈涂片检查。

2.ⅠA₂期

ⅠA₂期宫颈癌有潜在的淋巴结转移概率，治疗方案应该包括盆腔淋巴结清扫术。推荐的治疗是改良根治性子宫切除术（Ⅱ型子宫切除术）加盆腔淋巴结清扫术。如果没有淋巴血管区域浸润，可以考虑行筋膜外子宫切除术和盆腔淋巴结清扫术。

宫颈癌发病年龄有年轻化趋势，未生育的年轻患者日渐增多，如何保留年轻宫颈癌患者的生育功能是一个重要的课题。目前要求保留生育功能者，较常采用的治疗方案如下。

（1）大范围的宫颈锥切活检，加腹膜外或腹腔镜下淋巴结清扫术。

（2）根治性宫颈切除术，加腹膜外或腹腔镜下淋巴结清扫术。

【根治性子宫颈切除术】

根治性子宫颈切除术，也称广泛性子宫颈切除术，辅以盆腔淋巴清扫术，是一种新的保留生育功能的手术方法，适用于有选择的早期宫颈癌患者。此手术的优点是保留了子宫体，也即保留了患者的生育希望。分为开腹和经阴道两种术式，通常包括盆腔淋巴结切除术和宫颈环扎术。经阴道途径创伤小，不进入腹腔，对生育影响较小，但手术难度大，需要极熟练的阴道手术及腔镜手术技巧。1994年Dargent首先报道了经阴广泛性子宫颈切除术。目前该手术已用于临床15年，文献报道，治疗后的宫颈癌患者的妊娠次数达150多次，而出生的健康婴儿近100人。大部分患者分娩时均采用剖宫产，足月产的比例约2/3。主要的产科风险是流产和早产。肿瘤随访的结果令人满意，复发率＜5％。

适应证:目前尚没有统一标准，1998年Roy和Plante提出的适应证是较常采用的方案。

希望保留生育能力，且无生育能力受损的临床证据。

（1）病变＜（2）0～（2）5cm。

（2）FIGO分期ⅠA₁～ⅠB₁。

（3）鳞状细胞癌或腺癌。

（4）阴道镜和（或）磁共振（MRI）检查宫颈管上段未受累。

（5）无淋巴转移。

【随访】

主要应用细胞学涂片检查随访，术后4个月、10个月2次涂片均正常后，每年1次涂片检查。

（二）浸润癌

肉眼可见的病灶应该活检确诊。初始评估包括临床检查（必要时在麻醉下进行），阴道镜检查排除阴道上皮内瘤样病变。了解相关的临床症状。出现与膀胱和直肠有关的症状，可行膀胱镜或结肠镜评估膀胱或直肠情况。X线胸片检查和肾脏评估（包括肾B超、IVP、CT或MRI）是必须进行的检查。CT和（或）MRI检查可以了解淋巴结的状态。

1.前哨淋巴结及淋巴定位

淋巴系统定位和前哨淋巴结识别是现代实体肿瘤外科治疗的新进展之一。将淋巴检查、分期、处理综合起来，可以更好地提供疾病特征以便减少放疗的干预和减少潜在的毒性，大大提高了肿瘤治疗的准确性。目前已在恶性黑色素瘤和乳腺癌等肿瘤中取得显著成就，从根本上改变了经典的外科治疗，但对于妇科恶性肿瘤还是一个新的领域。

尽管目前对肿瘤转移途径有较清楚的认识，但早期研究对区域淋巴系统的作用及其与主要解剖结构之间的联系不很清楚。淋巴定位就是记录相关器官的区域淋巴引流情况，目的是为了识别靶器官的主要引流淋巴结或淋巴结组。从理论上讲，这些淋巴结最有希望判断疾病的预后，因为淋巴结转移的第一站也是肿瘤转移的必经之路。早在20世纪初，法国的Levenf和Godard就通过给妊娠宫颈注射Gerotti染料研究宫颈的淋巴结解剖情况，并命名了闭孔和髂血管淋巴结。1960年Emest Gould提出了前哨淋巴结的概念，认为若前哨淋巴结为阴性（不含肿瘤细胞），那么其他区域淋巴将太不可能有转移，也就不需要做更大范围的淋巴清扫。Ramon Cabanas进一步将区域淋巴引流和选择性识别区域淋巴结的概念结合起来并应用于现代淋巴定位技术，通过淋巴造影发现阴茎癌的前哨淋巴结位于腹股沟浅淋巴结中，他建议只有前哨淋巴结阳性的患者才有必要行淋巴清扫。该发现已在黑色素瘤、乳腺癌等实体瘤中得到证实。

宫颈癌是研究淋巴定位的理想对象。首先，绝大多数手术治疗的患者没有发生转移；其次，宫颈是一个中位器官，具有许多潜在的淋巴引流区，常见的引流部位是闭孔和髂外区；第三，宫颈易于暴露，可在术前和术中行宫颈注射。最后，随着要求保留生育功能的年轻患者日渐增多，亟须发展一种高效微创的识别方法来筛选出低风险患者。

淋巴结被染色，且至少发现1条染色的淋巴管进入该淋巴结是判断1个淋巴结是否为前哨淋巴结的金标准。淋巴闪烁造影术可增加淋巴定位的准确性，特别适用于术野外或染色浅的淋巴结。腹腔镜手术为早期宫颈癌患者的前哨淋巴结定位提供了一个极为有利的方法。术中应用γ探头的报道有限，但已有的研究支持其可行性及对前哨淋巴结定位的重要性。

淋巴定位技术的外科合理性需要在很多方面进行前瞻性的研究，如多样性的对比研究、多中心研究和评估淋巴结的特异性分子病理技术。另外，尚需要前瞻性随机研究以评估前哨淋巴结识别作为治疗选择依据的可行性。就此而言，适用于腹腔镜手术的患者似乎是这项技术的理想候选人,因为它可以提供局部切除和潜在的保留生育功能手术(如根治性宫颈切除术)。另外,保留识别抗原的淋巴群细胞对疫苗治疗的成功有关键性作用。HPV-L1 病毒样颗粒疫苗治疗现已处于Ⅰ期临床试验。2002 年,Koutsky 等已针对 HPV 疫苗预防病毒感染的重要性,开展了对健康人的多中心随机双盲对照研究。随访中位时间为 17.9 个月,对照组 HPV 持续感染率为 3.9/100 人年,而试验组为 0/100 人年(P<0.001)。总的来说,还需要更多的关于原发肿瘤及其淋巴引流相互关系的信息,以获得对肿瘤生物学和临床表现的深入了解。

2.ⅠB₁、ⅡA<4cm 期宫颈癌的治疗

早期宫颈癌(ⅠB₁,ⅡA<4cm)的初始治疗可以选择手术或根治性放疗。治疗方案的选择应综合病人的年龄及身体状况、医疗资源情况(包括手术熟练程度)。应该向病人解释所有的治疗选择,包括近期及远期并发症和预期结果。

【手术治疗】

ⅠB₁/ⅡA(直径<4cm)宫颈癌的标准手术治疗方案是改良根治性全宫切除术或根治性全宫切除术(Piver Rutledge 分类Ⅱ型或Ⅲ型全子宫切除术)和腹膜后淋巴清扫术。年轻患者可以保留卵巢,如果术后有需要放疗的可能,卵巢应悬吊于盆腔之外。部分病例可以行经阴道根治性全子宫切除术和腹腔镜下淋巴清扫术。

1.经阴道根治性全子宫切除术

经阴道根治性全子宫切除术与经腹根治性全子宫切除术同样始于 19 世纪末的欧洲中部,代表人物是 Schauta,后因不能同时行经阴道盆腔淋巴切除术以及放疗的崛起而逐渐被人遗忘。1959 年印度的 Suboth Mitra 提出了一种新的联合术式,即先经腹行双侧腹膜外系统盆腔淋巴结切除术,再行经阴道根治性子宫切除术。尽管是两个独立的手术,但手术风险仍小于经腹根治性子宫切除术。因为不需要大的手术切口和长时间显露手术野,术后并发症较 Meigs 术式少了 3 倍,也因此被应用于高风险的患者。1987 年 Dargent 提出用腹腔镜代替腹部切口行盆腔淋巴结切除术,由此产生了 Celio-Schauta 术式,也称腹腔镜辅助阴式根治性子宫切除术(LAVRH)。LAVRH 术式中,腹腔镜可以仅用于探查评估盆腹腔情况和腹膜后的淋巴结清扫术,根治性子宫切除术经阴道完成。经阴道根治性子宫切除术采用 Celio-Schauta 术式,后经过德国改良(程度相当于 2 类 Piver 经腹根治性子宫切除术,用于直径<2cm 的宫颈癌)或经过奥地利改良(程度相当于 3 类 Piver 经腹根治性子宫切除术,用于直径≥2cm 的宫颈癌)。LAVRH 术式中,除盆腔淋巴结切除术外,更多的操作也可以在腹腔镜下完成,如分离子宫韧带和动脉等。

这类手术总的特点是借助腹腔镜对手术广泛性的追求。实际上,阴式手术的一个技术难点是钳夹靠近盆侧壁的宫旁组织,因为相对于阴道常规操作的平面来说,钳夹宫旁组织斜角刚好是相反的。而用腹腔镜在同侧髂部放入器械可以平行到达盆侧壁,而且一个人就可分离侧面的宫旁组织(不管使用内镜、双极导管、氩射线还是其他装置)。

需要强调的是,输尿管、子宫动脉与主韧之间的位置关系与腹式手术存在较大差异。在阴式手术中,下拉子宫至阴道,膀胱则向上回缩,使子宫血管向下、向内移行,输尿管受到牵拉也向下走行,然后转向上方进入膀胱。由此形成了一个输尿管环,转弯处被称为输尿管"膝"。

经阴道手术时应仔细触摸辨认避免损伤。然而,在行腹腔镜下淋巴结清扫术时,若将子宫

动脉从其髂内动脉前支起始部离断时,则输尿管上所受的拉力明显减少,而输尿管"膝"的形成就不像在子宫动脉完整存在时那么明显。

2.腹腔镜下盆腔淋巴结清扫术

经腹腔镜行盆腔淋巴结和腹主动脉旁淋巴结清扫始于 20 世纪 80 年代末 90 年代初。与传统的开腹淋巴结切除术相比,具有手术野被放大、并发症少、血管和淋巴结的解剖更清楚等优点。由有经验的腹腔镜操作者进行手术与开腹手术达到的效果一样,甚至更好。已有大量的病例证明这项技术的可行性和安全性。

(1)放射治疗:ⅠB$_1$/ⅡA(直径<4cm)宫颈癌的标准放射治疗方案是盆腔外照射加腔内近距离放疗,推荐剂量(包括盆腔外照射和低剂量比率腔内近距离放疗)为:A 点 80～85Gy,B 点 50～55Gy。盆腔外照射总量应该是 45～55Gy,每次 180～200Gy。应用高剂量比率(HDR)的腔内近距离放疗,剂量应该按照相等的生物学剂量设置。

(2)手术后辅助治疗:根治术后有以下情况者复发的危险性增加:淋巴结阳性,宫旁阳性,手术切缘阳性。这些病人术后采用同期放化疗(5-FU＋顺铂或单用顺铂)比单用放疗者,可以提高生存率。复发的危险性增加也见于那些没有淋巴结受累,但肿瘤为巨块型、有毛细血管样区域(CLS)受累和扩展到宫颈间质外 1/3。术后辅助性全盆腔外照射比单用手术治疗者可减少局部复发率并改善无瘤生存率。

有两个研究组报道应用小范围的盆腔放疗可以达到相似的肿瘤控制并且减少并发症;他们设计的放疗范围可以覆盖阴道穹隆和宫旁组织,上界位于 S$_1$～S$_2$,而不是 L$_5$～S$_1$。

3.ⅠB$_2$、ⅡA(>4cm)期宫颈癌的治疗

初始治疗措施包括:①放、化疗。②根治性全子宫切除术和双侧盆腔淋巴结清扫术,术后通常需要加辅助放疗。③新辅助化疗 1～3 个疗程(以铂类为基础),随后进行根治性全子宫切除术和盆腔淋巴结清扫术,术后可以辅助放疗或放化疗。

(1)同期放化疗:最常用的治疗是盆腔外照射加腔内近距离放疗,并每周用铂类化疗 1 次。放疗的推荐剂量是 A 点 85～90Gy,B 点 55～60Gy。在盆腔外照射期间每周应用顺铂 40mg/m^2 化疗。髂总或主动脉旁淋巴结阳性者,应该考虑扩大放疗范围。目前还缺少同时化疗和扩大范围放疗的相关研究资料。

(2)手术加辅助放疗:初始治疗选择根治性手术的好处是可以得到正确的手术分期,同时可以切除原发肿瘤,避免腔内近距离放疗。手术也可以切除不容易通过放疗杀灭的肿大的淋巴结。因为这些肿瘤是巨大的,一般需要辅助放疗。广泛的毛细血管样区域(CLS)受累和癌症浸润至宫颈间质外 1/3 是局部复发的高危因素。淋巴结阴性的高危患者可以采用全盆腔放疗或小范围盆腔放疗。髂总、主动脉旁淋巴结阳性的患者可以扩大放疗范围。

(3)新辅助化疗后根治性全子宫切除术加盆腔淋巴结清扫术:随机试验数据提示在手术前采用以铂类为基础的化疗比采用放疗效果好。目前没有比较手术前同期放化疗与新辅助化疗后疗效差别的数据。

Buenos Aires 的研究采用如下化疗方案:

顺铂:50mg/m^2,静脉推注(15min),第 1 天;

长春新碱:1mg/m^2,静脉推注,第 1 天;

博来霉素:25mg/m²,静脉滴注(>6h),第1~3d;

间隔10d,3个疗程。

4.进展期宫颈癌

(1)初始治疗:标准的初始治疗是放疗,包括盆腔外照射和腔内近距离放疗联合同期化疗。ⅣA期病人,癌症没有浸润到盆壁,特别是合并有膀胱阴道瘘或直肠阴道瘘者,初始治疗可选盆腔脏器清除术。

(2)放疗剂量和技术:放疗应该通过一个合适的能量从而在初始和第二照射区域形成独特的剂量聚集。如果可能,照射区域应该由临床检查和CT扫描的结果决定。范围应该至少包括4个区域。腔内近距离放疗可以给予高或低剂量比率。标准的治疗方案是盆腔外照射加腔内近距离照射,同时应用以铂类为基础的化疗。在盆腔外照射期间同时加用顺铂,40mg/m²,每周1次。照射的推荐剂量为A点85~90Gy,B点55~60Gy。髂总或主动脉旁淋巴结阳性者,扩大放疗范围。

同期化疗:顺铂40mg/m²,盆腔外照射期间每周1次;或5-氟尿嘧啶(5-FU)+DDP每3~4周1次。

三维立体适形调强照射:目前多用于术后辅助放疗、复发攻击癌孤立病灶或盆腔、主动脉旁淋巴结转移灶的照射。

(3)强度可调的放射治疗(IMRT):是一种相对新颖的外照射治疗方法,也是近年来放射治疗学的一个显著进步。该技术能够通过计算机运算公式,精确地区分需要照射的靶器官和正常组织,再调整放射束的强度,使到达特异性器官的剂量充分,并减少对邻近正常组织的照射,从而更加精确地照射肿瘤,减少毒性反应。

5.ⅣB期或复发疾病

复发可能在盆腔、远处或两者均有。随着巨块型原发肿瘤的病例增加,单独盆腔复发或盆腔病灶持续存在患者的比例比远处转移患者有所增加。复发大多数发生在诊断后2年内,预后差,中位存活期仅7个月。宫颈癌复发或转移的症状包括疼痛、下肢水肿、胃纳下降、阴道出血、恶病质以及心理问题等。治疗应由多学科专家组共同努力,包括妇科肿瘤学家、放疗和化疗专家、中医专家、姑息治疗医生、特殊护理人员、心理学家等。减轻疼痛及其他症状,为患者及家人提供全面的支持非常重要。

初次治疗后复发治疗措施的选择应该依病人的一般状态、复发或转移部位、转移的范围以及初始治疗措施而决定。

根治性手术后局部复发的宫颈癌患者是放疗的指征。有研究资料显示放疗同时加用5-FU和(或)顺铂化疗,可以改善部分患者的预后。部分患者如肿瘤没有浸润到盆壁、特别是有瘘管存在的情况下,盆腔脏器清除术可以代替根治性放疗及同期化疗。

(1)盆腔脏器廓清术:盆腔脏器廓清术包括3种类型。

前盆腔廓清术:切除膀胱、阴道、宫颈和子宫。适用于病变局限于宫颈和阴道上段前壁者,若病变侵犯直肠上方的阴道后壁黏膜,则需要切除直肠。

后盆腔廓清术:切除直肠、阴道、宫颈和子宫。适用于孤立的阴道后壁复发性病灶,手术不需要通过主韧带分离输尿管,但需要解决结肠造口等问题。

全盆腔廓清术:切除膀胱、直肠、阴道、宫颈和子宫。病变局限于阴道上段和宫颈时,可以在肛提肌以上部位进行切除,能够保留直肠残端和乙状结肠进行吻合,避免永久性结肠造口。若病变侵及阴道下段,则须切除全部直肠及大片会阴组织,并行永久性结肠造口。

在进行廓清术前应积极寻找转移病灶,有转移性病灶者应作为盆腔廓清术的禁忌证。由于阴道下段的淋巴引流至腹股沟区域,术前还需仔细评价这些区域的淋巴结。肿瘤扩散到盆侧壁虽是盆腔廓清术的禁忌证,但是由于放疗后的纤维化改变,即使是很有经验的检查者也难以做出准确判断。即使无法治愈的可能性增加,仍然应该考虑剖腹探查,从而对宫旁组织进行活检。当临床出现单侧下肢水肿、坐骨神经痛和输尿管梗阻三联征时,通常提示肿瘤浸润盆壁,无法彻底切除。

随着可控性尿路改道技术的进展,手术后患者的身心状况得到很大改善。同时行直肠吻合术和可控性尿路改道,患者就无须终身使用外置性装置,可以避免很多相关的心理问题。应该尽一切努力在盆腔廓清术的同时进行阴道再造,该治疗也有助于切除盆腔脏器后盆底组织的重建。无论是否进行阴道再造,都应该游离胃网膜左动脉的一块大网膜重建新的盆底结构。

近年来,盆腔廓清术的手术死亡率持续下降,目前已降至10%左右。术后死亡的主要原因是败血症、肺栓塞及大出血。胃肠道和泌尿生殖道瘘仍是最常见的严重并发症,发生率高达30%~40%。有学者报道,使用未经放射治疗的肠道进行泌尿道重建可使瘘的发生风险下降,尚需进一步临床实践证实。前盆腔廓清术后的5年存活率为33%~60%,全盆腔廓清术后的5年存活率为20%~46%。

(2)侧面扩大的内盆腔切除术(LEER):放疗区域出现局部复发的宫颈癌患者预后很差。传统的盆腔廓清术仅限于经过严格选择的中央型复发患者,LEER为复发病灶侵及盆腔侧壁的患者提供了一种新的手术治疗方式,它扩大切除了传统盆腔廓清术的侧切除平面——包括切除髂内血管、闭孔内肌、尾骨肌、髂尾肌和耻尾肌。扩大手术侧切平面的目的在于保证切除侧方肿瘤,使切缘阴性。目前有关该手术的经验还非常有限。

初始手术后局部复发的治疗选择:初始手术后盆腔局部复发的患者可以选择根治性放疗或盆腔脏器清除术。根治性放疗(+/-同期化疗)可以治愈一部分初始手术后盆腔孤立复发病灶的患者。放疗剂量和区域应该按照不同疾病范围而制定。微小病变应该给予50Gy,按180cGy分次给予。大块肿瘤应用区域缩减量64~66Gy。在初始治疗失败,盆腔转移或复发并且不能够治愈的情况下,可选择姑息性化疗。顺铂仍是宫颈癌化疗的首选单药。这部分患者的预期中位时间存活是3~7个月。

根治性放疗后局部复发:初始放疗后复发的患者,盆腔脏器清除术是唯一有治愈可能的措施。有丰富经验的专家可以选择有适应证的患者进行盆腔脏器清除术。

盆腔脏器清除术的适应证包括:估计可以切除的浸润到膀胱或直肠的中央型复发病灶;没有盆腔外扩散;在盆壁与肿瘤间有可以切割的空间。单侧下肢水肿、坐骨神经痛和输尿管阻塞三联征提示存在不能切除的盆壁浸润,应该给予姑息治疗。

预后良好的因素包括:无瘤间隔(DFI)超过6个月,复发病灶直径≤3cm,没有盆壁固定。选择施行盆腔脏器清除术的患者5年存活率为30%~60%,手术致死率<10%。在谨慎选择病例的前提下,可以施行根治性全子宫切除术,适用于中央型复发而且肿瘤直径不超过2cm

的患者。

ⅣB期或复发转移宫颈癌系统性化疗:顺铂是最有活性的治疗宫颈癌单药,剂量100mg/m² 时反应率为31%,50mg/m² 反应率为21%。回顾性随访研究显示,患者一般情况较好而且复发部位位于盆腔外的患者对化疗的反应率高于复发位于原来放疗部位者。

6.远处转移

局部放疗适用于缓解全身转移局部病灶引起的相关症状,包括骨骼转移所造成的疼痛,增大的主动脉旁淋巴结或锁骨上淋巴结以及脑转移相关症状。姑息性放疗应该采取大节段短疗程方法,面不按平常的根治治疗疗程方法。

(三)宫颈癌的随访

1.随访时间

第1年:放射治疗,每个月1次;手术治疗,每3个月1次。

第2年:放射治疗,每3个月1次;手术治疗:每4个月1次。

第3年:及以后放射治疗和手术治疗,每6个月1次。

2.随访检查项目

(1)盆腔检查、三合诊检查。

(2)阴道细胞学和HPV检测。

(3)B超、X线、肿瘤标志物SCC检查。

(4)MRI、泌尿系统、消化道检查。

(5)怀疑早期复发时可做PET检查。

五、疫苗

2006年8月,人类历史上第一支癌症疫苗宫颈癌疫苗在澳大利亚成功接种至人体,标志着人类对癌症的防治研究进入一个新阶段。目前研究确认,宫颈癌是人类所有癌症中病因最为明确的一种,几乎所有的宫颈癌都是由人乳头瘤病毒(HPV)引起,妇女从宫颈感染HPV到发展为宫颈癌前病变乃至宫颈癌大约需要10多年的时间,这为研究宫颈癌疫苗创造了条件。宫颈癌疫苗也可以称为HPV疫苗,它通过预防妇女感染高危HPV进而预防宫颈癌发生。HPV疫苗是一种具有HPV蛋白外壳的抗原性而不含病毒DNA复制性和致癌性的病毒样颗粒,接种人体后能激发机体免疫系统产生相应的抗体,阻止HPV感染,进而预防宫颈癌发生。由于在世界范围内约70%的宫颈癌与HPV16/18型感染相关,所以,目前多数宫颈癌疫苗研究是针对这两种病毒亚型的。

近年来开展了多个独立研究来检测多种HPV疫苗的效力。每项研究均显示所使用的疫苗可以有效地预防持续性的HPV感染。在一项试验性HPV 16 VLP疫苗的随机研究中,1533名妇女被随机分入了疫苗组和安慰剂组。每名妇女均无细胞学检查异常史,男性性伴侣不超过5个。在第0、2、6个月给予疫苗,中位随诊时间为17.4个月。持续HPV 16感染为该研究主要终止点,对疫苗的耐受性为次要终止点。研究发现,疫苗组与安慰剂组相比,HPV 16持续性和一过性感染均降低,CIN发生也相应减少。另一项评价双价L1VLP疫苗预防HPV 16和18型的研究,采用了相同的研究方案。研究主要目标是评价疫苗对预防HPV 16和18感染的有效性,次要目标是评价其预防细胞学和组织学异常的有效性。1113名参加者随访了

27 个月。研究结果发现疫苗对于预防持续感染的有效性达 85％,而对预防细胞学异常的有效性达 93％。在另一项有关 HPV 疫苗的 2 期临床研究中,疫苗总的有效率达 89％。该研究认为疫苗能非常有效地减少持续 HPV 感染的发生率,同时还发现疫苗是高度免疫原性的,能对每一种 HPV 诱导出高效价抗体。但是,该研究未能充分评估对于疾病预后或者每种 HPV 亚型单独的有效性。

总之,目前报道的多项临床试验显示,宫颈癌疫苗可以在几年内高效的预防相应的高危 HPV 亚型感染。由于目前临床观察时间尚短,疫苗的长期效果仍有待研究。另外,不同地区、不同人群感染的高危 HPV 亚型也不完全相同,这也限制了特定疫苗对宫颈癌的预防效果。

由于疫苗的原理是通过预防 HPV 感染来预防宫颈癌,对已感染者作用不大,且以性行为为主的皮肤黏膜接触是 HPV 传播的主要途径,所以尚未开始性生活的年轻女性最适宜接种疫苗。当然对于那些已经有了性生活甚至是某亚型病毒携带者,疫苗也可以预防其他亚型 HPV 感染。

第三节　子宫肌瘤

子宫肌瘤由平滑肌和结缔组织组成,又称子宫平滑肌瘤。是女性生殖系统最常见的肿瘤。多见于 30～50 岁妇女。

一、病因

根据肌瘤好发于生育年龄妇女,绝经后肌瘤停止生长、逐渐萎缩甚至消失的特征,推测子宫肌瘤的发生发展可能与女性激素有关。虽然大多数子宫肌瘤患者血中的雌、孕激素水平并没有升高,但肌瘤组织中雌、孕激素受体的水平比子宫肌层高,这提示肌瘤组织局部对雌、孕激素的高敏感性可能在肌瘤的发生发展中起重要的作用。近年来的研究还发现许多肽类生长因子及其受体是子宫肌瘤的生长调节因子,因此,子宫肌瘤的发生发展可能是雌、孕激素和局部生长因子间复杂相互作用的结果。

二、病理

1.大体

为球形或不规则形实性结节,可单个或多个生长于子宫任何部位。一般为白色、质硬,切面为旋涡状结构。肌瘤本身无包膜,但肌瘤组织可压迫周围的子宫肌壁纤维而形成假包膜,使肌瘤与子宫肌层分界清楚,容易剥出。血管从外穿入假包膜内供给肌瘤营养。

2.镜下

主要由梭形平滑肌细胞和不等量纤维结缔组织所构成。细胞大小均匀、呈栅栏状或旋涡状排列。因切面的不同,细胞核可呈圆形或杆状,染色较深。

3.变性

肌瘤局部血供不足可引起各种退行性变。

(1)玻璃样变:又称透明变性,最常见。肌瘤组织水肿变软,剖面旋涡状结构消失,溶成玻璃样透明体。

（2）囊性变：玻璃样变继续发展，肌细胞坏死液化，形成大小不等的囊腔，内含胶冻样液体。

（3）红色变：多见于妊娠期和产褥期，可能是肌瘤血管破裂或退行性变引起溶血，血红蛋白渗入肌瘤内。切面暗红色，如半熟牛肉状，质软、腥臭，旋涡状结构消失。

（4）恶性变：主要为肉瘤变，发生率为 $0.4\%\sim1.25\%$。多发生于年龄较大的妇女。肌瘤在短期内迅速增大，或伴有阴道不规则流血。组织变软、质脆，切面灰黄色，似生鱼肉状。

此外，肌瘤还可发生脂肪变性、钙化等，均较少见。

三、分类

按肌瘤所在部位的不同可分宫体和宫颈肌瘤。肌瘤最初均起源于子宫肌层，向不同方向生长而形成下列 3 种类型。各种类型可单独存在，也可同时并存。

1.肌壁间肌瘤

最常见。位于子宫肌层内，周围被正常肌层包绕。

2.浆膜下肌瘤

突起在子宫表面，肌瘤表面仅覆盖少许肌层或浆膜层。可仅有一蒂与子宫相连。若蒂断裂肌瘤脱落在盆、腹腔内继续生长，称寄生性肌瘤或游走性肌瘤。肌瘤向阔韧带内生长，称阔韧带内肌瘤。

3.黏膜下肌瘤

向宫腔内生长，肌瘤表面覆盖子宫内膜。黏膜下肌瘤易形成蒂，肌瘤突出于宫腔内，甚至延伸至阴道内或阴道外。

四、临床表现

1.症状

有些患者可无症状，终身未被发现。症状的轻重主要取决于肌瘤的生长部位、大小、有无变性和并发症。

（1）阴道出血：是最常见的症状。肌壁间肌瘤主要表现为经量增多、经期延长，但出血有周期性。也可出现周期缩短。黏膜下肌瘤主要表现为经量增多、经期延长、周期紊乱、不规则出血或经后淋漓不尽。浆膜下肌瘤则很少引起子宫出血。

（2）腹部肿块：当肌瘤较大时，患者自觉下腹部实性肿块，活动度差。

（3）阴道排液：肌瘤可引起白带增多。若肿瘤发生坏死合并感染，则有持续性或不规则阴道出血和恶臭脓血样液排出。

（4）压迫症状：前壁肌瘤压迫膀胱可引起尿频、排尿困难、尿潴留等。后壁肌瘤压迫直肠可致里急后重、便秘、大便不畅等。阔韧带肌瘤压迫输尿管可引起输尿管扩张、肾盂积水等。

（5）疼痛：肌瘤可引起下腹坠胀、腰背酸痛等。肌瘤合并感染、红色变性或浆膜下肌瘤蒂扭转时可出现剧痛并伴有发热。

（6）不孕和流产：肌瘤向宫腔内生长或引起宫腔变形可妨碍精子通过、孕卵着床和胚胎发育，因而引起少数患者不孕或流产。

（7）贫血：长期月经过多或不规则阴道出血可导致失血性贫血。

2.体征

若肌瘤较大可在下腹部扪及质硬、圆形或不规则形实性结节状肿物。妇科检查时可发现子宫增大、表面有单个或多个不规则结节突起或有蒂与子宫相连的实性活动肿物。带蒂的黏膜下肌瘤突出于阴道内,用阴道窥器即可在阴道内见到表面光滑的红色结节。当组织坏死或合并感染时,肌瘤表面有渗出物覆盖并有恶臭味。

五、诊断及鉴别诊断

根据病史、症状和体征,诊断多无困难。借助 B 型超声、探测宫腔方向和深度、子宫输卵管碘油造影、子宫镜、腹腔镜、CT、MRI 等方法可明确诊断并与其他疾病相鉴别。子宫肌瘤需与下列疾病鉴别:妊娠子宫、卵巢肿瘤、子宫内膜异位症、盆腔炎性肿块、畸形子宫、子宫内膜癌、子宫颈癌等。根据停经史、HCG 和 B 型超声检查可与妊娠子宫鉴别;根据症状、体征、影像学检查和腹腔镜可与卵巢肿瘤、子宫内膜异位症、盆腔炎性肿块、畸形子宫鉴别;借助子宫镜和活体组织检查可鉴别子宫黏膜下肌瘤与子宫内膜癌;宫颈组织学检查和活体组织检查有助于带蒂的黏膜下肌瘤与宫颈癌的鉴别。

六、治疗

1.随访观察

适用于子宫小于妊娠 10 周子宫大小,无症状者。每 3～6 个月随访 1 次。

2.药物治疗

适用于子宫小于妊娠 10 周子宫大小,症状较轻或虽子宫大于妊娠 10 周子宫大小,但接近绝经年龄或全身情况不能耐受手术者。

(1)他莫昔芬(三苯氧胺,tamoxifen):雌激素受体拮抗药。10mg 每日 2 次,连用 3～6 个月。

(2)米非司酮(RU486):孕激素受体拮抗药。每日 10～25mg,连用 3～6 个月。可引起闭经并使子宫肌瘤缩小。

(3)黄体生成激素释放激素激动药:又称促性腺激素释放激素激动药,通过抑制雌二醇至绝经水平,造成假绝经状态,抑制肌瘤生长并使其缩小。适用于①术前用药 3～6 个月使肌瘤缩小,可减少手术中出血、减轻手术难度。也可使原来因肌瘤较大、需经腹切除子宫者可改为经阴道切除子宫或在腹腔镜下切除子宫。②子宫肌瘤合并不孕患者,用药后肌瘤缩小改善了受孕条件。③近绝经期者用药后提前过渡到自然绝经。④有并发症暂不能手术者。该类药物品种繁多,用法各异,药价昂贵,长期应用可引起骨质疏松,目前尚难以推广应用。

(4)雄激素:对抗雌激素,减少盆腔充血,促进近绝经期的患者提早绝经。常用甲睾酮,每日 10mg,舌下含服。或用丙酸睾酮 25mg,每 3～5 日肌注 1 次。雄激素每个月用量均不能超过 300mg,以免引起男性化。

3.手术治疗

(1)适应证:①子宫大于妊娠 10 周子宫大小;②子宫虽小于妊娠 10 周子宫大小,但症状明显,经药物治疗无效;③子宫小于妊娠 10 周子宫大小,症状也较轻,但因肌瘤引起不孕或经常流产者。

(2)手术方式有

1)子宫肌瘤切除术:适用于希望保留生育功能或 40 岁以下不愿切除子宫者。肌壁间肌瘤和浆膜下肌瘤可经腹或经腹腔镜下切除肌瘤;突出于阴道内的带蒂黏膜下肌瘤可经阴道摘除肌瘤;宫腔内的黏膜下肌瘤可经子宫镜切除肌瘤。

2)子宫切除术:适应证①年龄>40岁,无生育要求;②肌瘤生长较快疑有恶变可能;③肌瘤切除后再复发者。根据肌瘤大小、子宫活动度、技术、设备条件等选择手术途径,可以经腹、经阴道或经腹腔镜下切除子宫。常规采用全子宫切除术,宫颈无病变的年轻患者可采用次全子宫切除术。50岁以下、卵巢正常者均应保留。

4.子宫肌瘤介入栓塞治疗术

通过子宫动脉栓塞术堵塞供应肌瘤的血管,使肌瘤缺血、变性、坏死。一般3个月后肌瘤会停止生长,逐步变小,月经量也减少并缓解压迫症状。介入栓塞治疗的优点是微创、可重复、并发症少和康复快。适用于年轻、希望保留生育功能及因身体条件不能耐受手术或不愿接受手术治疗的病例。

七、子宫肌瘤合并妊娠

子宫肌瘤合并妊娠并不常见,占肌瘤患者的0.5%~1%,占妊娠妇女的0.3%~0.5%。

1.妊娠对子宫肌瘤的影响

妊娠由于性激素的变化和盆腔血液供应丰富,可促使肌瘤快速生长和变性,常为红色变性。临床表现为肌瘤迅速增大,剧烈腹痛、发热、血白细胞升高等。

2.肌瘤对妊娠和分娩的影响

黏膜下肌瘤可妨碍受精卵着床而引起早期流产。大的肌壁间肌瘤可引起子宫腔变形和压迫,也可导致流产或胎位异常。若肌瘤位置较低,可妨碍胎儿先露部进入骨盆造成难产。产后则肌瘤可妨碍子宫收缩而导致产后大出血。

3.处理

发生红色变性时应保守治疗,使用止痛、抗感染、安胎药物。肌瘤造成产道梗阻者应做剖宫产。除非带蒂的浆膜下肌瘤,一般不主张在剖宫产的同时做子宫肌瘤切除术,以免引起难以控制的出血。

第三章　妊娠滋养细胞疾病

第一节　葡　萄　胎

葡萄胎又称水泡状胎块,是最常见的妊娠滋养细胞疾病,我国的发病率约为 1/1200 次妊娠。葡萄胎包括完全性葡萄胎和部分性葡萄胎两类,完全性葡萄胎中妊娠产物完全被状如葡萄、弥散增生水肿的绒毛组织取代,没有胎儿及其附属组织;部分性葡萄胎有可辨认的胚胎结构,仅部分绒毛水肿和滋养细胞增生。

一、病理分类和遗传分类

传统病理学根据葡萄胎的大体形态及组织学特征,将其分为完全性葡萄胎(CHM)和部分性葡萄胎(PHM)。两者在临床表现、细胞核型、组织学表现及生物学行为及预后等方面有很大差异,根据世界卫生组织 2003 年的最新分类,已将其归为不同的两种疾病(表 3-1)。

随着遗传学技术的发展和运用,人们对葡萄胎有了进一步的认识,发现了其遗传物质有单纯来自父方和来自父母双方的情况,从而将葡萄胎在遗传学上分为两种不同的类型。

表 3-1　完全性葡萄胎和部分性葡萄胎特征比较

特征	完全性葡萄胎	部分性葡萄胎
胎儿组织	无	可见
HCG	常>50 000U/L	<50 000U/L
子宫大于孕周	约 1/3	10%
子宫小于孕周	约 1/3	65%
绒毛水肿	弥散	局限
滋养细胞增生	弥散	局限
滋养细胞异型性	轻-重度	轻度
黄素化囊肿	常见	不常见
恶变率	18%～25%	2%～4%
核型及遗传物质来源	二倍体,孤雄来源	三倍体,雌雄来源
转移灶	<5%	<1%

1.单纯父源型葡萄胎(AnCHM)

从胚胎起源上,完全性葡萄胎来自空卵受精,表现为双倍体的孤雄或双雄起源,其遗传物质完全来自父方,缺少母亲来源的遗传信息,因此大多数完全性葡萄胎在遗传学上为单纯父源型。

2.双亲来源型葡萄胎(BiCHM)

约 10%完全性葡萄胎遗传学检测为来自父母双方型,其组织学特征与 AnCHM 完全相似,但常表现为家族性或重复性葡萄胎,且发展为持续性滋养细胞疾病的概率高于 AnCHM。BiCHM 发生分子机制的研究是近年 GTD 研究的热点之一,目前认为该类葡萄胎的发生于母系印迹基因的破坏有关。

部分性葡萄胎的染色体核型为三倍体,为单倍体卵子双精子受精后起源,遗传物质来自父母双方。但国内外学者曾报道,常规病理诊断为部分性葡萄胎的病例中有 20%~40%为雄性起源,缺少母体遗传物质。

区分完全性或部分性葡萄胎的意义在于两者临床恶变率有明显差异。完全性葡萄胎的恶变率接近 20%,而部分性葡萄胎的恶变率仅 2%左右。同样,不同的遗传学类型,恶变概率不同,研究结果显示,恶变病例的遗传学分类大多为完全父方来源。

二、临床症状及体征

葡萄胎患者可以表现为闭经、阴道出血、腹痛、子宫增大超过实际孕周、妊娠中毒症状,包括严重妊娠呕吐、妊娠高血压疾病甚至子痫、感染、贫血、甲状腺功能亢进、黄素囊肿等。

近几年来,随着对葡萄胎疾病的认识和诊断技术的提高,尤其是血 HCG 测定及盆腔超声的广泛应用,对葡萄胎的诊断时间大为提前。协和医院报道,20 世纪 80 年代前葡萄胎的平均诊断孕周为 17~24 周,而 20 世纪 90 年代后,诊断葡萄胎时的平均孕周为 13 周,有时葡萄胎甚至可在 6~8 周得以诊断。葡萄胎早期诊断,及时清除,使症状减轻,严重并发症明显减少。

阴道出血仍然是最常见的症状和就诊原因,但所占比例已由 95%左右降至 80%,且长期、大量出血或合并贫血的患者已相当少见。美国新英格兰滋养细胞疾病中心数据显示,贫血发生率不到 5%,妊娠剧吐、妊娠高血压综合征虽仍时有发生,但已由原来的 26%降至 8%,而甲状腺功能亢进、呼吸窘迫等在近年患者中已没有发生。有部分患者甚至没有任何症状,而是在人工终止妊娠或常规超声检查时发现。我国协和医院近 15 年 113 例患者的资料为:阴道出血(83.2%)、子宫异常增大(46.6%)、黄素囊肿(16.8%)、妊娠剧吐(10.6%)、妊娠高血压综合征(3.5%)、咯血(3.5%)。

三、诊断

凡停经后有不规则阴道出血、腹痛、妊娠呕吐严重且出现时间较早,体格检查示子宫大于停经月份、变软,子宫孕 5 个月大时尚不能触及胎体、不能听到胎心、无胎动,应怀疑葡萄胎可能。较早出现子痫前期、子痫征象,尤其在孕 28 周前出现子痫前期、双侧卵巢囊肿及甲状腺功能亢进征象,均支持葡萄胎的诊断。如在阴道排出物中见到葡萄样水泡组织,诊断基本成立。确诊仍需靠病理组织学,而超声和 HCG 水平测定已成为早期诊断葡萄胎的主要手段。

(一)超声诊断

超声检查是诊断葡萄胎的重要方法,典型葡萄胎有其独特的声像,表现为子宫增大,宫腔内充满低到中等强度、大小不等的点状回声、团状回声,呈落雪状或蜂窝状改变,其间夹杂多个大小不一散在的类圆形无回声区,采用局部放大技术观察,可见宫腔内蜂窝状无回声区充满了彩色血流信号。部分性葡萄胎宫腔内可见由水泡状胎块引起的超声图像改变及胎儿或羊膜腔,胎儿常合并畸形。

超声对完全性葡萄胎的诊断率可达 90％以上，对部分性葡萄胎的诊断符合率接近 80％，还可以发现正常宫内孕与葡萄胎共存的情况。超声在葡萄胎清宫后确诊有无残留、结合彩色多普勒血流显像对葡萄胎恶变进行早期预测和诊断，对病变致子宫穿孔、病变侵及血管等情况及时提示方面也有重要作用。

采用经阴道探头的彩色多普勒超声检查，结合 HCG 测定，在孕 8 周即可做出葡萄胎诊断；但一般情况下，在孕 9 周前仅依据超声做出葡萄胎的诊断并不容易，尤其是鉴别部分性葡萄胎与胚胎停育、稽留流产、不全流产等。Fine 等提出与诊断部分性葡萄胎明显相关的两种影像结果：不规则囊状改变或蜕膜、胎盘及肌层的回声增加，孕囊横径与前后径之比＞1.5。当两种指标同时存在，葡萄胎阳性预测值为 87％，当两种指标均不存在时，稽留流产的阳性预测值为 90％。也有人认为 B 超上出现宫腔内增厚的强回声，可能是早期不正常滋养细胞组织，只是在这么早的时期还没有发展成为可探及的水泡样变，应注意追踪，及时发现形态上的改变。彩色多普勒检测子宫肌壁的血流、子宫动脉阻力等，有助于对病情的判断。

近年来，三维超声逐渐开始在临床应用，与传统的二维超声相比，三维超声成像使葡萄胎的表面结构与内部结构得以立体显示，可提供二维超声图像不能提供的病灶立体形态信息，丰富了诊断信息，使检查医师更易判断。特别是比二维超声可更清晰地显示病灶区与正常子宫肌层组织的分界，有助于更精确判断病灶是否有侵蚀或侵蚀范围。

（二）绒毛膜促性腺激素（HCG）测定

葡萄胎时滋养细胞高度增生，产生大量 HCG，血清中 HCG 滴度通常高于相应孕周的正常妊娠值，而且在停经 8～10 周或以后，随着子宫增大仍继续上升，利用这种差别可作为辅助诊断。葡萄胎时血 HCG 多在 20×10^4 U/L 以上，最高可达 24×10^5 U/L，且持续不降。但在正常妊娠血 HCG 处于峰值时，与葡萄胎有较大范围的交叉，较难鉴别，可根据动态变化或结合超声检查做出诊断。也有少数葡萄胎，尤其是部分性葡萄胎，因绒毛退行性变，HCG 升高不明显。

（三）组织学诊断

组织学诊断是葡萄胎最重要和最终的诊断方法，葡萄胎每次刮宫的刮出物必须送组织学检查，取材时应选择近宫壁近种植部位无坏死的组织送检。

1.完全性葡萄胎组织学特征

巨检示绒毛膜绒毛弥散性水肿，形成大小不等的簇状圆形水泡，其间由纤细的索带相连成串，形如葡萄，看不到胎儿结构。对于直径在 2mm 以下、肉眼不易发现的水泡状胎块，称为"镜下葡萄胎"，此时诊断应慎重，需与流产变性相鉴别。其镜下基本病理改变是绒毛间质水肿，中心液化池形成，血管消失或极稀少，滋养细胞呈不同程度的增生。滋养细胞增生是诊断的必要依据，突出表现为滋养细胞增生的活跃性、弥散性、失去极向、异型性和双细胞混杂性。WHO 科学小组曾建议，如无明显的滋养细胞增生，应称为"水泡状退行性变"，不应划入葡萄胎的范围。

2.部分性葡萄胎组织学特征

通常仅部分绒毛呈水泡状，散布于肉眼大致正常的胎盘组织中，有时需仔细检查方能发现。绒毛和水泡可以不同的比例混杂，且常可伴胚胎或胎儿（12％～59％）。镜检示绒毛水肿与正常大小的绒毛混合存在。前者水肿过程缓慢形成,导致绒毛外形极不规则,伴有中央池形成,但量不多。滋养细胞增生程度不如完全性葡萄胎明显,多以合体滋养细胞增生为主。在水肿间质可见血管及红细胞,这是胎儿存在的重要证据。

由于 PHM 临床表现不特异,故其诊断主要依靠病理诊断。值得注意的是,在术前诊断为不全流产、过期流产等病例中,23% 的标本术后病理提示为部分性葡萄胎,而术后诊断为完全性葡萄胎的仅占 0.43%。对于诊断不明或困难的标本可以酌情做细胞核型分析。

3.早期葡萄胎的病理诊断

孕周超过 12 周的完全性葡萄胎,因其绒毛水肿明显,伴滋养细胞增生和细胞异型性,且没有胚胎或胎儿组织,因此和部分性葡萄胎的鉴别相对容易。由于葡萄胎的早期诊断与治疗,病理学检查也出现了相应变化。有研究表明,在 20 世纪 80 年代之前,80% 的葡萄胎病理表现为绒毛明显水肿、中心池形成和滋养细胞片状增生。而近 10 年来,出现该典型组织学改变者不到 40%。很多葡萄胎患者在孕 12 周前就可得到初步诊断,甚至有人提出了非常早期葡萄胎的概念(6~11 周)。由于组织学特点还未发展到典型的阶段,绒毛水肿,滋养细胞增生和异型性等都不明显,且临床表现也不特异,病理上与 PHM 较难鉴别。同时有文献报道,某些葡萄胎尽管可以早期诊断和处理,其恶变率并未较晚发现者降低,因此这种早期葡萄胎的恶变与病变的生物学行为有关,而与孕周无关,及早发现这种病变的组织学类型非常重要。细胞核型分析在鉴别诊断上有一定帮助,但由于 CHM 和 PHM 的细胞核型多样并且存在交叉(CHM 也有三倍体,PHM 也可能有二倍体),其多样性并未被完全认识,故其意义待肯定。

4.流式细胞 DNA 测定及 DNA 指纹技术

由于葡萄胎诊断不断提前,出现典型病理变化者尚不足 40%,大多数葡萄胎可表现为不典型的临床和形态学改变,因此容易将其误诊为部分性葡萄胎和流产。在这种情况下染色体核型的检查有助于鉴别诊断。完全性葡萄胎的染色体核型为二倍体,部分性葡萄胎为三倍体。利用 DNA 指纹技术对葡萄胎的遗传物质亲体来源进行鉴别,区别出双亲来源和单纯父亲来源,有助于鉴别完全性葡萄胎、部分性葡萄胎、流产等。但目前在临床上尚不能广泛开展。

5.葡萄胎的鉴别诊断

超声技术及 HCG 定量测量的普及使葡萄胎的诊断水平得以提高,但临床上对某些病例的诊断仍有一些困难。完全性葡萄胎的诊断相对容易,而部分性葡萄胎经常误诊或漏诊。浙江大学妇产医院报道 45 例葡萄胎误诊病例,其中部分性葡萄胎 40 例,完全性葡萄胎仅 5 例。常见的误诊原因如下。

(1)葡萄胎尤其是部分性葡萄胎和流产的鉴别:在浙江大学报道的 45 例误诊病例中,误诊为各种流产者有 43 例,包括难免流产、不全流产、过期流产及药流不全等情况,可见葡萄胎与流产的鉴别相当令人困扰。由于葡萄胎具有潜在恶变性,两者的处理尤其是随访及预后截然不同,故的鉴别诊断十分重要。葡萄胎与流产均可表现为停经、阴道出血,当葡萄胎患者子宫增大不明显、没有明显的黄素化囊肿、妊娠剧吐及妊高征等临床表现时,临床及超声诊断均有一定困难。对暂不能确诊的患者应进行血 HCG 的动态分析。理论上讲,HCG 值高于正常妊娠水平应首先考虑是葡萄胎,低于正常则考虑是流产。但实际工作中两者 HCG 水平交叉的情况并不少见,部分性葡萄胎血 HCG 可能并不十分高,而自然流产时间较短的患者其血

HCG 也还未降至正常,对于这两者之间血 HCG 值上是否具有明显的差异,目前国内无相关报道。因而,应当强调对所有自然流产或过期流产的标本应进行仔细检查及病理学分析。有时过期流产标本合并胎盘水肿、变性,令病理医生也难以判断,可借助流式细胞学、染色体核型等手段加以鉴别。

(2)葡萄胎与妊娠合并子宫肌瘤变性鉴别:子宫肌瘤为雌激素依赖性肿瘤,孕期生长迅速,因肌瘤体积增加常引起瘤内供血不足,造成间质液化,形成大小不等的囊腔。超声下可见变性的肌瘤壁包膜回声部分欠规则,其内可见多个不规则液区,极似葡萄胎。如肌瘤体积较大,同时可表现出子宫增大明显大于孕周,血 HCG 升高等,与葡萄胎容易混淆,尤其是伴胚胎发育不良、超声未能探及胎心时更不易鉴别。

彩色多普勒血流、HCG 水平对两者的鉴别有一定帮助。

文献中还有一些少见的误诊病例。如表现为绝经后出血的葡萄胎误诊为子宫内膜癌、葡萄胎误诊为异位妊娠等。相对于这些疾病来说,葡萄胎的发病率相对较低,典型症状减少,因此提高临床医生及相关辅诊医生尤其是超声检查者对这一疾病的认识、加强识别能力,是及时发现葡萄胎、及时治疗的关键之一。

四、治疗

(一)清宫

葡萄胎诊断一旦成立,应及时处理进行清宫。清宫前应首先对患者一般状况和疾病进展做出评估,做好输液、输血准备,由有经验的医生操作。一般选用吸刮术,充分扩张宫颈管,选用大号吸管,待葡萄胎组织大部分吸出、子宫明显缩小后,改用刮匙轻柔刮宫。即使子宫增大至妊娠 6 个月大,仍可选用吸刮术。由于葡萄胎子宫大且软,清宫出血较多,也易穿孔,为减少出血和预防子宫穿孔,可在术中静脉滴注缩宫素,因缩宫素可能把滋养细胞压入子宫壁血窦,导致肺栓塞和转移,所以缩宫素一般在充分扩张宫颈管和开始吸宫后使用。

国内以往多主张清宫 2 次,过多的吸刮,不但损伤大、出血多、易发生感染,而且对以后的妊娠不利。且多次清宫可能使子宫内膜的血管内皮和基底膜损伤,致使葡萄胎组织易于穿越屏障侵及子宫肌层及血管,促使侵蚀性葡萄胎的发生。协和医院报道,113 例葡萄胎中有 40 例进行了二次清宫,其中仅 5 例发现葡萄胎残留。因此目前一般不主张常规二次刮宫,子宫小于妊娠 12 周者可一次刮净,子宫大于妊娠 12 周或术中感到一次刮净有困难时,于 1 周后行第二次刮宫。葡萄胎每次刮宫的刮出物,必须送组织学病理检查。

清宫过程中最常见的并发症是阴道大量出血,因此葡萄胎清宫前应充分备血。如能迅速清除病变组织,子宫收缩后一般出血会明显减少。有时出血难以控制,可以选择子宫动脉栓塞止血,从而保留生育能力;必要时须切除子宫。

在清宫过程中,有极少数患者因子宫过度增大、缩宫素使用不当等,致大量滋养细胞进入子宫血窦,并随血流进入肺动脉,发生肺栓塞。轻者出现胸闷、憋气、呼吸困难、一过性晕厥,重者可出现急性呼吸窘迫、右心衰竭甚至猝死。因此,对子宫异常增大尤其是超过妊娠 16 周的患者,应在有抢救设施及心肺复苏条件下进行清宫,清宫中如出现可疑症状,应警惕肺栓塞,及时给予对症治疗。

（二）并发症处理

目前葡萄胎诊断较早，处理及时，有严重并发症的情况逐渐少见。卵巢黄素化囊肿在葡萄胎排出后，大多自然消退，无须特殊处理。如囊肿较大、持续不消失或影响 HCG 下降，可考虑超声引导下经后穹窿或腹壁穿刺。葡萄胎清宫后黄素囊肿扭转的报道已屡见不鲜，如腹痛短时间内不能缓解，应积极手术探查，避免卵巢缺血坏死。随着腔镜技术的普及，腹腔镜下囊液抽吸、复位，已成为重要的手段。

良性葡萄胎患者发生自发性子宫破裂的很少见，清宫术中因子宫大、宫颈口一般较松弛，因手术导致穿孔者也并不多。但对葡萄胎患者出现内出血症状、体征时，仍应考虑到子宫穿孔的可能。大多可通过剖腹探查或腹腔镜进行修补，如无生育要求，可行子宫切除。对这类患者应警惕滋养细胞肿瘤的可能。

（三）术后随诊

葡萄胎排出后有恶变的可能，因此随诊在葡萄胎术后的监测中非常重要。随诊时应积极改善一般状况、及时治疗贫血和感染等，了解月经是否规则，有无异常阴道出血，有无咳嗽、咯血及其他转移症状，并定期做妇科检查、超声、X 线胸片或 CT 检查。HCG 是葡萄胎术后监测中最重要的内容。一般要求术后每周测定 HCG 1 次，连续正常 2 周后继续每月监测，持续 6 个月；然后 2 个月复查 1 次，持续 6 个月。随访时 HCG 的敏感度应 $\leqslant 2U/L$，且需同时检测 HCG 分子的不同亚单位。HCG 是滋养细胞敏感而特异的标志物，可及时发现葡萄胎残留或恶变；但如前所述，少数病例有假阳性或假阴性可能，对随诊过程中 HCG 测量值与临床表现或其他检查结果不相符时，应积极寻找原因。

许多患者因距医院远或费用等原因未能完成随访，有些患者特别是 35 岁以上者往往急于尝试再次妊娠，因此过长时间的随访依从性不高。目前对术后随访时间的要求有逐渐缩短的趋势，研究表明缩短 HCG 随访时间是合理而安全的，如果 HCG 自发降至 5U/L 以下，不会发生持续性滋养细胞疾病。英国一项对 6701 例葡萄胎患者随诊 2 年的回顾分析显示，在 422 例进展为持续性滋养细胞疾病的患者中，98%（412 例）都是在清宫后 6 个月内进展为持续性病变。因此，无论是 CHM 还是 PHM 进行短期随访是很有必要的，但是理论上 97% 患者 HCG 的随访时间可以缩短。若在完成随访前发生妊娠，通常结局良好。

葡萄胎术后应采取有效的避孕措施，目前认为阴茎套、口服避孕药、宫内节育器均是安全的，不会引起恶变或子宫穿孔。HCG 下降速度及曲线对随诊及等待妊娠时间有一定指导意义。若 HCG 呈对数性下降，则随访 6 个月后即可妊娠；若葡萄胎清宫后 HCG 呈缓慢下降，则需等待更长的时间才可妊娠。且下次妊娠时应早期做超声检查，检测 HCG 以确保其在正常范围内，妊娠结束后亦应随访 HCG 至正常水平。同时应注意，即使有了一次正常妊娠分娩，仍不能排除葡萄胎发生恶变的可能。

葡萄胎清宫后的随诊过程中，如 HCG 下降不满意，应注意是否有葡萄胎残留。因葡萄胎排出不净，可使子宫持续出血，血或尿内 HCG 持续阳性。超声对此应有较好的提示，应再次刮宫，HCG 可迅速降至正常，一般无严重后果。

持续性葡萄胎：目前没有明确的定义，一般指葡萄胎清宫后 3 个月 HCG 仍阳性，除外葡萄胎残留，称持续性葡萄胎。部分持续性葡萄胎经过一定时间后可自行转为正常，但多数在不久后即出现 HCG 上升,子宫、肺或阴道等部位出现可测量病灶,即可确定已经发生恶变。

(四)恶变

葡萄胎为良性疾病,清宫后大多预后良好,经随诊达到临床治愈,但有部分患者将进展为恶性滋养细胞肿瘤。美国完全性葡萄胎恶变率一般在 20% 左右,部分性葡萄胎恶变率在 5% 左右。在恶变的患者中,70%～90% 为侵蚀性葡萄胎,10%～30% 为绒癌,我国的数据与此相似。

不同地区恶变率有所差异,可能与各地诊断标准不同有关。我国目前主要参照协和医院的标准,葡萄胎组织清除干净后 HCG 持续 8～10 周仍为阳性、下降缓慢出现平台或上升,排除残留后即可考虑恶变。美国的标准也较为宽松,葡萄胎清宫后 HCG 出现平台持续 3 周,升高持续 2 周即可以给予化疗;而英国对葡萄胎清宫后有密切的随访制度,在诊断恶变时指征相对严格。葡萄胎后滋养细胞肿瘤的诊断,血清 HCG 水平是主要的诊断依据,影像学证据不是必须。

英国 Sheffield 滋养细胞中心总结了 10 年中仅根据 HCG 水平变化诊断为持续性滋养细胞疾病患者的资料,其中有 282 例接受了二次刮宫术。再次清宫使 60% 的患者免于化疗,仍需化疗的患者 HCG 水平大多在二次刮宫时 >1500U/L 或有其他病理改变。

虽然葡萄胎的诊断及处理时间不断提前,但数据显示葡萄胎的恶变率并没有下降。美国新英格兰滋养细胞疾病中心在 20 世纪 70 年代,完全性葡萄胎的恶变率为 18.6%,到 20 世纪 90 年代总的恶变率为 25%。我国协和医院对比 20 世纪 70 年代和近 15 年的资料,结果与此相似。因此,有可能是葡萄胎的生物学行为决定了其是否恶变,与诊断及治疗是否及时无关。此外也可能与诊断技术的进步有关,既往葡萄胎的随诊采取尿 HCG 半定量测定,现已改成血清 HCG 的定量测定,敏感性大大提高,既往尿 HCG 测不到时,现在血清 HCG 已是阳性,而诊断标准并没有大的变化,即 8～10 周 HCG 未降至正常即诊断恶变,故恶变率会有所升高。以前普遍采用 X 线胸片评价肺转移,有一些恶变患者可能因此而漏诊,而现在多采用肺 CT 评价有无肺转移,肺部小的转移病灶都可以及时发现,可能也是恶变率上升的原因之一。

五、葡萄胎恶变高危患者的识别及处理

20% 左右的葡萄胎将进展为滋养细胞肿瘤。虽然恶性滋养细胞肿瘤的治疗已有成熟有效的方案,预后也大为改善,但恶变患者仍将面临肿瘤无法治愈、复发,引起致命出血、化疗毒性反应等威胁甚至死亡,同时使患者承受巨大的心理及经济负担。因此,预防葡萄胎恶变对改善葡萄胎整体预后、减少恶性滋养细胞肿瘤的发生具有重要意义。

1.预防性化疗的利弊

化疗是预防葡萄胎恶变的有效方法,预防性化疗能减少高危型葡萄胎恶变的概率。文献报道,有高危因素的患者采用预防性化疗后,恶变率从 47% 降至 14%,高危型患者中 50%～70% 或以上的恶变可以经预防性化疗预防,但不能减少低危患者的恶变。预防性化疗不仅降低恶变率,而且恶变的患者以低危滋养细胞肿瘤为主。巴西滋养细胞疾病中心的最近一份资料显示,在对 265 例高危葡萄胎患者的随访中发现,清宫前接受预防性化疗者中,18.4% 进展为滋养细胞肿瘤,未接受预防性化疗者为 34.3%,相对危险度为 0.54。化疗对进展为滋养细胞肿瘤患者的预后没有影响,但可减少恶变后治疗的费用。

化疗具有风险,葡萄胎恶变率为 5%～20%,不应为防止约 20% 的患者恶变,而使 80% 无恶变患者也承受化疗的痛苦和危险。同时预防性化疗并不能彻底预防恶变,而会造成一种安全的假象,从而使随访不够充分。也有研究认为化疗有一些不可避免的副作用,经预防性化疗的患者恶变后可能需要更多疗程的化疗,且预防性化疗后仍需要随访。同时预防性化疗并不能改善低危患者的预后。因此,目前在许多医疗机构并不常规采用预防性化疗,仅适用于具有高危因素及没有随诊条件者。部分性葡萄胎恶变概率仅为 4%,一般不发生转移,因此一般不做预防性化疗。

2.高危患者识别

葡萄胎的恶变机制不清,目前预测葡萄胎恶变的因素都是对大量临床或实验室资料分析的基础上总结而来。目前较明确的高危因素如下。

(1)年龄＞40 岁。

(2)子宫明显大于妊娠月份 4 周以上。

(3)重复性葡萄胎。

(4)术前 HCG 值异常增高(＞1×10^5 U/L)。

(5)小水泡(直径＜2mm)为主的葡萄胎。

(6)二次刮宫后滋养细胞仍高度增生。

(7)卵巢黄素化囊肿直径＞6cm。

3.预防性化疗方法

实施预防性化疗时机一般在葡萄胎清宫前 2～3d 或清宫时,最迟在刮宫次日。曾有报道,经预防性化疗后再发生持续性葡萄胎的患者其后续治疗需要更多疗程,预防性化疗组为(2.5±0.5)个疗程,而对照组为(1.4±0.5)个疗程,且有统计学差异。提示预防性化疗有增加肿瘤对化疗药物耐药性的可能。因此,为尽量减少药物毒性反应和耐药,一般采用单一药物方案,用量与治疗剂量一样。

国内常选择氟尿嘧啶(5-FU)或放线菌素 D,而国外常用氨甲蝶呤/四氢叶酸(MTX)或放线菌素 D(ACTD)。疗程数尚不确定,多数建议化疗直至 HCG 转阴,无须巩固治疗;但也有报道仅行单疗程化疗依然有效。

六、几种特殊类型的葡萄胎

(一)家族性复发性葡萄胎

大多数葡萄胎是散发的,但也有家族性复发性葡萄胎(FRM)。FRM 是指一个家族中有 2 个或 2 个以上成员反复发生 2 次或 2 次以上葡萄胎。FRM 的发生十分罕见,很难估计其确切的发生率。从遗传学发生上,几乎所有的 FRM 均为 BiCHM,即双亲来源完全性葡萄胎。

【临床特点】

一般的非家族性葡萄胎患者复发率约 1.8%,98% 的患者在一次葡萄胎后可以有正常妊娠,产科结局没有明显差异。而 FRM 患者再次发生葡萄胎的概率比一般葡萄胎患者高得多,常发生 3 次以上甚至多达 9 次的葡萄胎,并发生多次自然流产,这些流产因没有行病理诊断尚难排除葡萄胎的可能。家族中受影响的妇女往往很少甚至没有正常的妊娠,很难获取正常活胎。

FRM 患者的恶变率也高于没有家族史的葡萄胎患者。国内向阳等报道 2 个家族性复发性葡萄胎病例,其中 1 例孕 12 产 0,自然流产 7 次,5 次葡萄胎,2 次葡萄胎清宫后继发侵蚀性葡萄胎并肺转移;其姐姐孕 4 产 0,患葡萄胎 4 次,并于末次葡萄胎后发展为绒毛膜癌,于 32 岁因该病自杀。另 1 例孕 5 产 0,自然流产 2 次,宫外孕 1 次,葡萄胎 2 次;首次葡萄胎后 2 年诊为绒癌;其妹妹孕 4 产 1,曾顺产一女婴,3d 时死亡,原因不详;葡萄胎 3 次,末次葡萄胎后发展为绒癌并肺转移。

【发病机制】

几项关于 FRM 的研究表明,所有的葡萄胎组织均为 BiCHM,即遗传物质为双亲来源。BiCHM 的确切发病机制尚不清,目前的观点推测与基因印迹有关,是由于某个等位基因的双重表达即印迹紊乱所致。有些女性患者与两个不同的性伴均发生 BiCHM,故考虑 BiCHM 的根本性发病原因可能并不是葡萄胎组织中的基因缺陷,而是孕妇体内的某些基因缺陷,导致卵子中的母系基因印迹无法建立和维持。目前研究证实,FRM 为常染色体隐性遗传病,缺陷基因定位在 19q13.3～13.4 染色体。

【预防】

既往有人希望通过胞质内精子注射的方法来预防 FRM 的发生,其机制如下:先采用单精子注射,从技术上排除了双精子受精,能预防双雄三体的 PHM 和双精子受精导致的 AnCHM,再在植入前进行基因诊断,选择男性胚胎,能预防单精子受精后自身复制导致的 AnCHM。Fisher 等报道一妇女发生 3 次 BiCHM,其中 2 次葡萄胎为女性基因型,一次葡萄胎为男性基因型。说明当 CHM 为双亲来源时,BiCHM 的基因在行体外受精前就已决定。因此,目前预防重复性葡萄胎的方法仅适用于复发性 PHM 及 AnCHM 者,而对复发性 BiCHM 者并不可行。预防复发性 BiCHM 可接受赠卵和基因治疗,前者牵涉到法律和社会伦理问题,后者现还处于试验阶段,疗效不很肯定。

(二)葡萄胎与正常妊娠共存

葡萄胎与正常妊娠并存是一种罕见的病例,发生率为 1/2 万～1/10 万,近几年国内外报道已 200 余例。葡萄胎同时伴活胎妊娠有 3 种可能双胎妊娠,一胎 CHM 伴另一胎正常活胎;单胎妊娠,部分性葡萄胎伴活胎;双胎妊娠,一胎 PHM 伴活胎、另一胎正常妊娠。其中以双胎之一为完全性葡萄胎、另一胎正常最为常见。自然妊娠和辅助生育技术均有发生葡萄胎与胎儿共存的情况,20 世纪 90 年代后助孕技术后发生的病例逐渐增多。葡萄胎与正常妊娠共存,增加了诊断和处理的难度。在早孕期结合血 HCG 明显升高、超声影像检查,多能做出葡萄胎的诊断,但有时难以区分是部分性葡萄胎还是双胎之一为完全性葡萄胎。70% 的病例经超声检查可诊断,遗传学诊断如染色体分析、DNA 倍体分析、DNA 指纹等技术可鉴别葡萄胎和胎儿的染色体核型、遗传物质来源(单纯父源性或父母双方来源),有助于诊断 PHM 和二倍体胎儿共存的情况。

葡萄胎与正常妊娠共存时,因葡萄胎引起的内分泌紊乱及子宫明显增大等原因,使母体并发症增加,如阴道出血、严重的子痫前期、甲状腺功能亢进、前置胎盘、自然流产或早产等。20% 可获取活胎,但能够到足月妊娠的很少,结束妊娠的原因包括妊娠并发症、突然发生的胎死宫内、羊水过少、进展为妊娠滋养细胞肿瘤、发生他处转移等。存活的胎儿尚未有出生缺陷的报道,但国外学者对妊娠至 27 周、30 周、35 周的 3 例患者的正常胎儿胎盘进行病理检查发现,3 个胎盘均有绒毛膜板血管栓塞、钙化、无血管等现象。

双胎妊娠合并葡萄胎的恶变率明显增加,文献报道均在 50％以上,而单纯性葡萄胎的恶变率在 20％以下。但对治疗反应与普通葡萄胎恶变相似,均能达到治愈或完全缓解,目前报道中尚未见死亡病例。

目前的资料显示,是否发生恶变与孕妇的年龄、孕产次、葡萄胎清除时的孕周等没有明确相关;恶变患者发生严重子痫前期等妊娠并发症的比例较大,可能对预后是一个提示。另一个系列报道分析了未获取活胎组和获取活胎组发生恶性滋养细胞疾病的情况,两组孕周分别持续到 18.6 周和 33.0 周,未获取活胎组基础 HCG 水平更高、子宫大小与孕周的差异更大,结果未获取活胎组恶变率更高,为 68.4％,而获取活胎组恶变率为 28.6％。其原因可能是葡萄胎增长缓慢时才能保证胎儿的发育生长。

由于例数极少,对这种情况如何进行产前处理的资料有限。孕早期发现的病例,可直接行清宫术;孕中晚期的患者,需在胎儿排出后行清宫。实际上,很大一部分葡萄胎可以和一个正常的健康胎儿并存,并且可以获得良好的妊娠结局。如果胎儿核型与发育正常,妊娠过程中监测葡萄胎的体积变化不大,血清 β-HCG 水平无上升趋势,产科并发症控制满意的情况下,多可获得较好的妊娠结局。因此对有强烈生育要求的患者,应行羊水穿刺或绒毛活检等产前诊断,明确是否有染色体异常,超声检查胎儿有无异常,在严密监护下继续妊娠。但必须向孕妇强调可能发生阴道出血、早产、子痫前期、甲状腺功能亢进、肺水肿、葡萄胎恶变等风险。

葡萄胎清除后应密切随诊,出现 HCG 下降缓慢或反升时,应及时化疗。化疗方案与通常情况下的葡萄胎类似。文献报道大多为单药方案。

(三)异位葡萄胎

顾名思义,异位葡萄胎指葡萄胎着床在子宫腔以外的部位,符合葡萄胎的病理及遗传学改变,是良性病变,但由于异位的部位与子宫之间存在解剖学上的差异,使其临床表现和病理特征与普通的葡萄胎或异位妊娠不同。由于病例罕见、确诊困难,大多为个案报道,很难统计确切的发病率。完全性葡萄胎、部分性葡萄胎均有报道,但很多病例已无法进行分类。

【临床特点及表现】

异位葡萄胎患者可伴有异位妊娠常见的高危因素,葡萄胎发生的部位与异位妊娠常见的部位相似,可发生在输卵管、子宫角、卵巢、残角子宫、宫颈、阔韧带等部位。我国台湾最近报道了一例剖宫产切口葡萄胎种植的病例,英国报道了一例子宫肌壁间葡萄胎的病例,均很罕见。根据异位葡萄胎部位的不同,临床表现有所差异。异位在输卵管、卵巢者可表现为停经、腹痛及不规则阴道出血,部分患者可以有明显的早孕反应,较早发生破裂,常招致严重的内出血。在盆、腹腔及阔韧带等少见部位的异位葡萄胎可以在较为宽阔的盆、腹腔表面着床、发育,症状隐蔽,不易被较早诊断,对患者的危害可能更大。异位葡萄胎因种植部位薄弱,发生肌层、浆膜层甚至远处浸润转移更早。协和医院曾报道 3 例异位葡萄胎病例,2 例进展为恶性滋养细胞肿瘤(分别为绒癌Ⅳ期脑转移和侵蚀性葡萄胎ⅢA 期)。总恶变率还不明确。

【诊断】

文献报道,子宫肌壁间、宫颈、剖宫产切口处的葡萄胎术前经超声、彩色多普勒血流、磁共振等辅助检查,是可以在手术前及时发现的。而输卵管、腹腔内葡萄胎,常误诊为其他疾病,大多在手术后确诊。一般异位妊娠患者血 β-HCG 水平多在 10 000U/L 以下,异位葡萄胎患者血 β-HCG 水平较一般异位妊娠明显升高。诊断性刮宫、腹腔镜检查及子宫碘油造影对于异位葡萄胎的诊断也具有一定意义。数字减影血管造影术对盆腹腔深部、不易被超声或腹腔镜等发现的病变,在定位诊断上具有独特的作用。术后组织病理诊断是很多异位葡萄胎得以确诊的手段。值得注意的是,虽然文献报道的异位葡萄胎已很少,但英国病理学家 Burton JL 仍指出有过度诊断的问题。他们对 20 例怀疑异位葡萄胎的患者的病理切片进行回顾并行 DNA 倍体分析,发现仅 3 例可确诊为早期完全性葡萄胎。其他病例则是胎盘形成早期或水泡样流产的病理改变。这种情况类似部分性葡萄胎与过期流产、水泡样流产容易混淆的状况。因此,在临床工作中,对疑似病例既要警惕异位葡萄胎的可能,又不能轻易下诊断,应结合病理、血 HCG,必要时结合遗传学手段来进行分辨。

【治疗及预后】

可以根据葡萄胎的种植部位决定手术方式。对宫颈、子宫角、子宫肌壁间的葡萄胎,可在超声或腹腔镜监视下行葡萄胎清除术,已有成功的报道。输卵管等部位的葡萄胎常在确诊前破裂、出血,患者多行急诊手术,如术中大体标本见水泡样组织,可行输卵管切除术。其他部位的行病灶切除。对难以手术的病例,可静脉给药正规足量的化疗,待滋养细胞受到抑制、病灶局限后再行手术。值得注意的是随着微创手术观念的普及,保守性手术不断增加,对异位葡萄胎的诊断和治疗结局有何影响还不得而知。

(四)转移性葡萄胎

WHO 新的分类体系中,已将转移性葡萄胎单独列出,是指子宫内的葡萄胎病变清除后,HCG 水平不变或升高,或发现子宫外的水泡状胎块的转移证据。因为侵蚀性葡萄胎也可出现远处转移,两者的界定有所交叉。所不同的是,侵蚀性葡萄胎应有子宫肌壁浸润的证据,而转移性葡萄胎没有。

对葡萄胎伴有阴道或外阴转移的定性,即是否仍为良性病变,一直有所争议。一种观念认为,病灶局限在宫腔内的良性葡萄胎,也可转移到肺或阴道,这种转移灶的转归,与病灶已侵入子宫肌层或穿入邻近组织的侵蚀性葡萄胎不同。一般转移灶小而少,血或尿的 HCG 滴度较低,清除葡萄胎后均能自然消退。其原理在于,阴道或外阴到子宫的静脉没有瓣膜,子宫的静脉血容易向阴道或外阴部倒流,在这些地方形成出血性结节。这种结节切开后中央为含绒毛的血块,很少有活跃的滋养细胞,这种区域性转移又称为绒毛"放逐",绝大多数是良性的。国外总结了 100 多例妊娠妇女尸检的结果,接近 50% 可找到滋养细胞栓塞,最早在妊娠 3 个月时就有绒毛"放逐"。因此,不能根据肺内有滋养细胞栓子,而诊断为恶性滋养细胞疾病。

但也有观点认为,血行转移不一定发生在局部浸润以后,不少恶性葡萄胎或绒癌患者,子宫没有原发灶,照样可以发生全身广泛转移。因此,发现阴道或肺部转移就应按恶性葡萄胎处理,不应观察期待,贻误患者的诊断和治疗。

第二节　侵蚀性葡萄胎和绒毛膜癌

一、侵蚀性葡萄胎

侵蚀性葡萄胎是指葡萄胎组织侵入子宫肌层或转移至子宫以外,因具恶性肿瘤行为而得名。

【病因】

侵蚀性葡萄胎来自良性葡萄胎,多数在葡萄胎清除后 6 个月内发生。

【病理】

大体可见水疱状物或血块,镜检时有绒毛结构,滋养细胞过度增生或不典型增生。

【检查与诊断】

1.病史及临床表现

①阴道出血,葡萄胎清宫后半年内出现不规则阴道出血或月经恢复正常数月后又不规则出血;②咯血,葡萄胎后出现痰中带血丝,应高度疑为肺转移;③腹痛及腹腔内出血;④宫旁肿块。

2.HCG 连续测定

葡萄胎清宫后 12 周以上 HCG 仍持续高于正常,或 HCG 降至正常水平后又上升。

3.B 超检查

子宫肌层有蜂窝样组织侵入。

4.X 线检查

若有肺部转移,胸片中于肺野外带常有浅淡半透明的小圆形结节,有助于诊断。

5.组织学诊断

侵入子宫肌层或子宫外转移灶的组织切片中见到绒毛结构或绒毛退变痕迹,可确诊。

【鉴别诊断】

(1)异位妊娠。

(2)绒毛膜癌。

(3)残余葡萄胎。

(4)黄素囊肿。

(5)再次妊娠。

【治疗】

化疗同绒毛膜癌。

【疗效标准与预后】

临床症状及转移灶消失,HCG 测定持续正常称为临床痊愈。临床痊愈后尚需巩固 1～2 个疗程。一般均能治愈,个别病例可死于脑转移。

【随访】

痊愈后第 1 年每月随访 1 次,1 年后每 3 个月随访 1 次,持续至第 3 年,以后每年随访 1 次至第 5 年,此后每 2 年随访 1 次。

二、绒毛膜癌

绒毛膜癌简称绒癌,是一种高度恶性的肿瘤,其特点是滋养细胞失去了原来绒毛结构而散在地侵入子宫肌层或通过血道转移至其他部位。

【病因】

绒癌继发于葡萄胎、流产或足月分娩后,其发生比率约为 2∶1∶1,少数可发生于异位妊娠后,但其真正发生原因尚不清楚,免疫异常可能与本病密切相关。

【病理】

肉眼观:子宫不规则增大,柔软,表面可见紫蓝色结节,剖视可见瘤体呈暗红色,常伴有出血、坏死及感染。质脆而软。镜下见增生的滋养细胞大片侵入子宫肌层及血管,排列紊乱,伴有大量出血坏死,没有一般癌肿所固有的结缔组织性间质细胞,也没有固定的血管,无正常绒毛结构。

【检查与诊断】

1.临床特点

流产、足月产后、异位妊娠以后出现不规则阴道出血等症状或转移灶,并有 HCG 升高,可诊断为绒癌;葡萄胎清宫后 1 年以上发病者,临床可诊断为绒癌,半年至 1 年内发病则有侵蚀性葡萄胎和绒癌的可能,需经组织学检查鉴别。

2.HCG 测定

一般葡萄胎清除后 84～100 天 β-HCG 可降至正常,人工流产和自然流产后分别约需 21 天和 9 天,个别可达 3 周。足月分娩后 12 天,异位妊娠后为 8～9 天个别可长达 5 周。若超过上述时间,HCG 仍持续在高值并有上升,结合临床表现可诊断为绒癌。

3.声像学检查

B 超及彩超可辅助诊断绒癌。

4.X 线检查

肺转移患者胸片可见球样阴影,分布于两侧肺野,多在肺下叶,有时仅为单个转移病灶。

5.组织学诊断

手术标本或转移灶标本中若仅见大量滋养细胞及出血坏死,则可诊断为绒癌;若见到绒毛结构,可排除绒癌的诊断。

【治疗】

治疗原则:以化疗为主,手术为辅。即使晚期广泛转移者仍可能获得痊愈。若已耐药,必要时辅以手术切除病灶,应尽量保留年轻患者的生育功能。

1.化疗

常用的化疗方案

(1)低危组通常用单药治疗:5-FU、KSM、MTX。5-FU 28～30mg/(kg·d),连用 10 天,静脉滴注,间隔 2 周。KSM 8～10μg/(kg·d),连用 10 天,静脉滴注,间隔 2 周。MTX 10mg/kg,肌内注射,隔天 1 次,共 4 次,CF(亚叶酸钙)0.1～0.15mg/kg,肌内注射,隔天 1 次,共 4 次,CF 肌内注射,开始于 MTX 肌内注射后 24 小时,疗程间隔 2 周。

（2）中度危险宜用联合化疗：最常用的化疗方案为 5-FU＋KSM 或 ACM 方案（ActD、CTX、MTX）。

1）5-FU＋KSM：5-FU 26mg/(kg·d)，KSM 6μg/(kg·d)，静脉滴注，共 8 天，间隔 3 周。

2）ACM 三联序贯：第 1、4、7、10、13 天，ActD 400μg，静脉滴注。第 2、5、8、11、14 天，CTX 400mg，静脉注射。第 3、6、9、12、15 天，MTX 20mg，静脉注射。疗程间隔 2 周。

3）MEC 方案：若缺乏 KSM，可使用此方案。第 1、3、5、7 天，MTX 10mg/kg，静脉滴注。第 2、4、6、8 天，CF 0.1mg/kg，肌内注射。第 1～5 天，VP16 100mg/(m² · d)，静脉滴注。第 1～5 天，CTX 200mg/(m² · d)，静脉滴注。

（3）高度危险或耐药病例用 EMA-Co 方案：第 1 天 VP16 100mg/m²＋生理盐水 200ml 静脉滴注 1 小时；KSM 0.5mg，静脉注射；MTX 100mg/m²，静脉注射；MTX 200mg/m²，静脉滴注 12 小时。第 2 天 VP16 100mg/m²＋生理盐水 200ml，静脉滴注 1 小时；KSM 0.5mg，静脉注射；CF15mg 在 MTX 后 24 小时开始，肌内注射或静脉滴注，每 12 小时 1 次，共 4 次。第 8 天 VCR 1mg/m²，静脉注射；CTX 600mg/m²＋生理盐水 200ml，静脉滴注 1 小时。用药期间要碱化尿液，肾功能必须正常。若 Co 耐药，第 8 天可用 EP 代替，VP16 150mg/m²，DDP 75mg/m²（需水化）。

2.手术

主要作为辅助治疗，对控制大出血等各种并发症、消除耐药病灶、减少肿瘤负荷和缩短化疗疗程等方面有一定作用，在一些特定情况下应用。

（1）对于大病灶、耐药病灶或病灶穿孔出血者，应在化疗的基础上给予手术。手术范围为全子宫切除术，生育年龄妇女应保留卵巢。对于有生育要求的年轻妇女，若血 HCG 水平不高、耐药病灶为单个及子宫外转移已控制，可考虑做病灶剜除术。

（2）肺叶切除术：对于多次化疗未能吸收的孤立的耐药病灶，可考虑做肺叶切除。其指征为：①全身情况良好；②子宫原发病灶已控制；③无其他转移灶；④肺部转移灶孤立；⑤HCG 呈低水平，尽可能接近正常。另外，当 HCG 阴性而肺部阴影持续存在时应注意排除纤维化结节。

3.放疗

主要用于肝、脑转移和肺部耐药病灶的治疗，根据不同转移部位选择剂量。

【疗效标准与预后】

疗效标准同侵蚀性葡萄胎，其预后与多种因素有关，其中伴有脑转移者死亡率极高。

【随诊】

同侵蚀性葡萄胎。

第三节 胎盘部位滋养细胞肿瘤

胎盘部位滋养细胞肿瘤（PSTT）是一种罕见的来源于绒毛外种植部位中间型滋养细胞的肿瘤，与葡萄胎、侵蚀性葡萄胎和绒毛膜癌一并列为滋养细胞疾病，其发生率约为 1/10 万次妊娠,占所有滋养细胞肿瘤的 1%～2%。PSTT 大多数为良性病变,以往称为"合体细胞性子宫内膜炎""滋养细胞假瘤""绒毛膜上皮病""不典型绒毛膜上皮瘤"等,10%～15% 由于出现转移性病变而被称为恶性 PSTT,病死率为 20%。鉴于其存在转移等恶性生物学行为,1981 年 Scully 首先采用 PSTT 来命名这一疾病,后被世界卫生组织采纳一直沿用至今。近年来,随着临床医师和病理医师对 PSTT 的警惕与诊断的重视,以及辅助检查手段的应用,确诊率有所增加。

【发病机制】

采用聚合酶链反应对 PSTT 遗传起源的研究发现,89% 的 PSTT 由 XX 基因组成,表明 PSTT 的形成需要有父源性 X 染色体的存在,其可能来源于双源基因产物的正常妊娠或完全性父源性葡萄胎。在对父源性 X 染色体雄激素受体位点甲基化状态的研究发现,有活性的父源性 X 染色体雄激素受体位点表现为低甲基化,而相应的母源性位点则表现为高甲基化。推测父源性 X 染色体在 PSTT 发生中可能通过以下途径而发病:①XP 锚定于癌基因,如 Exsl、Pem、MYCL2 和 IAP 等;②父源性 X 染色体上存在有显性致癌基因;③功能性 X 染色体含量异常;④肿瘤基因发生了病理性扩增。

【临床特征】

本病主要见于育龄妇女,30～40 岁最为常见,平均年龄 32 岁,绝经后妇女极为少见。可于前次妊娠后数周至数年发病,其临床表现各异,病程无法预知,可以表现为良性行为,也可以表现为致命的侵袭性疾病。

最常见的临床表现为停经和不规则阴道流血,常常是停经一段时间后出现阴道出血。停经原因可能是肿瘤分泌胎盘泌乳素(HPL),导致高泌乳素血症所致。

有的病例可表现为子宫增大,肿瘤弥散浸润于肌壁者子宫常均匀增大,局限性肿块者可致子宫不规则增大。

23% 的患者血清 HCG 水平正常,46% 轻度升高,31% 中度升高,但很少能达到绒癌患者的水平。

PSTT 还可合并肾病综合征,临床表现为蛋白尿、低蛋白血症、高脂血症和水肿等,其发生机制尚不清楚,可能与肿瘤产生的某些因子致慢性血管内凝血,导致肾小球内纤维蛋白原沉积有关。其症状可随子宫切除而自然消退。

大多数 PSTT 无转移,并且预后良好,但仍有 15%～30% 的病例发生转移,一旦发生则常常广泛播散,预后不良,如果治疗不当,死亡率可以高达 10%～20%。PSTT 最常见的转移部位为肺、肝脏和阴道,但是其他部位的转移(如头皮、脑、脾、肠、胰腺、肾脏、盆腔邻近脏器、淋巴结和胃等)也都有报道,其转移途径与其他类型滋养细胞肿瘤一样,均为血行转移。

PSTT 常以妇产科症状就诊,首次就诊时很少有其他科症状与体征,肿瘤一般限于子宫体,也可累及宫颈、阔韧带、输卵管和卵巢,甚至子宫全层可被肿瘤侵蚀穿破。当发生肿瘤穿透子宫浆膜层时可致自发性穿孔,诊刮可导致继发性穿孔,引起内出血,需急诊手术。

通过病例分析发现,PSTT 既可以发生于葡萄胎也可起源于正常妊娠之后,前次足月妊娠大多数为女性胎儿。据文献报道,在所有 PSTT 中,前次妊娠分别为正常足月妊娠(占 61%),葡萄胎(占 12%),自然流产(占 9%),治疗性流产(占 8%),异位妊娠、死产或早产(共占 3%),

还有 7% 前次妊娠性质不明。

【病理特点】

PSTT 大体病理病灶大小不一，形态多变，肿瘤可呈息肉状、结节状或弥散浸润子宫壁，肉眼无明确结节或清晰界限，少数病例可见出血坏死。镜下瘤细胞形态相对一致，较细胞滋养细胞为大，圆形、卵圆形或多角形，少数可为梭形，胞质丰富，淡染，嗜双色性，有时可见胞质透明的细胞。瘤细胞以单核细胞为主，双核及多核细胞少见，合体细胞样细胞罕见，核染色质较深，可有异型性，核仁不明显。核分裂一般小于 2/10HP。瘤细胞常呈片状或条索样排列，也可单个散在浸润于肌壁间，将平滑肌纤维冲断，但平滑肌无坏死性改变，瘤细胞亲血管性明显，常浸润血管壁，甚至取代血管壁，但血管仍保持完整轮廓。在瘤组织中可有纤维素样物质沉积。若瘤细胞丰富、胞质透明、核分裂象＞5/10HP，且肿瘤内有大片出血坏死，常提示高危。因细胞分泌低水平的 HCG 和 HPL，故免疫组化证实瘤细胞内含有 HPL、HCG，少数阴性，典型病例 HPL 阳性更明显，提示 HPL 是胎盘部位滋养细胞肿瘤更敏感的肿瘤标志，对诊断及鉴别均有意义。

【PSTT 的诊断和鉴别诊断】

由于 PSTT 的临床表现各异，并且缺乏特异性，因此，该病的诊断通常较为困难，其诊断需要结合血清学、病理学、免疫组化染色及影像学检查等综合判断。一般根据病理学检查确诊，由于刮宫标本取材表浅，诊断的准确率较低。在宫腔镜下进行活检，取包括子宫肌层的组织，可提高诊断准确率，但确诊主要是通过子宫切除标本。

PSTT 与其他类型滋养细胞肿瘤有几点不同：①为单一类型中间型滋养细胞，无绒毛，缺乏典型的细胞滋养细胞和合体滋养细胞；②PSTT 病灶以坏死性病变为主，而其他类型则以出血性病变为主，这可能与 PSTT 的血管受累程度不如其他类型明显有关；③PSTT 是由中间型滋养细胞组成，仅能分泌少量的 HCG，因而其血清 HCG 水平通常也较低。PSTT 患者的血清 HPL 的水平一般不高，因此，HPL 并非其理想的血清肿瘤标志物，但 HPL 免疫组化染色是 PSTT 较好的鉴别诊断方法，并且有助于确定其预后。北京协和医院的资料显示，所有接受手术治疗的 PSTT 患者的病理切片行 HPL 免疫组化染色，结果均为阳性或强阳性。可见，组织病理学检查配合适当的免疫组化染色是有效的确诊手段。

除了血清学指标和病理学检查，影像学检查在 PSTT 的诊断中也有一定的价值。虽然超声检查常常会将子宫的病灶误诊为其他疾病，如子宫黏膜下肌瘤、不全流产等，但是，超声诊断仍然是最常见的初步诊断 PSTT 的影像学方法，同时也能在一定程度上预测疾病的侵袭和复发。血管造影术无法区分 PSTT 和其他类型的滋养细胞肿瘤，但在疾病及其并发症的处理上有一定意义。MRI 在评估子宫外肿瘤的播散、肿瘤的血供以及分期上具有举足轻重的作用。在 MRI 的 T1 加权像上，PSTT 病灶表现为和健康子宫肌层等强度的团块，在 T2 加权像上则表现为轻微的高强度信号，没有相关的囊性区域或明显的血管。尽管 MRI 所见缺乏特异性，但病变在核磁图像上的精确定位使得子宫病灶剔除术成为可能，患者可以免受子宫切除术而保留生育功能。可见，MRI 在 PSTT 患者中应用的意义不是确定诊断，而在于为保守治疗提供依据。PET 和 CT 在复发和转移性 PSTT 中也有一定的作用，并且 PET 还有助于 PSTT 胸部转移病灶和肺结核病灶的鉴别。

PSTT 需要与绒癌、胎盘部位过度反应(EPS)、上皮样滋养细胞肿瘤(ETT)和胎盘部位结节或斑块(PSN)等疾病进行鉴别。

【临床分期】

采用 FIGO 分期中的解剖学分期。

Ⅰ期:病变局限于子宫。

Ⅱ期:病变扩散,仍局限于生殖器官(附件、阴道、阔韧带)。

Ⅲ期:病变转移至肺,有/无生殖系统病变。

Ⅳ期:所有其他转移。

【治疗】

由于对化疗不甚敏感,因此,长期以来手术一直是治疗的主要手段,甚至有患者仅接受手术治疗就能达到完全缓解。对于不适合手术治疗的患者,化疗也有一定作用。对这种罕见疾病,应强调综合治疗的价值。对有生育要求且无不良预后指标者,可行多次刮宫治疗,清除全部病灶后,给予化疗。

1.手术

(1)保留生育功能的手术:若患者有生育要求,病变局限在子宫,尤其是突向宫腔的息肉型,如无高危因素,经反复刮宫血 HCG 可降到正常范围以下,且患者能密切随访,可行刮宫保留子宫。如血 HCG 不能迅速下降,则切除子宫。因各项预后指标的意义并非十分肯定,且PSTT 的细胞分化行为难以预测,故应慎重选择。还可采用在影像学辅助下了解肿瘤大小、部位、浸润程度,进行定位对局部病灶进行剔除术,保留生育功能。

(2)肿瘤细胞减灭术:原则切除所有病灶,因病变多局限在子宫,大部分行经腹的全子宫切除术和(或)单侧的输卵管卵巢切除,术中肉眼观察若卵巢正常可保留。尽管有淋巴结受累和跳跃转移灶的报道,是否需要切除盆腔和腹主动脉淋巴结,目前尚有争议。如有手术可能,盆外病灶应予切除。

2.化疗

与其他滋养细胞肿瘤相比,PSTT 对化疗相对不敏感,对低危患者行化疗无显著意义,复发和转移者化疗效果也较差。PSTT 一旦发生转移,会对化疗不敏感而预后不佳。实践证明单药化疗或适于低、中危滋养细胞疾病的联合化疗方案对 PSTT 难以奏效。目前不仅对有原发远隔病灶、残余病灶或疾病进展以及有复发危险因素的患者需进行积极联合化疗,对病变局限在子宫、有生育要求的保守治疗及子宫切除后的化疗有了高层次的重新认识。

EMA/CO(依托泊苷,氨甲蝶呤,放线菌素 D/环磷酰胺,长春新碱)化疗方案作为高危妊娠滋养细胞肿瘤的一线化疗方案,用于转移性 PSTT 的总反应率为 71%～75%,完全缓解率为 28%～38%。

EMA/EP(依托泊苷,顺铂/足叶乙甙,氨甲蝶呤,放线菌素 D)方案治疗转移性 PSTT 的结果表明,其疗效比应用 EMA/CO 方案有明显改善,但存在中毒反应,血液系统毒性可达 3～4 级;68%的病例出现白细胞下降,40%的病例血小板减少,21%的病例血红蛋白下降。一家国际 GTD 治疗中心推荐将 EMA/EP 作为一线化疗方案用于治疗有远处病灶的 PSTT。也有对 FIGO Ⅰ期患者、潜伏期大于 2 年、瘤细胞呈高有丝分裂象的患者直接用 EMA/EP 方案疗效较好的报道。

其他二线方案还有 BEP、VIP。

另有报道对 PSTT 采用大剂量化疗(卡铂、依托泊苷)辅以自体外周造血干细胞移植(PB-SCT),但只显示短暂的反应。并可使用生长因子,如 G-CSF(粒细胞集落刺激因子)。也有学者提出,对有肺转移或其他高危因素的病例,应进行预防性鞘内注射,防止发生中枢神经系统转移,其意义尚无定论。在化疗期间经阴道彩色多普勒超声检查可监视患者状况,检查残留癌灶,并有利于增加 PSTT 诊断的可靠性。

3.放射治疗

一般认为 PSTT 对放疗不敏感,但有病例报道曾用于膀胱和腹主动脉旁淋巴结转移的治疗,脑转移虽为预后差的征象,但仍可考虑行鞘内注射和射线等方法。放疗可对局部复发病灶及耐药残余病灶症状有一定控制作用。

【预后】

预后与分期有关。FIGO 分期Ⅰ～Ⅱ期,子宫切除术后预后很好,Ⅲ～Ⅳ期只有 30% 的生存率。

有研究提示,患者年龄大于 35 岁、末次妊娠到诊断本病的时间大于 2 年、血 HCG 数值大于 1000IU/ml、肌层浸润深度大于 1/3、广泛的凝固性坏死、镜下见胞质透明的瘤细胞、核分裂大于 6 个/10HP 及较高肿瘤级别、肿瘤分期可能是评价预后的指标。

【随访】

治疗后应随访。随访内容与妊娠滋养细胞肿瘤相似,但由于缺乏敏感的肿瘤标志物,临床表现和影像学检查更有参考价值。

第四章 月经失调

第一节 功能失调性子宫出血

凡月经不正常,内、外生殖器无明显器质性病变或全身出血性疾病,而由神经内分泌调节紊乱引起的异常子宫出血,称为功能失调性子宫出血,简称功血,为妇科常见病。功血可发生于月经初潮至绝经间的任何年龄,50％的患者发生于绝经前期,育龄期占30％,青春期占20％。功血可分为排卵性和无排卵性两类,80％～90％的病例属无排卵性功血。

一、无排卵性功能失调性子宫出血

【病因】

机体内部和外界许多因素(如神经精神因素、环境因素以及全身性疾病)均可通过大脑皮质和中枢神经系统影响下丘脑-垂体-卵巢轴功能。此外,营养不良、贫血及代谢紊乱也可影响激素的合成,而导致月经失调。

【病理生理】

无排卵性功血主要发生于青春期和围绝经期妇女,但两者的发病机制不完全相同。在青春期以中枢成熟障碍为主,下丘脑和垂体的调节功能尚未成熟,此时期垂体分泌FSH呈持续低水平,LH无高峰形成,故虽有卵泡发育,但无排卵,到达一定程度即发生卵泡退化、闭锁。而围绝经期妇女则是由于卵巢功能衰竭,卵巢卵泡对垂体促性腺激素的敏感性低下所致。

【诊断】

(一)临床表现

1.详细询问病史

应注意患者年龄、胎次、产次、历次分娩经过、月经史;一般健康情况,有无慢性疾病,如肝病、高血压、各种血液病;其他内分泌疾病,如甲状腺及肾上腺功能失调或肿瘤;精神因素,有无精神紧张、恐惧忧伤、精神冲动等;用口服或肌内注射避孕药者,尤其应问清服药史与出血的关系,注意使用内分泌药物的详细经过及治疗效果;有无生殖系统器质性病变,如与妊娠有关的各种子宫出血、炎症、良性及恶性肿瘤等。对出血情况需详细询问发病时间、流血量、持续时间、出血性质、出血前有无停经或反复出血等病史。

2.临床症状

无排卵型功血即子宫内膜增殖症最多见,约占90％,主要发生于青春期和围绝经期,其特点是月经周期紊乱,经期长短不一,血量时多时少,甚至大量出血,反复发作。出血多者可致贫血。

3.妇科检查

功血患者生殖器无明显病变,有时仅子宫略有增大,也有时可伴有一侧或双侧卵巢囊性增大。

（二）辅助检查

1.诊断性刮宫

诊断性刮宫将刮出物送病理检查既有诊断意义,也兼有治疗目的。刮宫时间的选择:如了解是否有排卵或黄体功能是否健全,则在经前期或月经来潮 6 小时内刮取内膜;如疑为内膜不规则剥脱,则在行经第 5 天刮取内膜;不规则出血需排除癌变者,则任何时间均可刮取内膜。

2.宫腔镜或子宫输卵管造影

了解宫腔情况,宫腔镜下可见子宫内膜增厚,但也可不增厚,在宫腔镜直视下可对病变部位进行活检。尤其可提高早期宫腔病变(如子宫内膜息肉、子宫黏膜下肌瘤、子宫内膜癌)的诊断率。

3.内分泌检查

根据情况进行阴道细胞学、宫颈黏液、基础体温测定,有条件可测定垂体促性腺激素(LH和 FSH)及卵巢性激素(雌激素和孕二醇)或 HCG 等水平。

（三）鉴别诊断

需与以下疾病相鉴别:①全身性疾病,如血液病、高血压、肝脏疾病及甲状腺疾病等;②妊娠有关疾病,如异位妊娠、滋养细胞疾病、子宫复旧不良、胎盘息肉;③生殖器炎症与肿瘤,如子宫内膜炎、子宫内膜息肉、黏膜下子宫肌瘤、子宫内膜癌、卵巢颗粒细胞瘤及卵泡膜细胞瘤;④性激素类药物使用不当。

【治疗】

青春期应以止血和调整周期为主,促使卵巢功能恢复排卵;围绝经期以止血和减少经量为原则。

（一）一般治疗

加强营养,纠正贫血,保证充分休息和睡眠,预防感染,适当应用凝血药物。

（二）性激素治疗

1.止血

(1)雌激素:适用于无排卵型青春期功血。妊马雌酮 1.25～(2)5mg,每 6 小时 1 次或 17β-雌二醇 2～4mg,每 6～8 小时 1 次。有效者于 2～3 天内止血,血止或明显减少后逐渐减量,每 3 天减量 1 次,每次减药量不超过原用量的 1/3,直至维持量,妊马雌酮 0.625～1.25mg 或 17β-雌二醇 1～2mg,维持至血止 15～20 天。停雌激素前 10 天加用孕激素(如甲羟黄体酮 10mg/d,口服)。

胃肠道反应严重时,可改用针剂,如苯甲酸雌二醇 1～3mg,肌内注射,每天 2～3 次,以后逐渐减量或改服妊马雌酮 0.625～1.25mg 或 17β-雌二醇 1～2mg,维持至血止后 15～20 天。

(2)孕激素:甲地黄体酮(甲地孕酮)6～8mg 或甲羟黄体酮 6～8mg,每 4～6 小时服 1 次,用药 3～4 次后出血量明显减少或停止,则改为 8 小时 1 次,再逐渐减量,每 3 天减量 1 次,每次减量不超过原用量的 1/3,直至维持量,即甲地黄体酮 4mg 或甲羟黄体酮 4～6mg,维持到血止后 15～20 天,适用于患者体内有一定雌激素水平、血量多者。

(3)丙酸睾酮:25～50mg,肌内注射,每天 1 次,连用 3～5 天,血止后减量为 25mg,每 3 天

1次,维持 15～20 天,每月总量不超过 300mg,以免引起男性化。多用于围绝经期妇女。

2.调整周期

(1)雌激素、孕激素序贯法:即人工周期。妊马雌酮 0.625mg 或 17β-雌二醇 1mg 或己烯雌酚 1mg,每晚 1 次,于月经第 5 天起连服 20 天,于服药第 11 天,每天加用黄体酮 10mg 或甲羟黄体酮 6～8mg,两药同时用完。常用于青春期功能性子宫出血患者。使用 2～3 个周期后,患者即能自发排卵。

(2)雌激素、孕激素合并应用:妊马雌酮 0.625mg 或 17β-雌二醇 1mg,每晚服 1 次,甲羟黄体酮 4mg,每晚 1 次,也可用复方炔诺酮片(口服避孕药 1 号),于流血第 5 天起两药并用,连服 20 天,适用于各种不同年龄的功能性子宫出血。

(3)肌内注射黄体酮 10mg 或甲羟黄体酮 4～6mg,每天 1 次。共 10 次,于月经后半期应用,适用于子宫内膜分泌不足患者。

3.促排卵

(1)氯米芬(克罗米芬):自月经第 5 天起,每天口服 50～100mg,共 5 天,以 3 个周期为一疗程,不宜长期应用,以免引起卵巢过度刺激征。

(2)人绒毛膜促性腺激素(绒促性素,HCG):当卵泡发育到近成熟时,可大剂量肌内注射绒促性素 5000～10 000U,可望引起排卵。

(3)人绝经期促性腺激素(尿促性素,HMG):相当于月经第 3～6 天起用尿促性素 1 支,肌内注射,1～2 次/天,每天观察宫颈黏液、B 超监测卵泡或测定血雌二醇水平,了解卵泡成熟程度,根据卵泡生长情况可适当增加尿促性素用量,连续用 7～10 天,如卵泡成熟(卵泡直径≥18mm),即停用尿促性素,改用绒促性素 5000～10 000U,一次肌内注射,一般停药后 36 小时排卵。用药时应注意:剂量不宜过大,用药期间应严密观察卵泡生长情况及或尿雌二醇浓度,有过度刺激倾向时(如恶心、呕吐、卵巢增大≥5cm 或血雌二醇>200μg 时),不应注射绒促性素,以免发生过度刺激。

(三)手术治疗

(1)刮宫刮宫对围绝经期功血患者,不但可协助诊断,而且能使出血减少或停止。刮宫时需彻底刮净,才能止血。一般未婚者不用刮宫止血。

(2)子宫内膜切除术对药物治疗无效的功血,子宫腔深度<10cm,而又不愿切除子宫者,可采用激光或电切子宫内膜,以达到减少月经量或闭经。

(3)切除子宫用于年龄较大、伴有严重贫血、药物治疗无效或经病理检查证实为子宫内膜腺瘤型增生过度者。

(四)中药治疗

根据辨证施治,以补肾为主,佐以健脾养血药物。

(五)放射治疗

不能承担手术的更年期功血患者,可用深度 X 线或镭疗行人工绝经。

二、排卵性月经失调

(一)黄体功能不全

黄体功能不全(LPD)是指月经周期中有卵泡发育和排卵,但黄体期孕激素分泌不足或黄体过早衰退,导致子宫内膜分泌反应不良。

【病因与发病机制】

黄体功能不全是因多种因素所致:神经内分泌调节功能紊乱,可导致卵泡早期 FSH 分泌不足,使卵泡发育缓慢,雌激素分泌减少;LH 脉冲频率虽增加,但峰值不高,LH 不足使排卵后黄体发育不全,孕激素分泌减少;LH/FSH 比率也可造成性腺轴功能紊乱,使卵泡发育不良,排卵后黄体发育不全,以致子宫内膜反应不足。部分患者在黄体功能不全的同时,表现为血催乳素水平增高。

【病理】

子宫内膜的形态多表现为腺体分泌不足,间质水肿不明显,亦可见腺体与间质不同步现象,或在内膜各部位显示分泌反应不均匀。

【诊断】

1.临床表现

一般表现为月经周期缩短,月经频发。有时月经周期虽正常,但是卵泡期延长,黄体期缩短,发生在生育年龄妇女可影响生育,若妊娠亦易发生早期流产或习惯性流产。

2.辅助检查

(1)基础体温:表现为基础体温双相,但排卵后体温上升缓慢,上升幅度偏低(<0.5℃),或黄体期体温上、下波动较大,升高时间仅维持 9～11 天即下降。

(2)诊断性刮宫及病理组织学检查:经前期或月经来潮 6 小时内诊刮,子宫内膜显示分泌反应不良。

(3)血清黄体酮的测定:黄体期黄体酮的测定是诊断黄体功能不全的常用参数。黄体功能不全时黄体酮的分泌量减少,其诊断标准因各实验室的条件而异。

【治疗】

1.促进卵泡的发育

月经周期的开始阶段应用抗雌激素,可阻断内源性雌激素与 FSH 之间的反馈,通过这种治疗使 FSH 和 LH 增加;调整性腺轴功能,促使卵泡发育和排卵,以利于正常黄体的形成。首选药物是氯米芬 50～100mg/d,于月经第 5～9 天口服(连用 5 天),黄体功能改善率达 60%。氯米芬疗效不佳者可用尿促性素、绒促性素治疗(治疗方法同无排卵性功血)。

2.黄体功能刺激疗法

通常应用绒促性素以促进及支持黄体功能。于基础体温上升后开始,隔天肌内注射绒促性素 2000～3000U,共 5 次,可明显提高血浆黄体酮水平,随之正常月经周期恢复。然而,多数黄体功能不全者,单纯黄体期绒促性素治疗可能不够,与促进卵泡发育的药物联合应用治疗效果更好。

3.黄体功能替代治疗

一般选用天然黄体酮制剂,因合成孕激素多数有溶解黄体作用,妊娠期服用还可能使女胎男性化。黄体酮 10～20mg,肌内注射,从体温上升第 3 天起至月经来潮或至妊娠为止,用以补充黄体分泌黄体酮不足。若已妊娠,最好用药至妊娠 3 个月末。

（二）子宫内膜不规则脱落

此类黄体功能异常在月经周期中有排卵，黄体发育良好.但萎缩过程延长，导致子宫内膜不规则脱落。

【病因】

由于下丘脑-垂体-卵巢轴调节功能紊乱引起黄体功能萎缩不全，内膜持续受孕激素影响，以致子宫内膜不规则脱落。

【病理】

正常月经周期第3～4天时，分泌性子宫内膜已全部脱落，代之为再生的增生性内膜。但在子宫内膜不规则脱落时，于月经周期第5～6天仍能见到呈分泌反应的子宫内膜。子宫内膜表现为残留的分泌期内膜与出血坏死组织及新增生的内膜混杂存在的混合型。

【诊断】

1.临床表现

月经周期正常，但经期延长，长达9～10天，且出血量多。

2.辅助检查

(1)基础体温：基础体温呈双相，但下降缓慢。

(2)诊断性刮宫及病理组织学检查：诊断性刮宫在月经期第5～6天进行，仍能见到呈分泌反应的子宫内膜。

【治疗】

1.孕激素

下次月经前8～10天开始，每天肌内注射黄体酮20mg或甲羟黄体酮10～12mg，共5天，其作用是使内膜及时而较完整脱落。

2.绒促性素

有促进黄体功能的作用，其用法同黄体功能不全。

第二节　闭　经

闭经并不是一种疾病，而是妇科疾病中一个最常见的症状，它的病因涉及多系统多学科。通常将闭经分为原发性闭经和继发性闭经。原发性闭经是指年龄超过16岁，第二性征已发育，无月经来潮，或年龄超过14岁，第二性征尚未发育，且无月经来潮者；继发性闭经则指以往曾建立正常月经，但此后因某种病理性原因而月经停止6个月，或按自身原来月经周期计算停经3个周期以上者。前者约占5％，后者约占95％。由于月经初潮的年龄受遗传、营养、气温等条件的影响，上述定义不是绝对的。

一、病因及分类

根据其发生的原因将闭经分为生理性闭经及病理性闭经两大类，本节重点讨论病理性闭经。

（一）生理性闭经

青春期前、妊娠期、哺乳期、绝经期后月经不来潮均属生理性闭经。月经初潮常发生在 11～14 岁。在初朝前卵巢的雌激素活动已经开始，但这时雌激素的水平通常不足以适应子宫内膜的发育，当雌激素撤退时，不足以引起撤退性出血。受孕以后，由绒毛细胞分泌的 HCG 将卵巢黄体转变为妊娠黄体，足够的 HCG 可使妊娠黄体不退化，以后随着胎盘的发育，胎盘自身可分泌大量的类固醇激素使整个妊娠期无阴道出血。哺乳期，腺垂体分泌大量的泌乳素，泌乳素压抑部分 LH 的分泌，所以哺乳期有卵泡发育但不排卵。不哺乳的患者通常在停止哺乳后 10～12 周恢复月经来潮。绝经后，垂体分泌大量的促性腺激素，卵巢分泌雌激素停止，子宫内膜无周期性变化，形成闭经。

（二）病理性闭经

正常月经的建立和维持有赖于下丘脑-垂体-卵巢轴的神经内分泌调节、靶器官子宫内膜对性激素的周期性反应以及子宫-下生殖道经血引流通畅，其中任何一个环节发生障碍就会呈现月经失调、闭经。病理性闭经按月经生理控制程序分为四大区域。

一区：下生殖道和子宫病变所引起的闭经；

二区：卵巢病变所引起的闭经；

三区：腺垂体病变所引起的闭经；

四区：中枢神经系统（包括下丘脑）病变所引起的闭经，不包括甲状腺及肾上腺病变导致生殖功能失调而引起的闭经。

1.下生殖道和子宫性闭经

(1)处女膜、阴道闭锁：米勒管发育往往正常，是由于泌尿生殖窦发育障碍所致。在幼年期可无症状。青春期后因经血不能外流，而逐渐形成阴道、宫腔和输卵管积血，甚至盆腔积血。患者可感周期性下腹胀痛。检查发现处女膜膨出，无开口。肛诊可触及阴道血肿，子宫增大、触痛，宫旁触及腊肠样包块。阴道闭锁多发生在阴道下段，症状与处女膜闭锁相似，检查时处女膜完整无孔，无向外膨出征。B 超有助于鉴别诊断。

(2)阴道横隔：多位于阴道上段，有类似处女膜闭锁的临床表现。但有正常的处女膜和阴道下段。

(3)米勒管发育不全综合征：由于米勒管发育停滞于不同的时期或发育不同步所致。可表现为先天性无子宫、无阴道、始基子宫及各种类型的子宫畸形，常伴泌尿系统发育异常、骨骼畸形等。患者卵巢多发育正常。

(4)雄激素不敏感综合征：为 X-连锁隐性遗传病，又称为睾丸女性化综合征。是由于患者体内缺乏 5α-还原酶，不能使睾酮转化为二氢睾酮，或因缺乏二氢睾酮受体，不能表达雄激素的作用所致。患者常因原发性闭经就诊，由于体内的睾酮能通过芳香化酶转化为雌激素，青春期乳房发育丰满，但乳晕苍白，乳头小，阴毛、腋毛缺乏，外生殖器正常。染色体核型为 46,XY，分为完全性和不完全性。完全性者外阴女性，阴毛少，阴道为盲端，较短浅，子宫缺如。不完全性者外阴多表现为两性畸形，可有阴蒂肥大或短小阴茎，阴道极短。青春期在乳房发育的同时，有阴毛、腋毛增多，阴蒂继续增大。

(5)子宫内膜损伤性病变：常见的是宫颈宫腔粘连综合征，是因人工流产或自然流产刮宫过度,损伤了子宫内膜基底层,或术后感染造成宫腔内瘢痕粘连或闭锁而闭经,称为子宫腔粘连综合征。

(6)子宫内膜炎:子宫内膜结核引起内膜瘢痕,或其他感染所致子宫内膜炎也可造成闭经。

(7)子宫切除后或子宫腔内放射治疗后:因生殖道疾病而切除子宫或因子宫恶性肿瘤行腔内放疗破坏了子宫内膜而闭经。

2.卵巢性闭经

由于卵巢的病变,卵巢激素水平低落,子宫内膜不能发生周期性变化而致闭经。

(1)先天性卵巢发育不全:常见的为特纳综合征。主要病变是卵巢不发育,由此引起原发性闭经、第二性征不发育、子宫发育不良。典型的体征是身材矮小、智力低下、蹼状颈、肘外翻、桶状胸等先天性畸形。染色体核型为 45,XO,也有呈 45,XO 嵌合体者,如 45,XO/46,XX,45,XO/47,XXX 等。另外,亦有单纯性性腺发育不全,表现为原发性闭经、第二性征发育不良、内外生殖器有一定程度的发育不良,但无特纳综合征的特殊体态。患者染色体为正常女性或男性型。血 FSH 和 LH 升高,而 E_2 极低。腹腔镜检查仅见条索状性腺,活检一般无生殖细胞。

(2)卵巢抵抗综合征:又称卵巢不敏感综合征,可能是因卵巢缺乏促性腺激素受体或促性腺激素受体变异,卵巢中多数始基卵泡及初级卵泡对促性腺激素不敏感,卵泡不分泌雌二醇。表现为原发性闭经、第二性征及生殖器发育不良。染色体核型为 46,XX,卵巢较正常小,活检见卵巢中存在众多始基卵泡,但少有窦状卵泡存在。

(3)卵巢功能早衰:患者<40 岁绝经。继发性闭经伴有典型的更年期症状。雌激素水平低下而促性腺激素水平升高。卵巢内无卵母细胞或虽有原始卵泡,但对促性腺激素无反应,本病病因复杂,可能与遗传因素、自身免疫、酶的缺乏有关。近年来尤其重视关于自身免疫的研究,认为自身免疫反应对卵巢的 FSH 与 LH 受体产生抗体,使卵母细胞死亡、卵泡消耗。

(4)卵巢酶缺乏:在卵巢激素合成过程中,17α 羟化酶,17、20 碳链裂解酶均发挥关键的作用,其先天性缺乏,卵巢雌、雄激素合成受阻,卵泡发育障碍,表现为原发性闭经、第二性征不发育、疲乏、肌肉显著无力、肢体麻木、刺痛、部分脱发、严重的高血压等一系列内分泌代谢异常。染色体核型可为 46,XX 或 46,XY,如核型为后者,由于雄激素合成受阻,患者为女性表现型。

(5)卵巢男性化肿瘤:卵巢功能性肿瘤中产生雄激素的睾丸母细胞瘤、卵巢门细胞瘤等。

(6)卵巢切除或组织被破坏:手术切除双侧卵巢或卵巢经过放射治疗,严重感染破坏了卵巢组织,使其丧失功能而闭经。

3.垂体性闭经

由于垂体病变所致闭经。腺垂体病变影响促性腺激素的分泌,从而影响卵巢功能,进而闭经。

(1)腺垂体功能减退:由于产后大出血和休克,造成腺垂体缺血坏死、功能减退,促性腺激素、促甲状腺激素、促肾上腺激素分泌均减少。临床症状与垂体坏死程度及代偿能力有关。表现为产后无乳汁分泌、闭经、第二性征减退、性欲减退、生殖器萎缩,并且有低血压、低血糖、畏寒、嗜睡、黏液水肿等症状称之为希恩综合征。

(2)原发于垂体单一促性腺激素缺乏症:垂体其他功能均正常,使促性腺激素分泌功能低下,可能是促性腺激素亚单位或受体异常所致。主要症状为原发性闭经、性腺、性器官和性征不发育。血 FSH、LH 和 E_2 均低下。身长正常或高于正常,指距大于身高。性染色体正常。

(3)垂体肿瘤:泌乳素瘤最常见,其次为促甲状腺激素瘤、生长激素瘤等,不同性质的肿瘤表现不同的症状,但因为肿瘤压迫分泌促性腺激素的细胞,使促性腺激素减少,故均表现为闭经。泌乳素瘤分泌过多泌乳素造成高泌乳素血症,可引起闭经泌乳综合征。

(4)垂体破坏:手术或放疗可造成不可逆性垂体破坏,导致系统性垂体功能低下。

(5)空蝶鞍综合征:主要是由于先天性蝶鞍横隔缺损,垂体窝空虚,脑脊液流入鞍内,腺垂体被压扁,鞍底组织被破坏而导致蝶鞍增大,偶见于妊娠期垂体先增大而产后又缩小,留下空隙以及鞍内肿瘤破裂或垂体手术或放射治疗后垂体萎缩,使脑脊液流入垂体窝。多见于中年肥胖女性,常以头痛为主要临床表现,可有视力障碍但无视野缺损。一般无内分泌功能异常,当血泌乳素水平升高时,影响卵巢功能,可有闭经、泌乳。

4.下丘脑性闭经

下丘脑及中枢神经系统所致的闭经最为常见,种类最多。中枢神经系统-下丘脑功能失调可影响垂体,继之影响卵巢而引起闭经。

(1)丘脑功能尚未成熟:部分 20 岁以下女性,由于丘脑发育尚未成熟,促性腺激素释放激素水平低,或无脉冲式释放,使 FSH 与 LH 比例失调或无 LH 高峰而无排卵致闭经。

(2)精神应激性:环境改变、过度紧张或精神打击等应激引起的应激反应,可扰乱中枢神经与下丘脑之间的联系,从而影响下丘脑-垂体-卵巢轴而闭经。多见于年轻未婚妇女,从事紧张脑力劳动者。发病机制可能由于应激状态时,下丘脑分泌的促肾上腺皮质激素释放因子(CRF)长期上升,而 CRF 浓度上升抑制了 GnRH 的脉冲释放。另外,下丘脑分泌的内啡肽还可能介导 CRF 减少 GnRH 脉冲频率而闭经。

(3)体重下降、神经性厌食:中枢神经对体重急剧下降极为敏感,而体重又与月经联系紧密,不论单纯性体重下降或真正的神经性厌食均可诱发闭经。神经性厌食起病于强烈惧怕肥胖而有意节制饮食,当体重降至正常体重的 15% 以上时,即出现闭经,继而出现进食障碍和进行性消瘦及多种激素改变。促性腺激素释放激素降至青春期前水平,以致促性腺激素和雌激素水平低下而发生闭经。

(4)运动性闭经:竞争性体育运动以及强运动可引起闭经,称运动性闭经。系因体内脂肪减少及应激本身引起下丘脑 GnRH 分泌受抑制。

(5)Kallman综合征:系单一性促性腺激素释放激素(GnRH)缺乏而继发的性腺发育及功能减退,同时伴有嗅觉丧失或减退的一种疾病。遗传特性不明。表现为原发性闭经,内外生殖器均为幼稚型,低 Gn、E_2 水平明显降低或测不到,染色体正常,自幼丧失嗅觉或嗅觉减退。

(6)多囊卵巢综合征(PCOS):患者有闭经、肥胖、多毛、不孕、无排卵及卵巢增大,卵巢被膜厚,有多个囊泡。由于下丘脑-垂体-卵巢轴功能失调,LH/FSH>3,雄激素产生过多,而雌激素减少。

(7)闭经溢乳综合征:主要是由于垂体泌乳素瘤引起,其次长期服用利舍平、氯丙嗪、奋乃近以及甾体类避孕药等也可引起此症状。患者表现为闭经和持续溢乳,继之出现生殖器萎缩。这是由于通过下丘脑抑制了泌乳素抑制激素或多巴胺的释放,使 PRL 升高引起溢乳,间接通过抑制促性腺激素释放激素分泌而引起闭经。

(8)颅咽管瘤:为一先天性生长缓慢、多为囊性的肿瘤。最常见的部位是蝶鞍上的垂体柄漏斗部前方,由于肿瘤压迫垂体柄,阻碍下丘脑 GnRH 和多巴胺向垂体转运,从而使促性腺激素下降、泌乳素升高,导致闭经、泌乳,还可有颅内高压、视力障碍等表现。

(9)弗勒赫利希综合征:属下丘脑性幼稚肥胖症,可见于下丘脑肿瘤、颅底损伤或脑炎、脑膜炎、结核菌感染后,主要由于下丘脑组织的病变,侵犯了释放促性腺激素释放激素的神经核群,也常累及下丘脑中与摄食有关的核群,故常伴有肥胖。表现为多食、肥胖,脂肪沉积于大腿、臀部、下腹部、前胸、面部,第二性征发育差,内外生殖器发育不良,无阴毛、腋毛,也无月经。

5.其他内分泌腺疾病

甲状腺功能低下或亢进、肾上腺皮质增生或肿瘤以及糖尿病等均可通过下丘脑影响垂体功能而造成闭经。先天性肾上腺皮质增生症是由于一种或多种激素合成酶缺乏引起,这些酶缺乏常同时影响肾上腺皮质和卵巢激素的合成。最常见的为 21-羟化酶缺乏,临床表现为多毛、肥胖、性发育异常和原发性闭经。实验室检查 E_2、皮质激素降低,FSH、LH、T、P、ACTH增高。

二、诊断

(一)询问病史

闭经发生的期限及伴发症状(如溢乳、肥胖、多毛等),发病前有无精神因素、环境改变、各种疾病和用药情况等诱因。详细了解月经史、婚育史(孕产次、人工流产情况、分娩及哺乳情况)、避孕方法,以及既往史、个人史有无先天性缺陷,自幼生长发育过程和双亲婚育史及家族史,以及院外治疗用药情况。

(二)体格检查

注意患者精神状态、营养、全身发育及智力状况、身高及体重,有无侏儒、颈蹼、黏液水肿、肢端肥大、有无多毛,并挤双乳观察有无乳汁分泌。注意女性第二性征的发育情况,如音调、乳房发育、阴毛及腋毛情况、是否呈女性特有的体态,如骨盆横径较大、胸部及肩部皮下脂肪较多。妇科检查注意内外生殖器发育,有无先天性畸形和肿瘤。

(三)辅助检查方法

1.子宫功能检查

(1)诊断性刮宫:已婚妇女应行此项检查,了解子宫腔的大小,有无宫颈管及宫腔粘连,刮取子宫内膜做病理检查,了解子宫内膜对卵巢激素能否有正常反应,并排除子宫内膜结核。

(2)宫腔镜检查:直视下观察子宫腔及内膜情况,并取内膜送病理学检查。

(3)药物撤退试验:首先进行孕激素试验给予黄体酮每日 1 次 20mg 肌注,共用 5d;或甲羟黄体酮每日 1 次 10～20mg 口服,共 5d。停药 3～7d 发生撤药性出血,说明子宫内膜已受一定雌激素影响,给予外源性孕激素后发生分泌期变化,有撤药出血为阳性反应,称为 I 度闭经。如无撤药出血为阴性反应,阴性反应者需再做雌激素试验。

雌激素试验,患者口服己烯雌酚每日 1mg,连续 20d,或用苯甲酸雌二醇肌注 2mg,隔日 1次,共 10 次,最后 5d 加用甲羟黄体酮口服每日 10mg,停药 3～7d 发生撤药性出血,说明子宫内膜功能正常,对甾体激素有反应,闭经是由于患者体内雌激素水平低落所致,为阳性反应,称为Ⅱ度闭经。如无撤药性出血为阴性,再重复一次雌激素试验,若仍无撤药性出血,提示子宫内膜有缺陷或被破坏,可确诊为子宫性闭经。

2.卵巢功能检查

(1)基础体温测定:双相基础体温代表体内有黄体酮作用,提示卵巢功能正常,有排卵和黄体形成。

(2)血清激素浓度测定:用放射免疫法测定血中雌二醇、黄体酮及睾酮水平,直接测定血中 E_2 浓度结合 B 超检查,能更精确地提示卵巢内卵泡发育的程度。黄体酮水平反映卵巢排卵及黄体功能。雌、孕激素浓度低提示卵巢功能不正常或衰竭,睾酮值高应怀疑多囊卵巢综合征或卵巢男性化肿瘤等。

(3)阴道脱落细胞检查:涂片见有正常周期性变化,提示闭经的原因在子宫。涂片见中层及底层细胞,表层细胞极少或无,无周期性变化,若 FSH 升高,提示病变在卵巢,如卵巢早衰。涂片表现不同程度雌激素低落,或持续轻度影响,若 FSH、LH 均低,提示垂体或以上中枢功能低下引起闭经。

(4)宫颈黏液结晶检查:雌激素作用显著时出现典型的羊齿状结晶,受孕激素作用后涂片上见椭圆体。

3.垂体功能检查

(1)放免法测定血 FSH、LH:鉴别卵巢性闭经与下丘脑垂体性闭经的主要方法是测定促性腺激素,当 E_2 水平低而促性腺激素增高时提示原发病变部位为卵巢,反之若 FSH、LH 低下则原发病变部位在下丘脑或垂体。

(2)垂体兴奋试验:用促性腺激素释放激素做垂体兴奋试验,主要测试垂体对 GnRH 刺激起反应的敏感性及储备。将 LHRH $100\mu g$ 溶在 5ml 生理盐水中,在 30s 内行静脉注射。注射前及注射后 15、30、60、120min 分别采取 2ml 静脉血,测其 LH 含量,如注射后 15～60min 较注射前升高 2～4 倍以上,说明垂体功能正常,对 LHRH 有良好反应,病变在下丘脑,若经重复试验,LH 值仍无升高或增高不明显,提示引起闭经的病变在垂体。

(3)氯米芬试验:目的在于检验下丘脑-垂体-卵巢轴正负反馈的完整性,当用药后 LH 及 E_2 至少增高 2 倍,示为阳性,表明下丘脑-垂体-卵巢轴功能完整,若无 LH 增高,则提示下丘脑或垂体功能障碍。若仅有 LH 增高而无 E2 水平升高,则提示卵巢无反应,表明卵巢有病变。

(4)垂体泌乳素(PRL)测定:PRL$>25\mu g/L$,可示为高泌乳素血症,10%～40%继发性闭经患者可有高泌乳素血症,当 PRL$>200\mu g/L$ 则垂体瘤的可能性很大,应进一步行蝶鞍检查。当血中促甲状腺激素释放激素(TRH)可出现高泌乳素血症,因其能刺激 PRL 分泌。

(5)蝶鞍检查:为除外垂体肿瘤应做蝶鞍 X 线片或 CT 扫描或磁共振检查,肿瘤直径$<$1cm 称垂体微腺瘤。

(6)血生长激素(GH)及功能试验:若闭经者身材矮小,或疑肢端肥大症、垂体无功能瘤时须测定血 GH 浓度。诊断 GH 分泌不足时除测血 GH 浓度外,还需做两种 GH 刺激试验,如运动试验、左旋多巴试验,GH 值升高应$<$7ng/ml。诊断 GH 分泌亢进,须行 GH 抑制试验,如葡萄糖抑制试验,血 GH 水平不能抑制到 2ng/ml 以下。

4.其他检查

染色体检查必要时进行家谱分析。为了解甲状腺功能可测定 T_3、T_4、TSH；了解肾上腺功能应做血、尿皮质醇测定。

（四）闭经的诊断步骤

排除器质性病变和排除早孕后，做孕激素试验，如无撤药性出血则行雌激素试验，仍无出血则表示为子宫性闭经。孕激素试验如有出血或雌激素试验有出血应进一步查血 FSH、LH 水平，如增高可确定为卵巢性闭经。如降低则行垂体兴奋试验，兴奋试验无反应者为垂体性闭经，兴奋试验有反应者为下丘脑性闭经。

三、治疗

（一）下生殖道及子宫性闭经

下生殖道阻塞性闭经应在青春期前及早手术治疗，以防经血倒流。米勒管发育不全者，外阴、阴道畸形婚前予以手术治疗；子宫发育不良者尽早给予适量雌激素促进子宫生长发育，常用己烯雌酚加甲羟黄体酮序贯用药。子宫内膜粘连可通过扩宫或刮宫或宫腔镜直视下行宫腔分离。分离术后立即给高剂量雌激素 2 个月（结合雌激素（2）5mg，每日 1 次，共 3 周，后 1 周加甲羟黄体酮每日 10mg）。术后亦可放置宫内节育器，或用小号 Foley 尿管，气囊内注射 3ml 的液体，7d 后取出，术后应用广谱抗生素 10d。无效者可重复治疗。结核或其他感染引起者应同时抗结核、抗感染治疗。雄激素不敏感综合征：完全性和不完全性者其社会性别均以女性为宜，阴道短妨碍性生活者可在婚前行阴道成形术。完全性者青春期后应切除双侧睾丸以防恶变，术后应长期应用雌激素维持女性第二性征。有外生殖器畸形的不完全性患者可在切除睾丸的同时做外阴整形术。

（二）卵巢性闭经

(1)先天性卵巢发育不全：①Turner 综合征给予促生长治疗，应用生长激素促生长的疗效已被肯定，应用时间可早至 5～6 岁，但价格昂贵，剂量是每周 0.5～1U/kg。有报道治疗第 1～2 年生长速度增快显著，第 3 年效果即不显著。小剂量雌激素，如炔雌醇每日 25～100ng/kg，也有短期增快生长速度的作用，但同时加速骨龄成熟，现一般主张骨龄 13 岁以后再用。②应用人工周期维持第二性征的发育，诱导人工月经。

(2)卵巢男性化肿瘤一旦确诊，应及早手术治疗。

(3)卵巢早衰及卵巢不敏感综合征：①无生育要求者行雌孕激素替代治疗，应尽早给予雌激素消除更年期症状，预防骨质疏松及心脑血管疾患。越早应用激素替代治疗，卵巢功能恢复的可能性越大。②促排卵治疗：大量应用雌激素可以通过负反馈减少 FSH 的分泌，降低高促性腺激素对卵巢受体的降调节作用，减少卵巢抗原的合成；外源性雌激素协同体内的 FSH 诱导卵巢颗粒细胞自身促性腺激素受体生成，从而使卵巢恢复对促性腺激素的敏感性。应用雌孕激素替代治疗后，部分患者可恢复自然排卵，尽管排卵率很低，但同时为其他的治疗方法奠定了基础。大剂量的促性腺激素对卵巢早衰和卵巢不敏感综合征的疗效均不肯定，但雌激素治疗后，二者均有一定的成功率。方法是每天应用 HMG 2～4 支（每支含 LH、FSH 各 75U），超声监测至卵泡成熟，再注射 HCG 10 000～15 000U 诱发排卵。③免疫抑制药：由于卵巢早衰及卵巢不敏感综合征均存在免疫因素，对血清自身免疫抗体阳性者，可应用肾上腺皮质激素治疗。如泼尼松 10～30mg/d、地塞米松等。部分患者在治疗期间或治疗后血 FSH 下降、E_2

升高,卵泡发育,甚至获得成功妊娠。

(4)17α羟化酶缺乏症患者如染色体为46,XY,应手术切除双侧性腺,以防恶变。46,XX者不必手术。补充皮质醇制剂以抑制 ACTH 分泌过量。可应用激素替代治疗促进第二性征发育及诱导月经来潮。

(5)卵巢切除或组织破坏者如无禁忌应用激素替代治疗。

(三)垂体、下丘脑性闭经

1.病因治疗

如为下丘脑垂体肿瘤应酌情行手术治疗。精神因素、过度运动、神经性厌食症等病因者应针对具体情况进行心理治疗,耐心开导安慰,补充营养、维生素及钙质,减少运动量,增加体重,严重者甚至采用肠道外高营养。

2.内分泌治疗

(1)靶腺激素替代治疗:有垂体功能低下者应采用靶腺激素替代治疗,并应定期检查靶腺激素浓度,指导调整剂量。

1)雌、孕激素替代治疗:模仿自然月经周期序贯用药,选用炔雌醇 25～50μg 或倍美力 0.625～1.25mg,每晚 1 次,连服 25d,于服药第 14～16 天,每天加用甲羟黄体酮 8～10mg,连服 10～12d,停药后出血,并于出血第 5 天开始重复。有些闭经时间较长的患者,子宫内膜萎缩,停药后可能无撤药性出血,可适当增加雌激素剂量或在停药后第 15 天继续服用直至出现撤药性出血。对严重的患者,需终身替代。有些患者停药后可能出现卵巢功能的恢复。

2)糖皮质激素:泼尼松 5～10mg/d 或醋酸可的松 25mg/d,清晨服 2/3,下午服 1/3,以符合肾上腺皮质激素分泌的昼夜规律。

3)甲状腺素:甲状腺片剂量从 15～30mg/d 开始,逐渐增至 60～120mg/d,一般应在服泼尼松 1～2 周后再服甲状腺片,或同时服用。

(2)促排卵治疗:对有生育要求者,在全身情况改善后,可予以促排卵治疗。促排卵前,行人工周期替代治疗 3 个周期以上,以提高卵巢的敏感性及增加雌激素受体,使子宫内膜得到充分发育,有利于卵泡的发育及孕卵着床。排卵后酌情使用 HCG 或黄体酮维持黄体功能,已妊娠者,黄体酮应维持至孕 3 个月时以防止流产。具体方法有:

1)氯米芬:仅对轻型下丘脑性闭经及垂体性闭经有效。于出血第 5 日起,每晚服 50mg,连续 5d。若不能诱发排卵可增加剂量至每日 100mg。服用过程中应行基础体温测定,以了解有无排卵。

2)人绝经期促性腺激素(HMG):低促性腺激素低雌激素的闭经患者,在雌、孕激素撤药性出血后,从出血的第 3～5 天开始肌注 150U/d,若雌激素水平不十分低,可从 75U/d 开始,用药期间须通过超声检查及血 E_2 测定,观察卵巢中卵泡的发育情况,随时调整剂量。当卵泡达到成熟时,应用 HCG 5000u 促使排卵,令其自然受孕。如有过多卵泡发育,卵巢体积也增加,直径达 4cm 以上,未见有优势卵泡则应停用 HMG,以避免卵巢过度刺激综合征的发生,待下次月经后再调整剂量。

3)纯促卵泡成熟激素(FSH):替代垂体的 FSH 不足,达到促使卵泡发育的目的,适用于内源性 LH 不低的闭经患者。

4)促性腺激素释放激素(GnRH):适用于下丘脑功能不足、垂体功能正常的闭经患者。应模拟生理的 GnRH 脉冲频率给药,可使垂体正常分泌促性腺激素,一般在撤退性出血后 1～3d,每日静脉或皮下给予人工合成的促性腺激素释放激素(如戈那瑞林每次 5～20μg,每隔 90～120 分钟 1 次)。注意观察注射部位有无感染栓塞形成。同时行宫颈黏液检查、血 E2 测定、B 超监测卵泡大小,随时调整用药剂量。GnRH 脉冲给药可诱发卵泡破裂及排卵,也能维持黄体功能。但因脉冲用药需携带注射泵及针头,患者应用不便,故在 B 超显示排卵 2d 后停用 GnRH 脉冲给药,改用 HCG 每次 1000U,每周 2 次,共 3～4 次维持黄体功能。GnRH 脉冲治疗时不易发生卵巢过度刺激综合征,也不常出现多个卵泡同时成熟及多胎妊娠。但因其疗程长及用药的诸多不便,故下丘脑性闭经者也可选用 HMG 或 FSH 治疗。GnRH 脉冲治疗前最好行 GnRH 兴奋试验,以估计患者的治疗反应。

(四)高泌乳素血症性闭经

1.药物治疗

(1)溴隐亭:是目前应用最普遍的药物,是一种半合成麦角碱的衍生物,多巴胺能增效剂,其药理作用为直接作用于垂体,抑制泌乳素细胞的增殖、PRL 的合成与分泌,使泌乳素瘤减小;激动中枢神经系统的多巴胺受体,降低多巴胺在体内的转化;促进 PRL 的代谢。初服量为 1.25mg,每日 1～2 次,与食物同时服下,如连服 3d 无不适,可逐渐加量,常用剂量为 5～7.5mg/d。也可阴道用药 2.5mg 或 5mg,放入阴道深处,每日 1 次,吸收效果好,99% 进入全身血液循环,避免通过肝脏代谢,能更好地发挥药物作用,亦能减轻胃肠道反应。阴道内用小剂量溴隐亭(2.5～7.5mg/d)对精子功能无明显干扰作用。

(2)长效溴隐亭针:每 28 天肌注一次,每次 50～100mg,最大剂量 200mg,效果好而不良反应小,可有效抑制 PRL 水平及减小肿瘤体积。用于对溴隐亭耐药或不能耐受的泌乳素瘤患者,它能降低大腺瘤的泌乳素水平,恢复正常垂体功能。

(3)诺果宁:是一种非麦角碱类多巴胺 D_2 受体激动药,为新一代特异、高效抗 PRL 药物。用法为治疗最初的剂量为 25μg/d,第 2 天、第 3 天为 50μg/d,从第 7 天开始 75μg/d,维持量一般为 75～150μg/d,于晚餐时服或睡前与一些食物同服。该药使用安全,副反应轻。大剂量时可出现头痛、头晕、恶心、呕吐等。

2.手术治疗

溴隐亭问世前,手术为传统疗法,但手术不易切净瘤体,且复发率可高达 50%,故目前手术仅用于伴有明显神经症状和对多巴胺激动药耐药或不能耐受的患者。

3.放射治疗

过去放疗用于手术不易切除或肿瘤已扩散到蝶鞍以外,不可能全部摘除,术后有持续高泌乳素血症或有手术禁忌的患者,现已很少应用。

4.综合治疗

对有明显神经系统症状的泌乳素大腺瘤,特别是明显向鞍上、鞍旁扩展和蝶窦受侵者,应选择综合治疗。方法有先用溴隐亭治疗,使肿瘤缩小后手术,或术后加溴隐亭治疗,也可用手术加放射治疗,联合治疗能有效地减少垂体瘤的复发机会。高泌乳素血症由于甲状腺功能低下者,应补充甲状腺素,达到抑制 TRH、TSH 而降低 PRL 的作用。

多囊卵巢综合征的治疗详见六、多囊卵巢综合征。

其他内分泌腺功能异常造成的闭经治疗原发病。

第三节　痛　经

痛经是指在月经前、后月经期出现下腹疼痛、坠胀,伴腰酸或其他不适,影响正常生活。痛经常发生在年轻女性,其疼痛常为痉挛性。痛经分为原发性和继发性两种,原发性痛经是指痛经不伴有明显的盆腔疾患,又称为功能性痛经;继发性痛经是由于盆腔疾病导致的痛经,又称为器质性痛经,常见于子宫内膜异位症、子宫腺肌病、生殖道畸形、慢性盆腔炎、宫腔粘连及子宫肌瘤等疾病。

由于每个人的疼痛阈值不同,临床上又缺乏客观的测量疼痛程度的方法,故有关痛经的发病率文献报道差别较大。我国 1980 年全国女性月经生理常数协作组的全国抽样调查结果显示,痛经的发生率为 33.19%,其中原发性痛经为 36.06%,而轻度痛经占 45.73%,中度占 38.81%,重度占 13.55%。

痛经的发生与年龄、是否分娩有关。月经来潮的最初几个月很少发生痛经。16~18 岁时发病率最高,可达 82%,以后逐渐下降,50 岁时维持在 20%,性生活的开始可以降低痛经的发生率。有过足月分娩史的女性其痛经的发生率及严重程度明显低于无妊娠史或虽有妊娠但自然流产或人工流产者。初潮早、月经期长、经量多的女性痛经严重,而口服避孕药者痛经的发生率明显降低。痛经还有一定的家族性,痛经者的母亲及妹妹也常有痛经的发生。文化水平和体力活动与痛经无关,寒冷的工作环境与痛经的发生有关。还有研究表明痛经的发生可能与长期接触汞、苯类混合物有关。

一、原发性痛经

(一)病因及发病机制

1.子宫收缩异常

正常月经周期,子宫的基础张力<1.3kPa(10mmHg),活动时压力不超过 16kPa(120mmHg),收缩协调,频率为每 10 分钟 3~4 次;痛经时,子宫基础张力升高,活动时压力超过 16~20kPa(120~150mmHg),收缩频率增加并变为不协调或无节律的收缩。子宫异常活动的增强使子宫血流减少,造成子宫缺血,导致痛经发生。研究表明,有些异常的子宫收缩与患者主观感觉的下腹绞痛在时间上是吻合的。引起子宫过度收缩的因素有前列腺素、血管升压素、缩宫素等。

2.前列腺素的合成与释放异常

许多研究表明,子宫合成和释放前列腺素(PG)增加是原发性痛经的重要原因。$PGF_{2\alpha}$ 使子宫肌层及小血管收缩,与痛经发生关系最密切。在正常子宫内膜,月经前期合成 $PGF_{2\alpha}$ 的能力增强,痛经患者增强更为明显;分泌期子宫内膜 PG 含量多于增殖期子宫内膜,痛经患者经期内膜、经血内及腹腔冲洗液中 PG 浓度明显高于正常妇女;月经期 PG 释放主要在经期第 48 小时以内,痛经症状则以此段时间最为明显。静脉输入 $PGF_{2\alpha}$ 可以模拟原发性痛经的主要症状如下腹痉挛性疼痛、恶心、腹泻及头痛等。$PGF_{2\alpha}$行中期引产时引起的症状与原发性痛经的临床表现十分相似而证实了这一点。PGE_2和前列环素PGI_2可以使子宫松弛,二者浓度的减低可能与痛经有关。最有利的证据是 PG 合成酶抑制药(PGSI)如非甾体消炎药可使本病患者疼痛缓解。

3.血管升压素及缩宫素的作用

血管升压素是引起子宫收缩加强、子宫血流减少的另一种激素。女性体内血管升压素的水平,与雌孕激素水平有一定的关系。因为神经垂体受雌激素刺激可释放血管升压素,这种作用可以被孕激素抵消。在正常情况下,排卵期血管升压素水平最高,黄体期下降,直至月经期。原发性痛经女性晚黄体期雌激素水平异常升高,所以在月经期血管升压素水平高于正常人2～5倍,造成子宫过度收缩及缺血。

以往认为缩宫素与痛经关系不大,但近来研究证实,非孕子宫也存在缩宫素受体。给痛经女性输入高张盐水后,血中缩宫素水平也升高。增压素和缩宫素都是增加子宫活动导致痛经的重要因素。它们作用的相对重要性,取决于子宫的激素状态,增压素也可能影响非孕子宫的缩宫素受体。用缩宫素拮抗药竞争性抑制缩宫素和增压素受体,可以有效缓解痛经。

4.神经与神经递质

分娩后痛经症状会减轻或消失这一现象,过去一直认为是子宫颈管狭窄这一因素在分娩得到解除所致,可是即使是剖宫产后,痛经也能好转。这一事实引起研究神经的学者们的关注,实验证明,荷兰猪子宫上的神经在妊娠后会退化;人类妊娠期子宫去甲肾上腺素水平也低下,即使分娩后子宫的交感神经介质再生,其去甲肾上腺素浓度也不能达到妊娠前水平,所以痛经的症状减轻或消失。Chen 等报道通过腹腔镜行骶前交感神经切除术治疗原发性痛经,效果良好,其原理是切断了来自于宫颈、子宫及输卵管近端向脊柱的神经传导,此研究也进一步证实神经与神经传递在原发性痛经中的作用。

5.其他因素

(1)精神因素:有关精神因素与痛经的关系,争论较大。有人认为,痛经妇女精神因素也很重要。痛经女性常表现为自我调节不良、抑郁、焦虑和内向,很多研究表明,抑郁和焦虑等情绪因素影响痛经,但情绪因素如何参与痛经的发生,机制尚不明确;也有人认为精神因素只是影响了对疼痛的反应而非致病因素。

(2)宫颈狭窄:子宫颈管狭窄或子宫极度前屈或后屈,导致经血流出受阻,造成痛经。用CO_2通气法进行研究,结果显示痛经患者子宫峡部的张力高于正常妇女。

(3)免疫因素:近来有研究发现,痛经患者的免疫细胞和免疫反应发生改变,淋巴细胞增殖反应下降,血中单核细胞 β-内啡肽水平升高。认为痛经是一种反复发作性疾病,形成了一种身体和心理的压力,从而导致免疫反应的改变。关于痛经与免疫之间的关系还有待于进一步的研究。

(二)临床表现

原发性痛经的临床特点是:①青春期常见,多在初潮后 6～12 个月发病,这时排卵周期多已建立,在孕激素作用下,分泌型子宫内膜剥脱时经血的 PG 含量显著高于增殖型内膜经血中浓度。无排卵月经一般不发生痛经。②痛经多自月经来潮后开始,最早出现在经前12h;行经第 1 日疼痛最剧,持续 2～3d 缓解;疼痛程度不一,重者呈痉挛性;部位在耻骨上,可放射至腰骶部和大腿内侧。③有时痛经伴有恶心、呕吐、腹泻、头晕、乏力等症状,严重时面色发白、出冷汗,与临床应用 PG 时引起胃肠道和心血管系统平滑肌过强收缩的副反应相似。④妇科检查无异常发现。

(三)诊断及鉴别诊断

诊断原发性痛经,主要是排除盆腔器质性病变的存在。完整的采取病史,做详细的体格检查,尤其是妇科检查,必要时结合辅助检查,如 B 超、腹腔镜、宫腔镜、子宫输卵管碘油造影等,排除子宫内膜异位症、子宫腺肌症、盆腔炎症等,以区别于继发性痛经。另外,还要与慢性盆腔痛区别,后者的疼痛与月经无关。

关于疼痛程度的判定,一般根据疼痛程度对日常生活的影响、全身症状、止痛药应用情况而综合判定。轻度:有疼痛,但不影响日常生活,工作很少受影响,无全身症状,很少用止痛药;中度:疼痛使日常生活受影响,工作能力亦受到一定影响,很少有全身症状,需用止痛药且有效;重度:疼痛使日常生活及工作明显受影响,全身症状明显,止痛药效果不好。

(四)治疗及预防

原发性痛经的预防在于注意锻炼身体,增强体质,保持乐观态度,树立健康的人生观。治疗以对症治疗为主,药物治疗无效者,亦可采取手术治疗,中医中药也常能显效。

1.一般治疗

对原发性痛经患者进行必要的解释工作十分重要,尤其是对青春期少女。讲解有关的基础生理知识,阐明"月经"是正常的生理现象,帮助患者打消顾虑,有助于减轻患者的焦虑、抑郁及痛经的程度。痛经重时可以卧床休息,或热敷下腹部,注意经期卫生。可以应用一般非特异止痛药,如水杨酸盐类,有解热镇痛的作用。

2.口服避孕药

有避孕要求者,可采用短效口服避孕药抑制排卵达到止痛的效果。口服避孕药可有效治疗原发性痛经,使 50% 的患者痛经完全缓解,40% 明显减轻。口服避孕药可抑制内膜生长,降低血中前列腺素、增压素及缩宫素水平,抑制子宫活动。原发性痛经妇女,子宫活动增强部分是由于卵巢激素失衡,可能是黄体期或月经前期雌激素水平升高所致,雌激素可以刺激 $PGF_{2\alpha}$ 和增压素的合成、释放。口服避孕药可能通过改变卵巢激素的失衡状态,抑制子宫活动。

3.前列腺素合成酶抑制药

对于不需避孕或口服避孕药效果不好者,可以用非甾体消炎药(NSAID),它是前列腺素合成酶抑制药,通过阻断环氧化酶通路,抑制 PG 合成,使子宫张力和收缩性下降,达到治疗痛经的效果。由于效果好(有效率 60%~90%),服用简单(经期用药 2~3d),副作用少,自 20 世纪 70 年代以来已广泛用于治疗原发性痛经。NSAID 不仅可以减轻疼痛,还可以减轻相关的症状,如恶心、呕吐、头痛、腹泻等。

一般于月经来潮、疼痛出现后开始服药,连服 2~3d,因为前列腺素在经期的初 48h 释放最多,连续服药的目的是为了纠正月经血中 PG 过度合成和释放的生化失调。如果不是在前 48h 连续给药,而是疼痛时临时间断给药,难以控制疼痛。经前预防用药与经后开始用药,效果相似。如果开始服药后最初几小时仍有一定程度的疼痛,下一个周期的首剂量需加倍,但维持量不变。

NSAID 常用药物及用法：吲哚美辛 25mg，每日 3 次；氟芬那酸 100～200mg，每日 3 次；甲芬那酸 250～500mg，每日 4 次；单氯甲芬那酸 133mg，每日 3 次；布洛芬 400mg，每日 3 次；萘普生 200mg，每日 2 次；酮洛芬 50mg，每日 3 次；吡罗昔康 20mg，每日 1 次；双氯芬酸 25mg，每日 3 次。禁忌：胃肠道溃疡，对阿司匹林或相似药物过敏者。

4.钙离子通道阻滞药

硝苯地平可以明显抑制缩宫素引起的子宫收缩，经前预服 10mg，每日 3 次，连服 3～7d 或痛经时舌下含服 10～20mg，均可取得较好效果，该药毒性小，副作用少，安全有效，服药后偶有头痛。

5.β-肾上腺素受体激动药

特布他林(间羟沙丁胺醇，terbutaline)治疗原发性痛经，有一定疗效，但副作用较 NSAID 为多。

6.中药

中医认为不通则痛，痛经是由于气血运行不畅，治疗原则以通调气血为主。应用当归、芍药、川芎、茯苓、白术、泽泻组成的当归芍药散治疗原发性痛经，效果明显，并且可以使血中的 $PGF_{2\alpha}$ 水平降低。

7.经皮电神经刺激

经皮电神经刺激(TENS)，可用于药物治疗无效，或有副作用，或不愿接受药物治疗的患者。将刺激探头置于耻骨联合上、两侧髂窝或骶髂区域的皮肤上，刺激强度逐渐增加达 40～50mA，同时记录宫腔内压力。结果表明，这一方法可迅速缓解疼痛，机制可能是减少子宫缺血或子宫活动及阻断中枢神经的痛觉传导系统。

8.腹腔镜下骶前神经切除术

对上述方法治疗无效的顽固痛经的患者，可考虑使用此方法。Chen 等报道，对原发性痛经患者，疼痛缓解率可达 77%(64/83)，其机制是阻断来自宫颈、宫体和输卵管近端的感觉通路。

9.运动

有资料表明，体育锻炼对原发性痛经患者是有益的，通过体育锻炼，可减少原发性痛经的发生率及减轻痛经的程度。Lzzo 等通过对 764 例青春期少女痛经的研究，得出结论，任何形式的运动均可减少痛经的发生，可能与运动改善子宫的供血和血流速度有关。

二、继发性痛经

继发性痛经常与盆腔器质性疾病有关，如子宫内膜异位症、子宫腺肌症、盆腔感染、子宫内膜息肉、子宫黏膜下肌瘤、宫腔粘连、宫颈狭窄、子宫畸形、盆腔充血综合征、宫内节育器等。首次常发生在初潮后数年，生育年龄阶段多见。常有不同的症状，伴腹胀、下腹坠，牵引痛常较明显。疼痛常在月经来潮前发生，月经前半期达高峰，以后减轻，直至结束。但子宫内膜异位症的痛经也有可能发生在初潮后不久。盆腔检查及其他辅助检查常有异常发现，可以找出继发痛经的原因。

第五章　子宫内膜异位症及子宫腺肌症

第一节　子宫内膜异位症

子宫内膜异位症是妇科常见疾病之一。异位的子宫内膜可出现在身体的不同部位,但大多数位于卵巢、宫骶韧带及直肠子宫陷凹的腹膜面等,其中以侵犯卵巢最常见。此外,身体的很多部位如输尿管、腹壁组织、膀胱等也可受累。

【病因】

子宫内膜异位症是良性病变,但具有类似恶性肿瘤的种植生长能力。目前发病机制不完全了解,主要有子宫内膜种植学说、淋巴及静脉播散学说、胚胎细胞化生学说及免疫学说。但无一种学说可以完全解释子宫内膜异位症的发生。

【病理】

子宫内膜异位症的主要病理变化为异位的内膜随卵巢激素的变化发生周期性出血,伴有纤维组织的增生和粘连的形成,故在病变区出现紫蓝色斑点及结节。在镜下见到内膜间质细胞即可诊断本病。

【临床表现】

1.症状

(1)继发性痛经是子宫内膜异位症的典型症状,呈进行性加重。疼痛的程度与病灶大小不一定成正比。严重者长期下腹痛,至经期或经后加剧。

(2)月经失调有一部分患者月经量增多、经期延长等。

(3)不孕由于子宫内膜异位症患者盆腔粘连,输卵管蠕动减弱以及免疫功能改变等而导致不孕。内膜异位症患者不孕率高达40％左右。

(4)性交痛一般表现为深部性交痛。以月经来潮前更明显。

(5)身体其他部位有子宫内膜异位时,均在病变部位有周期性疼痛、出血或肿物增大。肠道子宫内膜异位可出现腹痛、腹泻或便秘。异位于输尿管或膀胱时,可在经期出现尿频、尿痛,甚至引起输尿管狭窄,导致肾积水,肾功能受损。腹壁手术瘢痕可在经期时出现疼痛及包块,伴包块逐渐增大。

2.体征

妇科检查时在子宫后壁下段可扪及触痛结节。附件区可扪及囊性包块。阴道后穹隆或阴道后壁可见紫蓝色结节或触痛结节。

【诊断】

育龄妇女继发性痛经,呈进行性加重,盆腔检查扪及触痛性结节或盆腔有囊性包块,可初步诊断子宫内膜异位症。临床上可借助以下辅助检查以确诊。

(1)超声检查。

(2)CA125 值测定一般为轻度升高,多低于 100IU/ml。

(3)腹腔镜检查是盆腔内膜异位症诊断的"金标准"。但在诊断深部浸润型子宫内膜异位症上有一定的局限性。

(4)MRI 检查:诊断准确性高,是诊断侵及肠道子宫内膜异位症的首选检查方法。

【鉴别诊断】

本病应与卵巢恶性肿瘤、盆腔炎性包块等相鉴别。

【治疗】

1.期待疗法

适用于病变及症状轻微患者。一般每数月随访 1 次。

2.药物治疗

目的是通过抑制卵巢功能、抑制内膜增生达到闭经状态,导致异位内膜萎缩、退化、坏死,以达到缓解症状的目的。

(1)非甾体消炎药:腹痛时口服,可减轻疼痛。

(2)复方口服避孕药:通常选用复方短效口服避孕药,特点是方便、疗效肯定、不良反应轻微、无使用期限限制,是 16 岁前子宫内膜异位症患者药物治疗的首选药物,是子宫内膜异位症的一线治疗药,如妈富隆、达因-35 等连续或周期性应用 3~6 个月。

(3)孕激素:能有效缓解症状。常用药物有:醋酸甲羟黄体酮 20~30mg/d,分 2~3 次口服;地屈黄体酮 20~30mg/d,分 2~3 次口服,连用 6 个月。

(4)促性腺激素释放激素激动剂:GnRH-a 有很好的控制症状及缩小病灶的作用。其主要不良反应是引起一系列的低雌激素症状和骨密度的丢失。一般适用于 16 岁以上患者。通常连续使用 4~6 个月。在其治疗过程中及时合并小剂量雌激素或雌激素联合孕激素的反添加治疗能减轻 GnRH-a 的不良反应。

(5)孕三烯酮:每次(2)5mg,每周 2 次,于月经第 1 天开始服用,连续用药 6 个月。

(6)丹那唑:200mg,2~3/d,从月经第 1 天开始服用,持续 6~9 个月服用。若痛经不缓解或不闭经,可加大剂量至 200mg,4/d。丹那唑大部分在肝脏代谢,肝功能异常患者不宜服用。用药期间转氨酶显著升高者应停药,一般停药后迅速恢复正常。

3.手术治疗

腹腔镜手术治疗是最常用的内膜异位症治疗方法。腹腔镜下还可对可疑病变进行活检,帮助确诊和正确分期。适用于药物治疗后症状不缓解,或生育功能未恢复;卵巢内膜异位囊肿直径>5~6cm;手术分为保留生育功能、保留卵巢功能和根治性手术。

(1)保留生育功能手术:适用于年轻有生育要求的患者。手术范围为尽量清除内膜异位病灶,保留子宫和双侧、一侧或部分卵巢。

(2)保留卵巢功能手术:将盆腔内病灶及子宫切除,但至少保留一侧或部分卵巢,以维持卵巢功能。少数患者在术后仍有复发。

(3)根治性手术:即将子宫、双附件及盆腔内可见内膜异位病灶切除。

4.药物与手术联合治疗

术前使用药物治疗 2～3 个月使内膜异位病灶缩小，从而有利于手术操作。术后也可使用药物治疗 3～4 个月使残留的内膜异位病灶萎缩退化，从而降低复发率。

第二节　子宫腺肌症

子宫腺肌症是指子宫肌层子宫内膜腺体及间质，在卵巢激素的影响下发生出血、肌纤维结缔组织增生，形成弥散性病变和(或)局限性病变。

【病因】

病因不十分清楚，可能与高雌激素刺激有关。

【临床表现及诊断】

主要表现为进行性加重的痛经、月经过多、子宫不规则出血、慢性腹痛、生育力下降等。妇科检查时子宫呈均匀性增大或有局部性结节隆起，质硬，经期压痛明显。B超检查子宫肌层可见不规则强回声。

【治疗】

1.药物治疗

同本章第一节子宫内膜异位症的药物治疗。

2.手术治疗

(1)保守性手术：以保留生育功能、保留子宫为目的，主要为局部病灶切除术。但切除不彻底，术后需配合药物治疗。

(2)根治性手术：切除子宫。

第六章　女性生殖器官发育异常

第一节　处女膜闭锁

【病因】

处女膜是阴道腔与尿生殖窦之间的环状薄膜,由阴道上皮、泌尿生殖窦上皮及间质组织构成。若泌尿生殖窦上皮未能贯穿前庭部,则导致处女膜闭锁,又称无孔处女膜。在生殖道发育异常中比较常见。

【病理】

青春期初潮后由于处女膜无孔,经血最初积在阴道内,逐渐致子宫腔积血、输卵管积血,甚至经血倒流进入腹腔,可引发子宫内膜异位症,亦可引发盆腔炎性改变。

【诊断】

1.症状

女婴出生时若见其外阴洁净,无分泌物,分开其阴唇未见阴道口时,多能发现,但常被忽视而漏诊。绝大多数患者典型的症状是青春期后出现进行性加剧的周期性下腹痛及阴部坠痛,但无月经初潮,且第二性征基本发育良好。

2.体征

妇科检查时在阴道口处可见一个膨出的紫蓝色触痛明显的球形包块。肛腹诊在盆腔正中可扪及一个囊状包块,子宫在其上方,按压子宫时,可见处女膜向外突出更明显。根据症状和肛腹诊多能确诊。

3.盆腔超声检查

子宫及阴道内有积液。

【治疗】

确诊后均应手术治疗。若在出生后已发现,在初潮前切开为好。

1.手术切除

若已出现阴道积血,应及时在局部麻醉、骶麻或静脉麻醉下行处女膜切开手术。即用粗针穿刺处女膜中央,抽见积血证实诊断后,由穿刺点行"×"形切开并修整。排出积血后,切除多余的处女膜瓣使切口呈圆形,再用3-0可吸收线缝合切口边缘黏膜止血,以保持引流通畅和防止创缘粘连。

2.CO_2激光处女膜切开术

在局部麻醉下,用 CO_2 激光行处女膜切开,该手术方便迅速,出血少。

术后应常规用小号窥阴器检查子宫颈情况。手术多在门诊施行,术后注意保持阴部卫生,术后应用广谱抗生素和硝唑类预防感染至积血引流干净为止。术中注意防止意外伤及尿道和直肠。

【疗效标准及预后】

经血排流通畅为治愈标准。若未并发子宫内膜异位症或盆腔炎,术后患者可无任何临床症状。

第二节　阴道发育异常

在胚胎时期,副中肾管最尾端与泌尿生殖窦相连,并同时分裂增殖,形成一实质性圆柱状体称为阴道板,随后其由下向上腔化穿通,形成阴道。若在演化的过程中,受到目前尚未明了的内在或外界因素的干扰,或由于基因突变,均可导致各种类型的阴道发育异常。

一、先天性无阴道

【病理】

先天性无阴道为双侧副中肾管发育不全所致,故绝大多数患者合并先天性无子宫或痕迹子宫,但卵巢发育及功能正常,第二性征发育正常。极少数患者可有发育正常的子宫,具有功能性子宫内膜,青春期由于子宫积血、输卵管积血、甚至经血倒流进入腹腔,可引发子宫内膜异位症或盆腔炎,表现为周期性腹痛。

【诊断】

1.临床表现

(1)症状:患者青春期后无月经来潮,少数患者因有子宫积血出现周期性下腹痛并进行性加重。若已婚者,可出现性交困难。

(2)体征:检查可见外阴和第二性征发育正常,但无阴道口或仅在阴道外口处见一浅凹陷,个别可见由泌尿生殖窦内陷所形成的短于 3cm 的盲端阴道。个别已婚者,可见尿道口扩张或肛门松弛。肛腹诊绝大多数仅在盆腔中央相当于子宫位置扪及轻度增厚的条索状组织;有周期性下腹痛者,可扪及增大而有压痛的子宫。

2.实验室检查

染色体核型检查为 46,XX。

根据上述病史、临床表现和实验室检查多可确诊。同时应注意有无合并泌尿系统畸形。

【鉴别诊断】

本病主要与完全型雄激素不敏感综合征相鉴别,后者其阴毛、腋毛稀少,腹股沟管或腹腔内有睾丸,染色体核型为 46,XY。

【治疗】

1.机械扩张法

适用于先天性无阴道、无子宫且有泌尿生殖窦内陷成凹者,在此陷凹内用一阴道模具向盆腔方向施加机械性压力,每日扩张,使凹陷加深,以解决性生活困难。

2.阴道成形术

主要是在尿道膀胱与直肠之间分离,造成一人工腔道,再应用不同的腔穴覆盖物封闭创面,重建阴道。覆盖物主要有中厚游离皮片、下推的腹膜、乙状结肠段、羊膜、胎儿皮肤、带血管蒂的肌皮瓣等,但各有利弊,可根据患者条件和医师的技术能力酌情选用最合适的方法。目前多选用乙状结肠段代阴道成形术,其次选择腹腔镜辅助下盆底腹膜代阴道成形术。手术时机:无子宫者,应在婚前半年左右施行;有子宫者,应在青春期施行,以引流子宫腔积血,保存子宫的生育能力。无法保留子宫者,应予切除子宫。

【疗效标准及预后】

术后能完成性交过程为治愈标准。乙状结肠代阴道成形术或盆底腹膜代阴道成形术者,佩戴阴道模具 3 个月,其他方法的人工阴道成形者,要定时佩戴阴道模具一段时间(3～6 个月),以防人工阴道或阴道口处挛缩。有子宫者受孕后,需行剖宫产术结束分娩。

二、阴道闭锁

【病理】

阴道闭锁为泌尿生殖窦未参与形成阴道下段所致。闭锁位于阴道下段。长 2～3cm,其上为正常阴道。青春期后出现阴道中上段积血、子宫腔积血和输卵管积血等病变。

【诊断】

1.症状

绝大多数患者在青春期出现周期性下腹痛并进行性加重,而无月经初潮。

2.体征

检查阴道前庭无处女膜结构,表面色泽正常,亦无向外突起。肛腹诊在肛管上方可扪及向直肠突出的阴道积血所形成的球状物,位置较处女膜闭锁者高,按压其上方的子宫,处女膜处不向外膨出。

据以上临床表现可做出诊断。

【鉴别诊断】

需与处女膜闭锁相鉴别。

【治疗】

确诊后及时手术。术时在阴道前庭相当于处女膜位置,先行浅层"×"状切开,向周围游离形成黏膜片后,再切开积血包块,排净积血后,利用闭锁上段的阴道黏膜和预先分离的黏膜片覆盖创面。要求新形成的阴道口,能容 2 指松。术后定期扩张阴道,以防瘢痕挛缩。

【疗效标准与预后】

以经血排流通畅和能进行性生活为治愈标准。

由于患者手术在青春期施行,距结婚尚有 10 年左右的时间,若不定期扩张阴道,原闭锁段可因瘢痕而挛缩,导致婚后性生活困难,甚至经血排流不畅,需再次手术。由于患者手术时均未成年,自控能力差,这一注意事项一定要向其母亲或监护人交代清楚,以便督促。

三、阴道横隔

【病理】

阴道横隔为阴道板自下而上腔化时受阻,未贯通或未完全腔化,即两侧副中肾管会合后的尾端与泌尿生殖窦相接处未贯通或部分贯通所致。阴道横隔可位于阴道内任何部位,最常见位于阴道中上 1/3 的交界处。厚的为 1～1.5cm,薄的如纸。部分阴道横隔较为多见,无孔者少见。

【诊断】

1.临床表现

(1)症状:无孔者可出现周期性下腹痛而无月经初潮;孔小者可出现经血排流不畅的症状;阴道横隔位于阴道中下段者可致性生活不满意。部分患者可无临床症状。

(2)体征:检查时首先注意阴道横隔所在部位,位置低者少见,其次注意阴道横隔上(常在中央部位)有无小孔,有孔者可用宫腔探针插入孔内,探查小孔上方的阴道腔的宽度及深度。无孔者可用粗针穿刺,注意穿入多深即可抽出积血,以估计隔膜厚度,再用外科探针由穿刺孔插入了解阴道隔膜上方阴道腔的宽度及深度,以明确诊断。

2.特殊检查

对于阴道横隔位于阴道顶端,接近阴道宫颈,不易与宫颈发育异常相鉴别时,B超检查(尤其是应用阴道探头)往往可提供明确的影像学资料,以明确诊断。

【治疗】

(1)无症状者或隔膜较薄者可暂不行手术治疗。

(2)位置低、性生活不满意或不孕者,以小孔为据点,向四周做"×"形切开并分离黏膜片,切开后修整创面,利用分离的黏膜片,犬齿交错覆盖创面,间断缝合,以防术后出现环状狭窄。

(3)无孔者明确诊断后及时手术,以穿刺针为中心,做"×"形切开并修整,注意事项同上。

(4)若系分娩时发现阴道横隔阻碍胎先露下降,阴道横隔薄者,当先露部将隔膜鼓起撑得极薄时,放射状切开后,胎儿即能经阴道娩出;阴道横隔厚者应及时剖宫产和做相应处理,以防产露引流不畅。

【疗效标准与预后】

以经血排流通畅和性生活满意为治愈标准。

隔膜厚者术后受孕分娩时,应注意原阴道横隔部位能否顺利扩张。若估计扩张困难者,应行剖宫产术结束分娩。

四、阴道纵隔

【病理】

阴道纵隔为双侧副中肾管融合后,其中隔未消失或未完全消失所致。阴道纵隔一般附着在阴道前壁、后壁的正中线上,纵向行走,可分为不完全纵隔和完全纵隔两种,后者形成双阴道,常合并双宫颈、双子宫。

【诊断】

1.症状

绝大多数阴道纵隔无症状,部分患者因婚后性交困难或因其他妇科疾病行妇科检查时发现,另一些迟至分娩时,胎先露下降受阻或产程进展缓慢方才发现。

2.体征

体检时注意阴道纵隔是完全性的还是不完全性的,后者注意其长度。还应注意是否合并子宫颈、子宫畸形。根据检查不难诊断。

【治疗】

(1)无症状者可暂不手术治疗。

(2)手术治疗

1)有症状者行阴道纵隔切除,术时注意避免损伤尿道和直肠,创缘用 3-0 可吸收线缝合止血即可。

2)若已临产阻碍胎先露下降者,可沿阴道纵隔的中线切断,分娩后稍加修整,缝合创缘止血。

3)对于不孕症患者,切除阴道纵隔可提高受孕机会。

【疗效标准与预后】

以消除症状为治愈标准。合并子宫颈及子宫畸形者,可能为不孕因素,单一阴道纵隔切除难以消除不孕因素,还需子宫纵隔切除或子宫畸形矫正术。

五、阴道斜隔

【病理】

为双侧副中肾管融合后,其中隔未消失所致,发病机制同阴道纵隔。多伴有双宫颈,双子宫畸形。隔膜起于两个宫颈之间,向尾侧端偏离中线斜行,与阴道外侧壁融合,形成一侧阴道腔盲端。多在隔的尾侧端有一小孔。

阴道斜隔有三种类型。

一型:无孔斜隔,隔后阴道腔及同侧子宫颈、子宫体与对侧完全无通道。

二型:有孔斜隔,一般在隔的远侧端有一个直径数毫米的小孔,两侧阴道腔由此相通,这一类型相对多见。

三型:无孔斜隔合并宫颈管瘘,隔膜无孔,但盲端侧宫颈管与对侧宫颈管或阴道间有瘘管存在,以此相通。

【诊断】

1.症状

阴道内时常有陈旧性血液排出,淋漓不净。合并感染后有脓血液排出。无孔者因斜隔内积血导致痛经及性生活困难。

2.体征

多伴有双宫颈、双子宫畸形,阴道上段变窄,一侧增厚隆起。检查时该侧有小孔溢出黑色血液或脓血。无孔者可在阴道一侧扪及一囊性包块,上界达阴道穹隆以上,穿刺可抽出陈旧性血液。

【鉴别诊断】

应与阴道壁囊肿相鉴别。后者囊肿一般为 2～3cm 直径,壁薄,多数位于阴道上段的前侧壁,内含澄清或浅褐色液体,多不伴有子宫畸形。

【治疗】

手术治疗。有小孔者用探针插入小孔,顺探针纵形切除斜隔;无孔者先用注射器针在"囊肿"最突出处穿刺,抽吸出陈旧性积血后,再顺针头纵行切除斜隔,充分显露宫颈,创缘用 3-0

可吸收线缝合止血。若用激光手术,创缘可不缝合。无孔斜隔合并宫颈管瘘者的手术较复杂,除了切除阴道斜隔外,还要根据宫颈瘘管的位置高低,经腹或经阴道修补宫颈管瘘孔,必要时还需子宫纵隔切除或子宫畸形矫正术。

【疗效标准与预后】

经血排流通畅为治愈标准。患侧子宫常发育不良,若受孕足月分娩以剖宫产结束分娩为宜。

第三节　子宫发育异常

两侧副中肾管的中段、尾段在发育、融合演化形成子宫的过程中,若受到现仍未明了的某种或多种因素的干扰,便可在此过程中的不同阶段停止发育,从而形成了各种各样的子宫发育异常。

一、先天性无子宫和始基子宫

【病理】

先天性无子宫系两侧副中肾管中段及尾段未发育和融合所致,卵巢发育正常,第二性征不受影响,盆腔仅见输卵管和卵巢;始基子宫又称痕迹子宫,是两侧副中肾管融合后不久便停止发育所致,子宫极小,盆腔中央相当于子宫位置仅一索状结缔组织,无宫腔,但双侧输卵管、卵巢正常。

【临床表现】

1.症状

青春期后无月经初潮,也不伴有周期性下腹痛。

2.体征

第二性征发育正常。肛腹诊,前者在盆腔中央相当于子宫的部位扪不到子宫;后者可扪及直径 1～3cm 圆索状体,内无宫腔。两者几乎均合并先天性无阴道。

【特殊检查】

B超检查盆腔见卵巢回声而未探及子宫回声影像,有利于明确诊断。

【治疗】

无特殊治疗方法。若合并先天性无阴道者准备结婚或婚后,可行人工阴道成形术,解决性生活问题。

【疗效标准与预后】

婚后无生育。

二、子宫发育不良/幼稚子宫

【病理】

子宫发育不良/幼稚子宫为两侧副中肾管融合后,在短期内即停止发育所致。子宫呈幼女期模样。

【临床表现】

1.症状

患者青春期或成年后多因月经量极少而就诊。

2.体征

第二性征发育正常。肛腹诊可扪及小而活动的子宫,子宫颈呈圆锥形,子宫体与子宫颈之比为1:1或2:3,常呈极度前屈或后屈。

【特殊检查】

B超检查可探及发育不良的子宫,前屈者子宫内膜线回声往往偏向于前壁,后屈者则往往偏向于后壁。

【治疗】

明确诊断后,可用雌激素、孕激素周期序贯疗法治疗。如在月经第5天开始口服倍美力0.625mg或戊酸雌二醇片(补佳乐)1mg,每天1次,连服20天,月经第16天开始加服甲羟黄体酮片8mg,每天1次,连服5天,共服4~6个周期。

【疗效标准及预后】

疗效不确切。婚后无生育者占多。

三、双子宫

【病理】

双子宫是指两侧副中肾管发育后完全未融合,各自发育形成两个子宫和两个子宫颈,阴道也完全分开。左、右两侧子宫的角部各有单一的输卵管和卵巢。常合并双阴道。临床上可分为双子宫双阴道和双子宫单阴道两种。

【临床表现】

1.症状

多无任何自觉症状,多因人工流产、产前检查或分娩时而发现,部分患者可有经量增多及经期延长等症状。妊娠后易出现流产等症状。部分患者因阴道纵隔出现性交困难或性交痛。

2.体征

第二性征发育正常,妇科检查可扪及双宫体,可窥见双阴道、双宫颈。

【特殊检查】

B超检查可见双子宫回声图像,有利于明确诊断。

【治疗】

无症状者可不必手术。反复流产者可行子宫整形术。

【疗效标准与预后】

早期人工流产易发生漏吸,妊娠者在妊娠晚期胎位异常率增加,剖宫产率随之增加。

四、双角子宫

【病理】

双角子宫是指两侧副中肾管尾端已大部分融合,末端中隔可吸收或未吸收,因相当于子宫底部融合不全而呈双角,两角各有单一的输卵管和卵巢。轻度者仅子宫底部稍下陷呈鞍状,称为鞍形子宫。

【临床表现】

1.症状

一般无症状,妊娠后常伴流产及早产等症状。

2.体征

第二性征发育正常,妇科检查可扪及子宫底凹陷呈双角,程度不一。子宫颈和阴道可有纵隔。

【特殊检查】

B超检查、子宫输卵管碘油造影检查、宫腔镜和腹腔镜联合检查,有利于明确诊断。

【鉴别诊断】

双角明显分开、子宫体部融合较少的双角子宫有时与双子宫难以鉴别,上述特殊检查方法有利于鉴别诊断。

【治疗】

无症状者可不必处理。反复流产者可行子宫整形术。

【疗效标准与预后】

对称型双角子宫整形疗效较好。手术后妊娠者应严密监护,以防子宫自发性破裂,必要时以剖宫产终止妊娠为宜。

五、纵隔子宫

【病理】

两侧副中肾管融合不全,在子宫腔内形成纵隔。子宫外形正常,但从子宫底至子宫颈内口或外口有纵隔。根据分隔子宫腔的程度可分为不全性及完全性纵隔子宫,后者常合并阴道纵隔。

【临床表现】

1.症状

非妊娠期多无症状。妊娠后好发流产、早产、胎位异常及胎盘滞留等,部分患者易发生不孕症。

2.体征

子宫外形正常,部分伴有子宫纵隔。宫腔探针检查可探知子宫纵隔的存在,但长度及厚度难以确定。

【特殊检查】

1.三维超声影像检查(尤其是应用阴道探头)

可见子宫外形正常,子宫腔内有子宫纵隔而诊断,但宫腔内对比度不足时,确定子宫纵隔的形状、长短及厚度有困难。

2.子宫腔镜检查

可明确子宫纵隔形状等情况,但有子宫穿孔的危险性。

3.宫腔镜与B超检查联合应用

可明显提高诊断的准确性和检查的安全性。

4.子宫输卵管碘油造影

可提供明确的影像学资料,但阴道纵隔达宫颈外口者,造影有一定的困难。

【治疗】

无症状者可不必处理。对有不孕和反复流产者,可行 B 超监视下宫腔镜手术或宫腔镜和腹腔镜联合手术切除子宫腔纵隔。无条件者,可经腹手术。术后行雌激素、孕激素周期序贯疗法治疗 3 个周期,以利子宫内膜的修复。

【疗效标准与预后】

内镜手术疗效较好,因子宫肌层损伤小,并发症少。纵隔厚、子宫较小者,宜经腹手术,术后妊娠应严密监护,以防子宫自发性破裂,适时以剖宫产终止妊娠。内镜术后妊娠经阴道分娩者,应警惕胎盘滞留。未手术者人工流产时注意防止漏吸。

六、单角子宫

【病理】

仅一侧副中肾管发育,形成该侧的单角子宫,具有同侧发育良好的输卵管和卵巢,而另侧副中肾管未发育或未形成管道,致对侧子宫完全未发育,伴对侧输卵管、卵巢、肾脏往往同时缺如,阴道可正常。

【临床表现】

1.症状

未妊娠时可无症状,妊娠后反复流产、早产等较多见。

2.体征

妇科检查子宫形态失常,子宫底呈偏向一侧的圆弧形,对侧盆腔空虚。

【特殊检查】

(1)B 超检查可辅助诊断,彩色超声尤其三维彩超诊断准确率更高。

(2)子宫输卵管碘油造影可提供有价值的诊断依据。

(3)宫腔镜和腹腔镜联合检查可确诊。

(4)必要时可行分泌性肾输尿管造影了解泌尿系统有无畸形。

【治疗】

无特殊治疗。因妊娠反复流产、早产较多,应予以对症治疗。

【疗效标准与预后】

部分患者经对症治疗后,可至足月妊娠。分娩时手术产的可能性较大。

七、残角子宫

【病理】

一侧副中肾管发育正常,而对侧副中肾管发育不全,就形成了不同程度的残角子宫,可伴有同侧泌尿道发育畸形。多数残角子宫与对侧正常子宫腔不相通,仅有纤维带相连。残角子宫可有或无子宫内膜。有内膜且与对侧宫腔相通者有可能出现残角子宫妊娠。

【临床表现】

1.症状

若残角子宫无功能性子宫内膜者,一般无症状。若子宫内膜有功能,且与对侧子宫腔不相通者,可出现痛经及子宫腔积血,可并发子宫内膜异位症;若有内膜且与对侧子宫腔相通者,可出现残角子宫妊娠破裂或人工流产无法刮出胚胎组织。

2.体征

妇科检查子宫形态失常,在偏向一侧发育较好的单角子宫对侧,可扪及一大小不等,质地同子宫的结节,两者间往往可有界限。

【特殊检查】

1.子宫输卵管碘油造影

可明确残角子宫是否与对侧子宫腔相通。

2.B超检查

可辅助诊断,检查时向子宫腔推注1%过氧化氢溶液对诊断有帮助。

3.宫腔镜与腹腔镜联合检查

可确诊不同程度的残角子宫,有利于确定治疗方案。

【鉴别诊断】

需与卵巢肿瘤、卵巢子宫内膜囊肿及浆膜下子宫肌瘤相鉴别。

【治疗】

(1)无子宫内膜的残角子宫可不处理。

(2)残角子宫腔积血者行残角子宫切除。

(3)与对侧子宫相通的残角子宫,因有残角子宫妊娠的可能,倾向于残角子宫切除。

(4)若残角子宫妊娠,一经确诊立即行残角子宫切除。

【疗效标准与预后】

残角子宫妊娠16～20周时往往发生破裂,形同典型的输卵管间质部妊娠破裂,出现致命性的内出血,若发现或治疗不及时,死亡率高。残角子宫手术切除后与单角子宫的预后类似。

第四节 输卵管发育异常

【病理】

输卵管发育异常有以下四种类型。

1.单侧输卵管缺如

系因该侧副中肾管未发育,常合并同侧子宫缺如。

2.双侧输卵管缺如

常见于先天性无子宫或始基子宫患者,常合并先天性无阴道。

3.副输卵管

单侧或双侧,为输卵管分支,在正常输卵管上有一条较小的输卵管,具有伞端,近侧端管腔与主输卵管腔相通或不相通,可导致副输卵管妊娠。

4.输卵管发育不全、闭塞或中段缺失

类似结扎术后的输卵管。输卵管憩室,多见于输卵管壶腹部,成因尚不清楚。

【诊断】

临床罕见,几乎均为手术时偶然所见而诊断。输卵管发育异常可能是不孕的原因,也可能导致输卵管妊娠,可出现输卵管妊娠的典型临床表现。

【治疗】

(1)副输卵管应予以切除。

(2)输卵管中段缺失,如两端组织正常且相加长度大于 6cm,可切除缺失的中段,行显微吻合术复通。伞端缺失可行造口术。

(3)输卵管憩室,由于孕卵容易在此种植,易发生输卵管壶腹部妊娠流产或破裂,可根据患者有无生育要求,行输卵管整形术或输卵管切除术。

(4)其他类型则无法治疗。

【疗效标准与预后】

输卵管复通后可受自然受孕,但易发生输卵管妊娠。

第五节　卵巢发育异常

【病理】

卵巢发育异常有以下五种临床病理类型:

(1)单侧卵巢缺如:见于单角子宫。

(2)双侧卵巢缺如:极少,一般为卵巢发育不全,卵巢外观细长而薄,色白质硬,见于 45,X 特纳综合征患者。

(3)多余卵巢:即除双侧卵巢外,发生第三个卵巢,极为罕见,一般在远离卵巢的部位。在正常卵巢附近者称副卵巢。

(4)卵巢异位:可在肾下极附近,或位于腹膜后,或下降过度合并腹股沟疝,位于疝囊内。

(5)卵巢分裂成几个部分,如花瓣状。

【诊断】

临床罕见,除单或双侧卵巢缺如、因单角子宫或特纳综合征检查时发现外,几乎均在手术时偶然发现而诊断。

【治疗】

异位卵巢和多余卵巢,一经发现应予切除。双侧卵巢缺如,可行性激素替代疗法。

【疗效标准与预后】

异位卵巢和多余卵巢有发生肿瘤的倾向。双侧卵巢缺如施行性激素替代疗法,有助于内外生殖器及第二性征发育,对精神有安慰作用,但对性腺发育无作用,不可能恢复生育功能。

第六节　两性畸形

男女性别可根据性染色体、性腺结构、内外生殖器形态和第二性征加以区别。若生殖器官,尤其是外生殖器同时具备某些男女两性特征,称为两性畸形。两性畸形为先天性生殖器官发育畸形的一种特殊类型,可影响患儿的心理、生活、工作和婚姻,必须及早诊治。

【病因】

多数为染色体基因突变,少数为母亲在妊娠早期服用具有雄激素作用的药物,而导致胚胎期性别分化异常。外生殖器出现两性畸形,均是胚胎或胎儿在子宫腔内接受异常雄激素刺激所致。

【病理】

据其发病原因可将两性畸形分为女性假两性畸形、男性假两性畸形和生殖腺发育异常三类,其中生殖腺发育异常包括真两性畸形、混合型生殖腺发育不全和单纯性生殖腺发育不全三类。

1.真两性畸形

患者体内同时存在睾丸和卵巢两种性腺,是两性畸形最罕见的一种,但发育不全。以每侧性腺内同时含有卵巢及睾丸组织的卵睾为多;或一侧为卵巢,另一侧为睾丸;或一侧为卵睾,另一侧为卵巢或睾丸。染色体核型多为 46,XX,其次为 46,XX/46,XY 嵌合型。外生殖器多为混合型,往往具有能勃起的阴茎,乳房几乎均为女性型。

2.女性假两性畸形

性腺为卵巢,染色体核型均为 46,XX,内生殖器包括子宫、卵巢和阴道均存在,但外生殖器部分男性化。以先天性肾上腺皮质增生症(CAH,又称肾上腺生殖综合征)最为常见,系常染色体基因突变所致的隐性遗传性疾病。

3.男性假两性畸形

染色体核型为 46,XY,性腺为睾丸,无子宫,阴茎极小,生精功能异常,无生育能力。多为外周组织雄激素受体缺乏,临床上将此病称为雄激素不敏感综合征,系 X 连锁隐性遗传性疾病,常在同一家族中发生,可分为完全型和不完全型两种。完全型其外表及外生殖器、部分或全部呈女性型。

【诊断】

(一)病史

应首先询问何时发现生殖器发育异常、异常的程度有无变化和躯体发育情况。还应详细询问患者母亲在妊娠早期有无服用过什么药物,如人工合成的孕激素、甲睾酮(甲基睾丸酮)和达那唑类等,家族中有无类似畸形史。

(二)临床表现

两性畸形除外生殖器同时具有某些男女两性特征外,青春期后第二性征可更趋向男性或女性,可有或无月经来潮。体检时应注意体格发育、体毛分布、乳房发育情况、腹股沟部和大阴唇内有无结节状物、阴蒂(茎)大小、尿道口的位置、有无阴道和子宫及其形态、大小,盆腔有无肿块。

（三）实验室检查

(1)染色体核型为46,XX,血雌激素呈低值,血雄激素呈高值,尿17羟及17α-羟黄体酮均呈高值者,为先天性肾上腺皮质增生所致的女性假两性畸形。血雄激素和尿17α-羟黄体酮值均在正常范围,可能为胚胎期医源性所致的女性假两性畸形。

(2)染色体核型为46,XY,且FSH值正常,LH值升高,血睾酮在正常男性范围,而血雌激素高于正常男性但低于正常女性值者,为雄激素不敏感综合征。

(3)真两性畸形实验检查难以诊断。

（四）特殊检查

体检和实验室检查难以诊断者可通过剖腹探查或腹腔镜行性腺活检加以明确。B型超声检查肾上腺是否有肿瘤。

【治疗】

应根据患者原社会性别、本人愿望及畸形程度予以矫治。原则上除阴茎发育良好,且同时具有能推纳入阴囊内的睾丸者外,均宜向女性矫治,按女性养育为宜,其次针对不同类型,给予相应的激素治疗。

(1)先天性肾上腺皮质增生症:一经确诊,应即开始并终身服用可的松类药物,常用泼尼松,10～30mg/d,以后根据尿17α-羟黄体酮的复查值调整剂量至尿17α-羟黄体酮值正常的最小维持量。这样既可防止肾上腺皮质功能衰竭而死亡,又可促进女性生殖器官发育和月经来潮。生殖器整形术,可待青春期后或婚前施行,切除过大的阴蒂、矫治外阴部融合畸形及其阴道成形。

(2)性激素引起的女性男性化的程度多不严重,且部分患儿生后增大的阴蒂可以逐渐缩小,必要时切除部分阴蒂或切开唇囊合闭的部分,显露尿道口及阴道,稍加整形即可。

(3)雄激素不敏感综合征:均按女性抚养为宜。完全性者待青春期发育成熟后切除双侧睾丸以防恶变,术后长期应用雌激素,如倍美力0.625mg/d或戊酸雌二醇片0.5～1mg/d,婚前酌情行外阴整形术和阴道成形术。不完全性患者有外生殖器男性化畸形,应提前整形术并切除双侧睾丸。阴道过短影响性生活者应行阴道成形术。

(4)真两性畸形:性别的确定主要取决于外生殖器功能状态,应将不需要的生殖腺切除,保留与其性别相适应的生殖腺。按女性养育者,在青春期前切除睾丸或卵睾,以防青春期男性化及睾丸组织恶变。个别有子宫者,可能有生育能力。外阴、阴道畸形者,婚前行外阴整形术或阴道成形术。

【疗效标准与预后】

疗效取决于能否早期诊断和治疗,性别最好能在2～3岁前确定,以免影响患者的心身健康。男性假两性畸形者无生育可能。

第七章　女性生殖器官损伤性疾病

第一节　阴道脱垂

一、阴道前壁脱垂

阴道前壁脱垂常伴有膀胱膨出和尿道膨出，以膀胱膨出居多。阴道前壁脱垂可以单独存在，也常与阴道后壁脱垂并存。

1.病因及病理

膀胱底部和尿道紧贴阴道前壁。阴道前壁主要由耻骨膀胱宫颈筋膜及泌尿生殖膈的深筋膜支持，前者起自耻骨联合后方及耻骨弓，沿膀胱底部向前外方伸展，附着于宫颈前方。阴道周围的筋膜向上与围绕宫颈的筋膜连接且与主韧带相会合。宫颈两侧的膀胱宫颈韧带对维持膀胱的正常位置也起重要作用。若分娩时上述筋膜、韧带过度伸展或撕裂，产褥期又过早参加体力劳动，致使阴道支持组织不能恢复正常，膀胱又与其紧邻的阴道前壁上 2/3 段即可向下膨出，形成膀胱膨出。若支持尿道的耻骨膀胱宫颈筋膜前段受损，尿道及与其紧邻的阴道前壁下 1/3 段则以尿道外口为固定点，向后旋转和下降，形成尿道膨出。

根据膨出和脱垂的程度，临床上将阴道前壁脱垂分 3 度。

Ⅰ度：膨出的膀胱随同阴道前壁向下突出，但仍位于阴道内；

Ⅱ度：部分阴道前壁脱出至阴道口外；

Ⅲ度：阴道前壁全部脱出至阴道口外。

2.临床表现

轻者无明显症状，重者自觉下坠、腰酸，并有块状物自阴道脱出。长久站立、激烈活动后或腹压增加时块状物增大，下坠感更明显。若仅有阴道前壁合并膀胱膨出，尿道膀胱后角变锐，常导致排尿困难而有尿潴留，甚至继发尿路感染。若膀胱膨出合并尿道膨出、阴道前壁完全膨出，尿道膀胱后角消失，当咳嗽、用力屏气等腹压增加时有尿液溢出，称张力性尿失禁。

3.诊断

根据病史和临床表现不难诊断。检查时常发现阴道口松弛伴有陈旧性会阴裂伤。阴道前壁呈半球形隆起，触之柔软，该处黏膜变薄透亮，皱襞消失。当患者用力屏气时，可明显见到膨出的阴道前壁，若同时见尿液溢出，表明合并膀胱膨出及尿道膨出。导尿可扪及金属导尿管位于膨出的块状物内。

4.处理

无症状的轻度患者不需治疗。有症状但有其他慢性疾病不宜手术者，可置子宫托缓解症状，症状明显的重度患者应行阴道前壁修补术。

5.预防

正确处理产程。凡头盆不称者应及早行剖宫产术;宫口未开全时产妇不得用力向下屏气;及时行会阴后一侧切开,必要时手术助产避免第二产程延长;发生会阴撕裂应立即缝合;产后避免过早参加重体力劳动;产后保健操有助于骨盆底肌肉及筋膜张力的恢复。

二、阴道后壁脱垂

阴道后壁脱垂常伴有直肠膨出。阴道后壁脱垂可以单独存在,也常合并阴道前壁脱垂。

1.病因及病理

阴道分娩的产妇,当第二产程延长时,直肠阴道间筋膜以及耻骨尾骨肌纤维长时间受压而过度伸展或撕裂,导致直肠前壁似盲袋凸向阴道后壁,成为伴直肠膨出的阴道后壁脱垂。阴道后壁脱垂较阴道前壁脱垂少见。长期便秘、排便时用力向下屏气以及年迈体弱可加剧其膨出程度。若损伤发生在较高处的耻骨尾骨肌纤维,可引起直肠子宫凹疝,疝囊内往往有肠管,故又名肠膨出。

2.临床表现

轻者多无不适,重者自觉下坠、腰痛及排便困难,有时需用手指推压膨出的阴道后壁方能排出粪便。

3.诊断

检查时见阴道后壁呈半球状块状物膨出,肛诊时指端向前可进入凸向阴道的盲袋内。患者多伴有陈旧性会阴裂伤,其临床分度与阴道前壁脱垂相似。

4.治疗

轻者不需治疗,因重者多伴有阴道前壁脱垂,故应行阴道前后壁修补术及会阴修补术。

5.预防

同阴道前壁脱垂。

第二节　子宫脱垂

子宫从正常位置沿阴道下降,宫颈外口达坐骨棘水平以上,甚至子宫全部脱出于阴道口以外,称子宫脱垂,子宫脱垂常伴有阴道前壁和后壁脱垂。

一、病因

1.分娩损伤

为子宫脱垂最主要的病因。在分娩过程中,特别是经阴道手术助产或第二产程延长者,盆底肌、筋膜以及子宫韧带均过度伸展,张力降低,甚至出现撕裂。若产妇过早参加体力劳动,特别是重体力劳动,此时损伤的组织尚未修复,过高的腹压可将子宫轴与阴道轴仍相一致的未复旧后倾子宫推向阴道以致发生脱垂。多次分娩增加盆底组织损伤的机会。

2.长期腹压增加

长期慢性咳嗽、排便困难、经常超重负荷(肩挑、举重、蹲位、长期站立)、盆腔内巨大肿瘤或大量腹水等,均可使腹内压力增加,迫使子宫向下移位。

3.盆底组织发育不良或退行性变

子宫脱垂偶见于未产妇,甚至处女。主要为先天性盆底组织发育不良所致,常合并有其他脏器,如胃下垂等。绝经后妇女因雌激素水平下降,盆底组织萎缩退化,也可发生子宫脱垂或使脱垂程度加重。

二、临床分度

我国常采用1981年全国部分省、市、自治区"两病"科研协作组的分度,以患者平卧用力向下屏气时子宫下降的最低点为分度标准。将子宫脱垂分为3度。

Ⅰ度:轻型,宫颈外口距处女膜缘<4cm,未在处女膜缘;重型,宫颈外口已达处女膜缘,在阴道口可见到宫颈。

Ⅱ度:轻型,宫颈已脱出阴道口外,宫体仍在阴道内;重型:宫颈及部分宫体已脱出于阴道口外。

Ⅲ度:宫颈及宫体全部脱出至阴道口外。

国际上多采用国际节制协会1996年公布的POP-Q分类法。该分类法采用阴道上6个指示点(阴道前壁Aa、Ba;后壁Bp;中间C、D点)与处女膜之间的距离来描述器官脱垂的程度。指示点位于阴道内,用负数记录,位于处女膜外,用正数记录,处女膜部位为0。另外还有3个衡量指标①生殖道裂隙:尿道外口中点至阴唇后联合之间的距离;②会阴体:阴唇后联合到肛门中点的距离;③阴道总长度(TVL):将阴道顶端复位后阴道深度。除了TVL外,其他指标以用力屏气时为标准。9个测量值可以按用一行数字表示,例如-3,-3,-8,-10,-3,-3,11,4,3表示Aa,Ba,C,D,Ap,Bp,TVL,gh,pb。

三、临床表现

1.症状

Ⅰ度患者多无自觉症状。Ⅱ、Ⅲ度患者常有程度不等的腰骶部疼痛或下坠感。Ⅱ度患者在行走、劳动、下蹲或排便等腹压增加活动时,有块状物自阴道口脱出,开始时块状物在平卧休息时可变小或消失。严重者休息后块状物也不能自行回缩,通常需用手推送才能将其还纳至阴道内。若脱出的子宫及阴道黏膜高度水肿,即使用手协助也难以回纳,长时期脱出在外,患者行动极不方便,长期摩擦可导致宫颈溃疡,甚至出血。溃疡继发感染时,有脓血分泌物渗出。Ⅲ度子宫脱垂患者多伴有重度阴道前壁脱垂,容易出现尿潴留,还可发生张力性尿失禁。

子宫脱垂很少引起月经失调。子宫若能还纳通常不影响受孕,受孕后随妊娠发展,子宫可逐渐上升至腹腔不再脱垂,多数能经阴道分娩。

2.体征

Ⅱ、Ⅲ度子宫脱垂患者的宫颈及阴道黏膜多明显增厚,宫颈肥大,不少患者宫颈显著延长。

四、诊断与鉴别诊断

根据病史和检查诊断不难。除诊断子宫脱垂外,还须分度,同时了解有无合并阴道前、后壁脱垂及会阴陈旧性裂伤程度。还应判断患者有无张力性尿失禁,子宫脱垂应与下列疾病相鉴别。

1.阴道壁囊肿

壁薄、囊性,界限清楚,位置固定不变,不能移动。

2.子宫黏膜下肌瘤或宫颈肌瘤

为鲜红色球状块物,质硬,表面找不到宫颈口,但在其周围或一侧可扪及被扩张变薄的宫颈边缘。

3.宫颈延长

单纯宫颈延长者宫体位置多无明显下移。用子宫探针探测宫颈外口至宫颈内口的距离,即可确诊。

五、治疗

除非合并有张力性尿失禁者须矫治,否则无症状的子宫脱垂患者不须治疗。有症状者可采用保守治疗或手术治疗,治疗方案应个体化。因子宫脱垂多为老年患者,治疗以安全、简单和有效为原则。

1.支持疗法

加强营养,适当安排休息和工作,避免重体力劳动,保持大便通畅,积极治疗慢性咳嗽。加强盆底肌肉锻炼可以改善张力性尿失禁的症状,但对重度脱垂无效。

2.子宫托

子宫托是一种支持子宫和阴道壁使其维持在阴道内不脱出的工具。常用的有喇叭形、环形和球形3种,适用于各度子宫脱垂和阴道前后壁脱垂者,但重度子宫脱垂伴盆底肌明显萎缩以及宫颈或阴道壁有炎症和溃疡者均不宜使用,经期和妊娠期停用。应教会患者自己能够熟练使用子宫托。现介绍喇叭形子宫托的使用方法。

(1)放托:洗手,蹲下并两腿分开,一手握托柄,使托盘呈倾斜位进入阴道口内,然后将托柄边向内推、边向前旋转,直至托盘达宫颈。放妥后,托柄弯度朝前,对正耻骨弓后面。

(2)取托:以手指捏住托柄,上、下、左、右轻轻摇动,待负压消除后,向后外方向牵拉,即可自阴道内滑出。

(3)注意事项:①在放置子宫托之前阴道应有一定水平的雌激素作用。绝经后妇女可选用性激素补充疗法或规则应用阴道雌激素霜剂,以后者较好。一般在应用子宫托前4~6周开始应用阴道雌激素霜剂,并最好在放托的过程中长期使用。②子宫托的大小应因人而异,以放置后不脱出又无不适感为宜。③子宫托应在每天清晨起床后放入,每晚睡前取出,并洗净放置于清洁杯内备用。久置不取可发生子宫托嵌顿,甚至引起压迫坏死性尿瘘和粪瘘。④放托后应每3~6个月复查1次。

3.手术治疗

治疗目的是消除症状,修复缺陷的盆底支持组织。应根据患者年龄、生育要求及全身健康情况加以选择。

(1)阴道前后壁修补术:适用于Ⅰ、Ⅱ度阴道前、后壁脱垂患者。

(2)阴道前后壁修补、主韧带缩短及宫颈部分切除术:又称Manchester手术,适用于年龄较轻、宫颈延长、希望保留子宫的Ⅱ、Ⅲ度子宫脱垂伴阴道前、后壁脱垂患者。

(3)经阴道子宫全切除及阴道前后壁修补术:适用于Ⅱ、Ⅲ度子宫脱垂伴阴道前、后壁脱垂、年龄较大、不需保留子宫的患者。

(4)阴道纵隔形成术:又称 Le Fort 手术。适用于年老体弱不能耐受较大手术、不需保留性交功能者。该手术将阴道前后壁切除相等大小的黏膜瓣,然后将阴道前后壁剥离创面相对缝合以封闭大部分阴道,术后失去性交功能。

(5)子宫悬吊术:可采用缩短圆韧带,或利用一些生物材料制成各种吊带,通过腹腔镜把吊带一端缝于子宫,另一端固定于骶前组织,达到悬吊子宫和阴道的目的。

六、预防

提倡晚婚晚育,防止生育过多、过密;正确处理产程,避免产程延长;提高助产技术,保护好会阴,必要时行会阴后-侧切开术;有指征者应及时行剖宫产终止妊娠;避免产后过早参加重体力劳动;积极治疗慢性咳嗽、习惯性便秘;提倡做产后保健操。

第三节　压力性尿失禁

尿失禁是妇女特别是年长妇女的一个常见症状。尿失禁有多种类型,如真性尿失禁,溢出性尿失禁,功能性尿失禁,压力性尿失禁,紧迫性尿失禁,逼尿肌、括约肌不协调性尿失禁和混合性尿失禁等。以压力性尿失禁最常见,占 50%～70%。

压力性尿失禁是指在增加腹压甚至休息时,膀胱颈和尿道不能维持一定的压力而有尿液溢出。

一、病因和病理

压力性尿失禁常见于膀胱膨出合并尿道膨出和阴道前壁脱垂的患者,故病因相同。患者附着、支持膀胱颈和尿道的肌肉、筋膜完整性受到破坏,当腹压增加时,尿道膀胱后角消失。部分患者内括约肌功能丧失,部分患者尿道功能不协调而引起尿失禁。

二、临床表现

起病初期患者平时活动时无尿液溢出,仅在增加腹压,如咳嗽、打喷嚏、大笑、提重物、跑步等活动时有尿液溢出,严重者在休息时也有尿液溢出。检查时嘱患者不解小便,取仰卧截石位,观察咳嗽时有无尿液自尿道口溢出,若有尿液溢出,检查者用食、中两指伸入阴道内,分别轻压阴道前壁尿道两侧,再嘱患者咳嗽,若尿液不再溢出,提示患者有压力性尿失禁。

三、诊断

根据病史、症状和检查可做出初步诊断。但不能仅凭临床表现确诊真性压力性尿失禁,必须结合尿道动力学检查才能确诊。尿道动力学检查可以发展,由于尿道括约肌不能收缩,当腹压增加超过尿道最大关闭压力时,发生溢尿。

四、治疗

(一)非手术治疗

1.盆底肌锻炼

指导患者坚持正确、规则的锻炼。较简单方法是缩肛运动,每收缩 5s 后放松,反复进行

15min,每日 3 次。也有用大小相同但重量不同(20～100g)圆锥物,先把最轻的圆锥物插入阴道,锻炼至能夹住该圆锥物 15min 后换更重的圆锥物,直到能夹住 100g 圆锥物为止。经过 3 个月以上的锻炼,30%～70%的患者能改善症状。

2.药物治疗

多选用肾上腺素 α 受体药物,该类药物的不良反应是增高血压。故对老年患者特别是高血压患者应注意。常用药物有丙米嗪、麻黄碱等。绝经后伴尿道萎缩患者,如无使用性激素的禁忌证,性激素补充治疗可提高肾上腺素 a 受体药物的治疗效果。

3.电刺激疗法

用于中、重度盆底肌损伤并进行盆底肌锻炼有困难的患者。通过特制治疗仪,用电流刺激盆底肌肉使其收缩并反向抑制排尿肌活性。也可用于训练患者进行盆底肌锻炼。电刺激可通过阴道或直肠以连续或间断刺激的形式进行。电刺激疗法效果好于单独进行盆底肌锻炼,但患者较难接受这一疗法。

4.尿道周围注射药物

在尿道、膀胱颈周围注射硬化剂加强尿道周围组织张力的方法,以往由于并发尿瘘而基本停用,随着化学材料(如聚四氟乙烯胶等)的发展,使这种方法又重新得以应用。但远期效果仍未肯定。

（二）**手术治疗**

手术类型较多,较常用的有:

1.阴道前壁修补术

从 1914 年至 20 世纪中,该手术是压力性尿失禁首选,标准手术治疗方法,目前仍被广泛应用于临床。因压力性尿失禁常合并阴道脱垂和子宫脱垂,该手术常与经阴道子宫切除、阴道后壁修补术同时进行,该手术长期有效率只有 35%～65%,故目前认为该手术适用于需同时进行膀胱膨出修补的轻度张力性尿失禁患者。

2.尿道、膀胱颈悬吊术

(1)耻骨后尿道固定术。通过下腹开放切口或腹腔镜将尿道或膀胱颈周围筋膜固定于骨盆前壁的其他支持组织。远期有效率达 70%～90%。

(2)经阴道针悬吊尿道固定术。利用特制长针引导缝线,通过阴道和下腹壁将尿道和膀胱颈悬吊,手术并发症较多,近期有效率 70%～90%,5 年有效率仅 50%或更低。

(3)尿道中段悬吊术。用 PROLENE 聚丙烯网带作为支撑物,在下腹部两侧各做 1cm 及在阴道前壁做 1.5cm 长切口,利用穿刺针通过耻骨后方将网带放置于尿道中段下方,网带不须任何固定。通过调节网带松紧度避免术后发生尿潴留。放置网带后,当腹压增加时,该网带会提供尿道所需的支撑力,避免发生尿失禁。该手术简单,可在 30min 内完成,创伤小。近期有效率达 93%,远期疗效有待观察。

(4)其他悬吊术。可以取患者自身组织如阔筋膜、腹直肌筋膜、跟腱、圆韧带等或使用人工合成材料,绕过膀胱颈和尿道固定于腹直肌筋膜或其他支持组织,将尿道悬吊。

（三）**手术失败的处理**

初次手术是否恰当和成功是治疗压力性尿失禁的关键。补救手术成功率低,手术次数越多,治疗效果越差。有些患者采用尿道周围注射术或悬吊术可能有一定效果。有些患者可能需长期留置导尿管或植入尿道括约肌人工合成材料或机械辅助装置。

第四节　生殖道瘘

生殖道瘘是指生殖道与其邻近器官间有异常通道。临床上以尿瘘最多见,其次为粪瘘,此外尚有子宫腹壁瘘。

一、尿瘘

尿瘘是指生殖道与泌尿道之间形成的异常通道。根据泌尿生殖瘘的发生部位,可分为膀胱阴道瘘、膀胱宫颈瘘、尿道阴道瘘、膀胱尿道阴道瘘、膀胱宫颈阴道瘘及输尿管阴道瘘等。临床以上膀胱阴道瘘最多见,有时可同时并存两种或多种类型的尿瘘。

【病因】

1.产伤

产伤引起尿瘘以往在我国农村常见。1981年国内资料显示,产伤引起的尿瘘占90%以上。产伤所致的尿瘘多因难产处理不当所引起,有坏死型和创伤型两类。坏死型尿瘘是由于骨盆狭窄或头盆不称,产程过长,阴道前壁、膀胱和尿道长时间被胎先露部压迫,以致局部缺血、坏死脱落而形成尿瘘;创伤型尿瘘是产科助产手术或剖宫产手术时操作不当直接损伤所致。

2.妇科手术损伤

目前,妇科手术所致尿瘘的发生率有上升趋势。通常是由于手术时组织粘连误伤输尿管或因输尿管末端游离过度导致的输尿管阴道瘘,也可误伤膀胱造成膀胱阴道瘘。经阴道手术时可误伤膀胱、尿道而形成膀胱阴道瘘和尿道阴道瘘。

3.其他

膀胱结核、生殖器放射治疗后、晚期生殖道或膀胱癌肿、宫旁或尿道旁注射硬化剂、长期放置子宫托、膀胱结石以及先天性输尿管口异位畸形等,均能导致尿瘘,但并不多见。

【临床表现】

1.漏尿

病因不同出现漏尿的时间也不同。分娩时压迫及手术时组织剥离过度所致的坏死型尿瘘,多在产后及手术后3~7d开始尿瘘。手术直接损伤者术后立即开始漏尿。漏尿的表现形式因瘘孔部位不同而不同,如膀胱阴道瘘通常不能控制排尿,尿液均由阴道流出;尿道阴道瘘仅在膀胱充盈时才漏尿;一侧性输尿管阴道瘘健侧尿液仍可进入膀胱,在漏尿同时仍有自主排尿;膀胱内瘘孔极小或瘘管曲折迂回者在某种体位可能不漏尿,变更体位后出现漏尿。

2.外阴皮炎

由于尿液长期浸渍刺激,外阴部甚至臀部及大腿侧常出现皮炎,范围较大。继发感染后,患者感外阴灼痛,行动不便。

3.尿路感染

伴有膀胱结石者多有尿路感染,出现尿频、尿痛、尿急症状。

4.闭经

不少患者长期闭经或月经稀少,其原因尚不清楚,可能与精神创伤有关。

【诊断】

通过询问病史,不难找出尿瘘发生的原因,需仔细进行妇科检查以明确瘘孔的部位、大小以及周围瘢痕情况,还应了解阴道有无狭窄,尿道是否通畅以及膀胱的容积、大小等,制定合理的治疗方案。对特殊病例需进行下列辅助检查。

1.亚甲蓝实验

目的在于鉴别膀胱阴道瘘、膀胱宫颈瘘或输尿管阴道瘘,并可协助辨认位置不明的极小瘘孔。将200ml稀释亚甲蓝溶液经尿道注入膀胱宫颈瘘;若见到有蓝色液体经阴道壁小孔溢出者为膀胱阴道瘘;蓝色液体向宫颈外口流出者为膀胱宫颈瘘;阴道内流出清亮尿液,说明流出的尿液来自肾脏,则属输尿管阴道瘘。

2.靛胭脂实验

亚甲蓝实验瘘孔流出清亮液的患者,静脉推注靛胭脂5ml,10min内尖刀瘘孔流出蓝色尿液,为输尿管阴道瘘。

3.膀胱、输尿管镜检查

膀胱镜能了解膀胱内有无炎症、结石、憩室,瘘孔位置和数目等。必要时进行双侧输尿管逆行插管及输尿管镜检查,确定输尿管瘘的位置。

4.排泄性尿路造影

在限制饮水12h及充分的肠道准备下,静脉注射76%泛影葡胺20ml后,分别于注射后5、15、30、45min摄片,以了解双侧肾功能及输尿管有无异常,用于诊断输尿管阴道瘘、结核性尿瘘和先天性输尿管异位。

5.肾显像

能了解双侧肾功能和上尿路畅通情况。若初步诊断为输尿管阴道瘘,肾显像显示一侧肾功能减退和上尿路排泄迟缓,即表明输尿管瘘位于该侧。

【治疗】

均需手术治疗。结核、癌肿所致尿瘘者,应先针对病因进行治疗。产后和妇科手术后7d内发生的尿瘘,经放置导尿管和输尿管导管后,偶有自行愈合的可能。年老体弱不能耐受手术者,考虑采用尿收集器保守治疗。

1.手术时间的选择

器械损伤所致新鲜清洁瘘孔一经发现立即手术修补。坏死型尿瘘或瘘孔伴感染者应等待3~6个月,待炎症消除、瘢痕软化、局部血供恢复正常后再进行手术。瘘管修补失败后至少应等待3个月后进行手术。膀胱内有结石伴炎症者,应在控制炎症后行取结石和修补术。对月经定期来潮者,应在月经干净后3~7d内手术。

2.手术途径的选择

手术途径有经阴道、经腹和经阴道腹部联合等。原则应根据瘘孔类型和部位选择不同途径。绝大多数膀胱阴道瘘和尿道阴道瘘可经阴道手术,输尿管阴道瘘多需经腹手术。

3.术前准备

目的是为手术创造有利条件,促进伤口愈合。方法有:①术前 3～5d 用 1:5000 高锰酸钾液坐浴。有外阴湿疹者在坐浴后局部涂擦氧化锌油膏,待痊愈后再行手术。②老年妇女或闭经患者,术前口服雌激素制剂半个月,促进阴道上皮增生,利于伤口愈合。③常规进行尿液检查,有尿路感染者应先控制感染,再行手术。④术前数小时开始应用抗生素预防感染。⑤必要时术前给予地塞米松,促使瘢痕软化。

4.手术注意事项

手术必须选择适当体位,暴露满意,耐心细致,游离清楚充分,分层缝合,缝合时无张力。必要时用周围组织物填塞加固缝合。

5.术后护理

是手术能否成功的重要环节。术后必须留置导尿管或耻骨上膀胱造瘘 7～14d,保证膀胱引流通畅,发现阻塞及时处理。术后每日补液量不应少于 3000ml,目的是增加尿量起到冲洗膀胱的作用,防止发生尿路感染。外阴部应每日擦洗干净。术后给予广谱抗生素预防感染。已服用雌激素制剂者,术后继续服用 1 个月。

【预防】

绝大多数尿瘘可以预防,预防产伤所致的尿瘘更重要。认真进行产前检查,细致观察产程,正确处理异常分娩,防止第二产程延长和滞产。经阴道手术助产时,术前必先导尿,小心使用手术器械,术后常规检查生殖泌尿道有无损伤。对产程长、膀胱及阴道受压过久、疑有损伤可能者,产后应留置导尿管持续开放 10～14d,保持膀胱空虚,有利于改善局部血运和防止尿瘘形成。妇科手术损伤所致的尿瘘多系子宫全切除术时损伤输尿管,应对盆腔内器官有广泛粘连者先充分暴露输尿管,明确解剖关系后再行子宫切除术;若术时发现有输尿管或膀胱损伤,应即时修补。

二、粪瘘

粪瘘是指肠道与生殖道之间有异常通道,致使粪便由阴道排出,以直肠阴道瘘居多。

【病因】

分娩时胎头长时间停滞在阴道内,阴道后壁及直肠受压,造成缺血、坏死是形成粪瘘的主要原因;Ⅲ度会阴撕裂,修补后直肠未愈合,或会阴切开缝合时,缝线穿透直肠黏膜未被发现,可导致直肠阴道瘘。长期放置子宫托不取出、生殖道癌肿晚期破溃或放疗不当等也可引起粪瘘。此外,新生儿先天性直肠阴道瘘常合并肛门闭锁。

【临床表现】

直肠阴道瘘瘘孔较大者,多量粪便经阴道排出,稀便时更是持续外流,无法控制。若瘘孔小且粪便成形时,阴道内可无粪便污染,但出现阴道内阵发性排气现象,若为稀粪则粪便可由阴道流出。

【诊断】

除先天性粪瘘外,一般均有明确病因。大的直肠阴道瘘在阴道窥器暴露下能直接窥见瘘孔。瘘孔小者往往在阴道后壁只见到一颜色鲜红的小肉芽样组织,若用探针从此处探测,同时用另一手示指放入直肠内能直接接触到探针即可确诊。小肠或结肠阴道瘘需经钡剂灌肠方能确诊。

【治疗】

均需手术治疗。手术或产伤引起的粪瘘应即时修补。先天性直肠阴道瘘无合并肛门闭锁者在 15 岁左右月经来潮后进行修补,过早手术可引起阴道狭窄。压迫坏死造成的粪瘘,应等待 3～6 个月,炎症完全消退后再行手术。术前 3d 进少渣饮食,每日用 1∶5000 高锰酸钾液坐浴 1～2 次。口服肠道抗生素、甲硝唑等抑制肠道细菌,手术前晚及手术当日晨行清洁灌肠。术后应保持局部清洁,每日擦洗会阴 2 次;进少渣饮食 4d,口服阿片全碱 10mg,每日 3～4 次,连用 3～4d 控制 4～5d 不排便,术后第 5 日口服缓泻药。

【预防】

产时处理时避免第二产程延长;注意保护会阴,避免会阴Ⅲ度撕裂;会阴裂伤缝合后应常规肛查,发现有缝线穿透直肠黏膜时,应立即拆除重缝;避免长期放置子宫托不取出;生殖道癌肿放射治疗时,应掌握放射剂量和操作技术。

第二篇　产　科

第八章　正常妊娠

第一节　妊娠生理

一、生殖细胞发生和成熟

1.精子的发生与成熟

（1）精子的来源：睾丸是男性生殖腺，除能分泌雄激素外，还能产生精子。睾丸实质由 250 个锥体小叶组成，每个小叶内有 1～4 条弯曲细长的生精小管，其管壁由支持细胞和生精细胞组成。生精细胞包括精原细胞、初级精母细胞、次级精母细胞、精子细胞和精子。

（2）精子发生过程：从精原细胞发育为精子，人类需（64±4.5）d。由精原细胞经过一系列发育阶段发展为精子的过程称为精子发生。这个过程可分为 3 个阶段：第一阶段，精原细胞经过数次有丝分裂，增殖分化为初级精母细胞。第二阶段，初级精母细胞进行 DNA 复制，经过两次成熟分裂，经短暂的次级精母细胞阶段，变为精子细胞。在此过程中，染色体数目减少一半，故又称减数分裂。第三阶段，精子细胞不再分裂，由圆形的精子细胞变态发育为蝌蚪状的精子，精子的形成标志着男性生殖细胞的成熟。

2.卵子发生与排卵

（1）卵子发生过程：卵巢是女性生殖腺，它既产生卵细胞，又分泌女性激素。人类的原始生殖细胞在受精后 5～6 周迁移至生殖嵴。人胚第 6 周时，生殖嵴内有原始生殖细胞 1000～2000 个；胚胎第 5 个月末，卵巢中卵细胞数有 600 万～700 万个，其中约有 200 万个卵原细胞，500 万个初级卵母细胞；至新生儿，两侧卵巢有 70 万～200 万个原始卵泡；7～9 岁时约有 30 万个；青春期约有 4 万个。在促性腺激素的作用下，每个月有 15～20 个卵泡生长发育，一般只有一个卵泡发育成熟并排出。女性一生中排卵 400 余个，其余卵泡均在不同年龄先后退化为闭锁卵泡。卵泡的发育一般分为原始卵泡、初级卵泡、次级卵泡和成熟卵泡四个阶段。近年研究揭示，原始卵泡发育至成熟卵泡需跨几个周期才能完成。

（2）排卵：成熟卵泡破裂，卵母细胞自卵巢排出的过程称排卵。一般每 28～35 天排卵一次，两个卵巢轮流排卵，多数人每次排一个卵，偶尔可排两个卵。

二、受精及受精卵发育、输送与着床

1.受精

已获能的精子和成熟的卵子相结合的过程称受精。受精一般发生在排卵后的 12h 内，整个受精过程大约需要 24h。

（1）精子获能：精子经宫颈管进入宫腔与子宫内膜接触后，子宫内膜白细胞产生的 α、β 淀粉酶解除精子顶体酶上的"去获能因子"，此时精子具有受精能力，称精子获能。获能的主要部位在子宫和输卵管。

（2）受精过程：获能的精子与卵子在输卵管壶腹部与峡部连接处相遇，在 Ca^{2+} 的作用下，精子顶体前膜破裂释放出顶体酶，溶解卵子外围的放射冠和透明带，称顶体反应。虽有数个精子穿过透明带，但只能有一个精子进入卵细胞。已获能的精子穿过次级卵母细胞透明带为受精的开始，雄原核与雌原核融合为受精的完成。

2.受精卵的输送与发育

输卵管蠕动和纤毛运动可将正在进行有丝分裂的受精卵向子宫腔方向移动，大约受精后3d 分裂成由 16 个细胞组成的实心细胞团，称桑葚胚。约在受精后第 4 日，桑葚胚进入子宫腔并继续分裂发育为 100 个细胞时，细胞间出现一些小的腔隙，随之融合为一个大腔，腔内充满液体，呈囊泡状，称胚泡。

3.着床

胚泡逐渐侵入子宫内膜的过程称植入，又称着床。着床于受精后第 5～6 天开始，第 11～12 天完成。

受精卵着床需经过定位，黏着和穿透三个阶段。着床必须具备以下条件：①胚胎必须发育至胚泡期；②透明带消失；③雌激素与孕激素分泌已达一定水平；④子宫内膜已进入分泌期，发生蜕膜反应，能允许胚泡着床。

受精卵着床后，黄体酮作用使子宫内膜腺体增大弯曲，腺上皮细胞内及腺腔中含有大量糖原、血管充血、结缔组织细胞肥大，此时子宫内膜称为蜕膜。根据囊胚与蜕膜的位置关系，蜕膜可分为三部分。①包蜕膜：覆盖于囊胚表面；②底蜕膜：位于囊胚植入处，以后发育成胎盘的母体部分；③真蜕膜：底蜕膜及包蜕膜以外的蜕膜部分。

三、胎儿附属物的形成及其功能

胎儿附属物是指胎儿以外的组织，包括胎盘、胎膜、脐带和羊水。

1.胎盘

胎盘由胎儿与母体组织共同构成，是母体与胎儿之间进行物质交换、营养代谢、分泌激素和阻止外来微生物入侵、保证胎儿正常发育的重要器官。由羊膜、叶状绒毛膜和底蜕膜构成。

（1）胎盘的形成与结构

1）羊膜：胎盘最内层，构成胎盘的胎儿部分。是由胚胎羊膜囊壁发育而成。正常羊膜光滑半透明，厚 0.05mm，无血管、神经及淋巴，有一定弹性，有活跃的物质转运功能。

2）叶状绒毛膜：构成胎盘的胎儿部分，是胎盘的主要部分。晚期囊胚着床后，滋养层迅速分裂增长，表面呈毛状突起，以后再分支形成绒毛。绒毛表面有两层细胞，内层为细胞滋养细胞，外层为合体滋养细胞，是执行功能的细胞。此时的绒毛为一级绒毛，又称初级绒毛；胚胎发育至第 2 周末或第 3 周初时，胚外中胚层逐渐深入绒毛膜干内，形成间质中心索，称二级绒毛，又称次级绒毛；约在第 3 周末，胚胎血管长入间质中心索，分化出毛细血管，形成三级绒毛，建立起胎儿胎盘循环。与底蜕膜相接触的绒毛营养丰富发育良好，称叶状绒毛膜。从绒毛膜板伸出很多绒毛干，逐渐分支形成初级绒毛干、次级绒毛干和三级绒毛干，每个绒毛干分出许多分支，一部分绒毛末端浮于绒毛间隙中称为游离绒毛，长入底蜕膜中的绒毛称固定绒毛。一个初级绒毛及其分支形成一个胎儿叶，一个次级绒毛及其分支形成一个胎儿小叶，一个胎儿叶包括几个胎儿小叶。绒毛干之间的间隙称绒毛间隙。在滋养层细胞的侵蚀过程中，子宫螺旋动脉和子宫静脉破裂,直接开口于绒毛间隙,绒毛间隙充满母体的血液,母体血液以每分钟500ml流速进入绒毛间隙,每个绒毛干中均有脐动脉和脐静脉,最终成为毛细血管进入绒毛末端,胎儿血也以每分钟500ml的流速流经胎盘,但胎儿血与母血不直接相通。

3)底蜕膜:构成胎盘的母体部分,占妊娠胎盘很小部分。固定绒毛的滋养层细胞与底蜕膜共同形成蜕膜板,相邻绒毛间隙之间残留下的楔形底蜕膜形成胎盘隔,不超过胎盘全层的2/3,相邻绒毛间隙的血液相互沟通。胎盘隔把胎盘的母体面分隔成表面凹凸不平的肉眼可见的暗红色15~20个母体叶,也称胎盘小叶。每个母体叶包含数个胎儿叶,每个母体小叶均有其独自的螺旋动脉供应血液。

在正常情况下,绒毛可侵入到子宫内膜功能层深部。若底蜕膜发育不良时,滋养层细胞可能植入过深甚至进入子宫肌层,造成植入性胎盘。

(2)妊娠足月胎盘的大体结构:足月胎儿的胎盘重约500g,直径15~20cm,中央厚,周边薄,平均(2)5cm。胎盘母体面凹凸不平,由不规则的浅沟将其分为15~30个胎盘小叶,胎盘胎儿面覆盖着一层光滑透明的羊膜,近中央处有脐带附着。

(3)胎盘的生理功能:人胎盘生理功能极其复杂,具有物质交换及代谢,分泌激素和屏障功能,对保证胎儿的正常发育至关重要。

1)物质交换:进行物质交换是胎盘的主要功能,胎儿通过胎盘从母血中获得营养和氧气,排出代谢废物和二氧化碳。

①胎盘的物质交换方式:a.简单扩散,指物质通过细胞膜从高浓度区扩散至低浓度区,不消耗细胞能量。脂溶性高,分子量<250,不带电荷物质(如O_2、CO_2、水、钠钾电解质等),容易通过血管合体膜。b.易化扩散,指在载体介导下物质通过细胞膜从高浓度区向低浓度区扩散,不消耗细胞能量,但速度远较简单扩散快得多,具有饱和现象,如葡萄糖等的转运。c.主动转运,指物质通过细胞膜从低浓度区逆方向扩散至高浓度区,在此过程中需要消耗ATP,如氨基酸、水溶性维生素及钙、铁等转运,在胎儿血中浓度均高于母血。d.较大物质可通过血管合体膜裂隙,或通过细胞膜入胞和出胞等方式转运,如大分子蛋白质、免疫球蛋白等。

②气体交换:氧和二氧化碳在胎盘中以简单扩散方式交换。胎儿红细胞中血红蛋白含量高于成人,同时,子宫动脉内氧分压(5.3~6.6kPa)远高于绒毛间隙内氧分压(2~4kPa),使母血中氧能迅速向胎儿方向扩散。此外,由于胎盘屏障对CO_2的扩散度是氧的20倍,故胎儿向母血排出二氧化碳较摄取氧容易得多。二氧化碳进入母血后引起的pH值降低又可增加母血氧的释放。

③水与电解质的交换:水的交换主要通过简单扩散方式进行,孕36周时交换率最高,妊娠末期,每小时约有3.6L水通过胎盘进入胎儿。钾、钠和镁大部分以简单扩散方式通过胎盘屏障,但当母体缺钾时,钾的交换方式则为主动运输,以保证胎儿体内正常钾浓度。钙、磷、碘、铁多以主动运输方式单向从母体向胎儿转运,保证胎儿正常生长发育,铁的主动运输不受母体贫血的影响。

④营养物质的转运和废物排出:葡萄糖是胎儿能量的主要来源,以易化扩散方式通过胎盘;氨基酸多以主动运输方式通过胎盘,蛋白质通过胎盘的入胞和出胞作用从母体转运至胎儿;脂类必须先在胎盘中分解,进入胎儿体内再重新合成;甾体激素要在酶的作用下,结构发生

变化后才能通过胎盘。

脂溶性维生素 A、维生素 D、维生素 E、维生素 K 等主要以简单扩散方式通过胎盘屏障。维生素 A 以胡萝卜素的形式进入胚体，再转化成维生素 A。胎儿血中的水溶性维生素 B 和维生素 C 浓度高于母血，故多以主动运输方式通过胎盘屏障。

胎儿代谢产生的废物如肌酐、尿素等亦经胎盘进入母血后排出。

2）防御功能：由于胎盘的屏障作用，对胎儿具有一定的保护功能，但这种功能并不完善。母血中的免疫抗体 IgG 能通过胎盘，从而使胎儿获得被动免疫力，但 IgG 类抗体如抗 A、抗 B、抗 Rh 血型抗体亦可进入胎儿血中，致使胎儿及新生儿溶血。各种病毒（如风疹病毒、巨细胞病毒、流感病毒等）可直接通过胎盘进入胎儿体内，引起胎儿畸形、流产及死胎。一般细菌、弓形虫、衣原体、螺旋体等不能通过胎盘屏障，但可在胎盘部位形成病灶，破坏绒毛结构后进入胎儿体内引起感染。

3）内分泌功能：胎盘能合成多种激素、酶及细胞因子，对维持正常妊娠有重要作用。

①人绒毛膜促性腺激素（HCG）：一种糖蛋白激素，由 α、β 两个不同亚基组成，α 亚基结构与垂体分泌的 FSH、LH 和 TSH 等基本相似，故相互间能发生交叉反应，而 β 亚基结构具有特异性。β-HCG 与 β-LH 结构较近似，但最后 30 个氨基酸各不相同，所以临床应用抗 HCGβ-亚基来进行 HCG 的检测，以避免 LH 的干扰。HCG 在受精后第 6 日开始分泌，受精后第 19 日就能在孕妇血清和尿中测出，至妊娠 8～10 周血清浓度达高峰，为 50～100kU/L，持续 1～2 周后迅速下降，中、晚期妊娠时血浓度仅为高峰时的 10%，持续至分娩，一般于产后 1～2 周消失。

HCG 的功能：HCG 具有 LH 与 FSH 的功能，维持月经黄体的寿命，使月经黄体增大成为妊娠黄体；HCG 能刺激雄激素芳香化转变为雌激素，同时也能刺激黄体酮的形成；HCG 能抑制植物凝集素对淋巴细胞的刺激作用，HCG 可吸附于滋养细胞表面，以免胚胎滋养层细胞被母体淋巴细胞攻击；HCG 与尿促性素（HMG）合用能诱发排卵。

②人胎盘生乳素（HPL）：由 191 个氨基酸组成，是分子量为 22000 的一种蛋白类激素。妊娠 6 周时可在母血中测出，随妊娠进展，分泌量逐渐增加，至妊娠 34～35 周达高峰，母血值为 5～7mg/L，羊水值为 0.55mg/L，维持至分娩，分娩后 7h 内迅速消失。

HPL 的功能：促进蛋白质合成，形成正氮平衡，促进胎儿生长；促进糖原合成，同时可刺激脂肪分解，使非酯化脂肪酸增加以供母体应用，从而使更多的葡萄糖供应胎儿；促进乳腺腺泡发育，刺激乳腺上皮细胞合成酪蛋白、乳白蛋白与乳珠蛋白，为产后泌乳做好准备；促进黄体形成；抑制母体对胎儿的排斥作用。

③妊娠特异性蛋白：包括妊娠相关血浆蛋白 A（PAPP-A），妊娠相关血浆蛋白 B（PAPP-B）及妊娠相关血浆蛋白 C（PAPP-C），其中较重要的是 PAPP-C，也称 $PS\beta_1G$，即 SP_1，分子量为 90 000，含糖量为 29.3%，半衰期为 30h。受精卵着床后，SP_1 进入母体血循环，其值逐渐上升，妊娠 34～38 周达高峰，至妊娠足月为 200mg/L。正常妊娠母血、羊水、脐血及乳汁亦能测出 SP1，羊水值比母血值低 100 倍，脐血值比母血值低 1000 倍。测定 SP_1 值，可用于预测早孕，并能间接了解胎儿情况。

④雌激素：为甾体类激素，妊娠早期主要由黄体产生，于妊娠 10 周后主要由胎儿-胎盘单

位合成。至妊娠末期雌三醇值为非孕妇女的 1000 倍,雌二醇及雌酮值为非孕妇女的 100 倍。

雌激素合成过程:母体内胆固醇在胎盘内转变为孕烯醇酮后,经胎儿肾上腺胎儿带转化为硫酸脱氢表雄酮(DHAS),再经胎儿肝内 16α-羟化酶作用形成 16α-羟基硫酸脱氢表雄酮(16α-OH-DHAS),此种物质在胎盘合体滋养细胞硫酸酯酶作用下,去硫酸根成为 16α-OH-DHA 后,再经胎盘芳香化酶作用成为 16α 羟基雄烯二酮,最后形成游离雌三醇。由于雌三醇由胎儿和胎盘共同作用形成,故测量血雌三醇的值,可反映胎儿胎盘单位的功能。

⑤孕激素:为甾体类激素,妊娠早期由卵巢妊娠黄体产生,自妊娠 8~10 周后胎盘合体滋养细胞是产生孕激素的主要来源。随妊娠进展,母血中黄体酮值逐渐增高,至妊娠末期可达 180~300nmol/L,其代谢产物为孕二醇,24h 尿排出值为 35~45mg。

⑥缩宫素酶:由合体滋养细胞产生的一种糖蛋白,分子量约为 30 万,随妊娠进展逐渐增加,主要作用是灭活缩宫素,维持妊娠。胎盘功能不良时,血中缩宫素酶活性降低。

⑦耐热性碱性磷酸酶(HSAP):由合体滋养细胞分泌。于妊娠 16~20 周母血中可测出此酶。随妊娠进展分泌量增加,分娩后迅速下降,产后 3~6d 消失。多次动态测其数值,可作为胎盘功能检查的一项指标。

⑧细胞因子与生长因子:如表皮生长因子(EGF)、神经生长因子、胰岛素样生长因子(IG-Fs)、转化生长因子-β(TGF-β)、肿瘤坏死因子-α(TNF-α)、粒细胞-巨噬细胞克隆刺激因子(Gm-CSF)、白细胞介素-1、2、6、8 等。这些因子对胚胎营养及免疫保护起一定作用。

2.胎膜

胎膜是由绒毛膜和羊膜组成。胎膜外层为绒毛膜,在发育过程中由于缺乏营养供应而逐渐退化萎缩为平滑绒毛膜,至妊娠晚期与羊膜紧密相贴。胎膜内层为羊膜,羊膜为半透明无血管的薄膜,厚度 0.02~0.05cm,部分覆盖胎盘的胎儿面。随着胎儿生长羊膜腔的扩大,羊膜、平滑绒毛膜和包蜕膜进一步突向宫腔,最后与真蜕膜紧贴,羊膜腔占据整个子宫腔。胎膜含多量花生四烯酸的磷脂,且含有能催化磷脂生成游离花生四烯酸的溶酶体,故胎膜在分娩发动上有一定作用。

3.脐带

脐带是连于胚胎脐部与胎盘间的条索状结构。脐带外被羊膜,内含卵黄囊、尿囊、两条脐动脉和一条脐静脉,中间填充华通胶有保护脐血管作用。妊娠足月胎儿脐带长 30~70cm,平均 50cm,直径 1.0~(2)5cm。脐带是胎儿与母体进行物质交换的重要通道。若脐带受压致使血流受阻时,可因缺氧导致胎儿窘迫,甚至胎死宫内。

4.羊水

充满在羊膜腔内的液体称羊水。妊娠不同时期的羊水来源、容量及组成均有明显改变。

(1)羊水的来源:妊娠早期主要为母体血清经胎膜进入羊膜腔的透析液,此时羊水的成分除蛋白质含量及钠浓度偏低外,与母体血清及其他部位组织间液成分极相似。妊娠 11~14 周时,胎儿肾脏已有排泄功能,此时胎儿尿液是羊水的重要来源,使羊水中的渗透压逐渐降低,肌酐、尿素、尿酸值逐渐增高。胎儿通过吞咽羊水使羊水量趋于平衡。

(2)羊水的吸收:羊水吸收的途径有①胎膜吸收约占 50%;②脐带吸收 40~50ml/h;③胎儿皮肤角化前可吸收羊水;④胎儿吞咽羊水,每 24 小时可吞咽羊水 500~700ml。

(3)母体、胎儿、羊水三者间的液体平衡:羊水始终处于动态平衡,不断进行液体交换。母儿间液体交换主要通过胎盘,约 3600ml/h;母体与羊水间交换主要通过胎膜,约 400ml/h;羊水与胎儿的交换,主要通过胎儿消化道、呼吸道、泌尿道以及角化前的皮肤等,交换量较少。

(4)羊水量、性状及成分:①羊水量,妊娠 8 周时 5～10ml,妊娠 10 周时 30ml,妊娠 20 周约 400ml,妊娠 38 周约 1000ml,此后羊水量逐渐减少至足月时约 800ml。过期妊娠羊水量明显减少,可少至 300ml 以下。②羊水性状及成分,妊娠早期羊水为无色澄清液体;妊娠足月羊水略浑浊,不透明,内有脂肪、胎儿脱落上皮细胞、毳毛、毛发等。比重为 1.007～1.025,中性或弱碱性,pH7.20,内含 98%～99% 水分,1%～2% 为无机盐及有机物质。羊水中含大量激素和酶。

(5)羊水的功能:①保护胎儿,使胎儿在羊水中自由运动,防止胎儿自身及胚胎与羊膜粘连而发生畸形;羊水温度适宜,有一定活动空间,防止胎儿受外界机械损伤;临产时,羊水直接受宫缩压力能使压力均匀分布,避免胎儿直接受压致胎儿窘迫。②保护母体,减少妊娠期因胎动所致的不适感;临产后前羊水囊可扩张子宫颈口及明道;破膜后羊水可冲洗阴道,减少感染机会。

四、胎儿发育及其生理特点

1.不同孕周胎儿发育的特征

描述胎儿发育的特征,以 4 周为一个孕龄单位。在受精后 6 周(即妊娠 8 周)称胚胎,是主要器官结构完成分化时期。从受精后第 7 周(即妊娠 9 周)称胎儿,是各器官进一步发育渐趋成熟时期。

妊娠 4 周末:可辨认胚盘和体蒂。

妊娠 8 周末:胚胎初具人形,可分辨出眼、耳、鼻、口、手指及足趾,心脏已形成,B 型超声可见心脏形成与搏动。

妊娠 12 周末:胎儿身长 9cm,体重约 20g,外生殖器已发生,四肢可活动,肠管有蠕动,指甲形成。

妊娠 16 周末:胎儿身长 16cm,体重 100g,从外生殖器可辨认胎儿性别,头皮长出毛发,开始出现呼吸运动,形成成人血红蛋白,孕妇自觉有胎动。

妊娠 20 周末:胎儿身长 25cm,体重约 300g,全身有毳毛及胎脂,开始有吞咽及排尿功能,腹部听诊可闻及胎心音。

妊娠 24 周末:胎儿身长 30cm,体重 700g,皮下脂肪开始沉积,各脏器均已发育,但尚不完善,出现眉毛和眼毛,此时出生已能呼吸。

妊娠 28 周末:胎儿身长 35cm,体重 1000g,有呼吸及吞咽运动,出生后能啼哭,但易患呼吸窘迫综合征。

妊娠 32 周末:胎儿身长 40cm,体重 1700g,面部毳毛已脱落,存活力尚可,出生后注意护理可以存活。

妊娠 36 周末:胎儿身长 45cm,体重 2500g,出生后能啼哭及吸吮,皮下脂肪沉积较多,生活力良好,出生后基本可以存活。

妊娠 40 周末:胎儿身长 50cm,体重 3000g,已发育成熟,外观体形丰满,足底皮肤有纹理,指(趾)甲超过指(趾)端,男婴睾丸下降,女婴外阴发育良好,出生后哭声响亮。能很好存活。

胎儿身长的增长速度有其规律性,临床上常用新生儿身长作为判断胎儿月份的依据。妊娠前 20 周的胎儿身长(cm)=妊娠月数的平方。妊娠后 20 周=妊娠月数×5。

2.胎儿的生理特点

(1)循环系统:①胎儿循环不同于成人,营养供给和代谢产物排出均经过脐血管、胎盘、母体来完成。含氧量较高的血液自胎盘经脐静脉进入胎儿体内,分为三支:一支进入肝脏,一支与门静脉汇合再进入肝脏,这两支的血液经肝静脉进入下腔静脉,另一支经静脉导管直接进入下腔静脉。因此进入右心房的下腔静脉血是混合血,有来自脐静脉含氧量高的血液,也有来自胎儿身体下半部含氧量低的血液。②卵圆孔的开口正对下腔静脉入口,故下腔静脉入右心房的血流大部分经卵圆孔入左心室。③由于肺循环阻力较大,肺动脉血大部分经动脉导管入主动脉,仅有 1/3 血经肺静脉入左心房,汇同卵圆孔进入左心室之血再进入升主动脉,供应心、头部及上肢。左心室小部分血液进入降主动脉,汇同动脉导管进入之血经腹下动脉进入两条脐动脉后再通过胎盘,与母血进行气体交换,因此胎体无纯动脉血,而是动静脉混合血。④新生儿出生后出现自主呼吸,肺循环建立,胎盘循环停止,左心房压力增高,右心房压力降低,从而改变了胎儿右心压力高于左心的特点和血液流向,卵圆孔于生后数分钟开始关闭,多在生后 6～8 周完全闭锁。新生儿血流分布多集中于躯干及内脏,故肝、脾常可触及,四肢容易发冷出现发绀。

(2)血液系统:①红细胞生成,孕 3 周内胎儿红细胞来自卵黄囊,孕 10 周肝脏是红细胞生成主要器官,以后骨髓、脾渐具造血功能。妊娠 32 周红细胞生成素大量产生,故妊娠 32 周以后早产儿及妊娠足月儿红细胞数均较多,约 6.0×10^{12}/L。妊娠足月时骨髓产生 90% 的红细胞。②血红蛋白生成,妊娠前半期,血红蛋白为胎儿型,从妊娠 16 周开始,成人型血红蛋白逐渐形成,至临产时胎儿血红蛋白仅占 25%。③白细胞生成,妊娠 8 周,胎儿血循环出现粒细胞,妊娠 12 周胸腺、脾产生淋巴细胞,成为胎儿体内抗体的主要来源。

(3)呼吸系统:母儿血液在胎盘进行气体交换,胎儿出生前肺泡、肺循环及呼吸肌均已发育,孕 11 周可见胎儿胸壁运动,孕 16 周胎儿呼吸能使羊水进出呼吸道。当胎儿窘迫时,出现大喘息样呼吸运动。

(4)消化系统:孕 12 周有肠管蠕动,孕 16 周时胃肠功能基本建立,胎儿可吞咽羊水,吸收大量水分。胎儿胃肠对脂肪吸收能力差。肝脏内缺乏许多酶,不能结合因红细胞破坏所产生的大量游离胆红素。

(5)泌尿系统:妊娠 11～14 周胎儿肾已有排尿功能,妊娠 14 周胎儿膀胱内有尿液,并通过排尿参与羊水形成与交换。

(6)内分泌系统:妊娠 6 周胎儿甲状腺开始发育;妊娠 12 周可合成甲状腺激素。肾上腺于妊娠 4 周时开始发育,妊娠 7 周时可合成肾上腺素,妊娠 20 周时肾上腺皮质增宽,主要由胎儿带组成,可产生大量甾体激素。

(7)生殖系统:①男性胎儿睾丸于妊娠第 9 周开始分化发育,在妊娠 14～18 周形成。由细精管、激素和酶作用使中肾管发育,副中肾管退化,外生殖器向男性分化发育。男性胎儿睾丸于临产前才降至阴囊内,右侧高于左侧且下降稍迟。②女性胎儿卵巢于妊娠 11～12 周开始分化发育,副中肾管发育形成阴道、子宫、输卵管,外生殖器向女性分化发育。

五、妊娠期母体变化

在妊娠期,为了适应胎儿生长发育的需要,孕妇受胎儿及胎盘所产生的激素的影响,在解剖、生理以及生化方面发生一系列变化。这些变化于分娩后和或停止哺乳后逐渐恢复。

1.生殖系统的变化

(1)子宫

1)重量、容量和形状的改变:非孕期子宫重量约为 50g,足月妊娠时可增至 1000g 左右,约为非孕时重量的 20 倍。非孕时宫腔容量约为 10ml,足月孕时增至 5000ml 左右。随着子宫体积的改变,子宫形状由孕早期的倒梨形变化至孕 12 周时的球形,以及孕晚期的长椭圆形直至足月,孕早期子宫肥大可能与雌、孕激素作用有关,孕 12 周后子宫体增大,则与胎儿及其附属组织的扩展有关。

2)子宫位置的改变:妊娠 12 周前子宫位于盆腔内,随着妊娠进展子宫长大,从盆腔上升入腹腔并轻度向右旋转。孕妇仰卧位时,子宫向后倒向脊柱,可压迫下腔静脉及主动脉出现仰卧位低血压综合征一系列表现,如脉快、心慌、血压下降等,改侧卧位后血压迅速恢复。

3)子宫收缩:妊娠 12~14 周起,子宫出现无痛性不规则收缩,随着孕周增加,收缩频率及幅度相应增加,其特点为稀发、不对称,收缩时宫腔压力不超过 1.3~(2)0kPa(10~15mmHg),持续时间约为 30s,称 BraxtonHicks 收缩。

4)子宫胎盘的血流灌注:妊娠期胎盘的灌注主要由子宫动脉及卵巢动脉供应,子宫动脉非孕时屈曲,至妊娠足月渐变直,以适应妊娠期子宫血流量增加的需要。足月时子宫血流量为 500~700ml/min,较非孕时增加 4~6 倍,其中 5% 供应肌层,10%~15% 供应子宫蜕膜层,80%~85% 供应胎盘。宫缩时,子宫血流量明显减少。

5)子宫峡部:系指位于宫颈管内,子宫的解剖内口与组织学内口间的狭窄部位,长 0.8~1cm。妊娠后变软,妊娠 10 周时子宫峡部明显变软,妊娠 12 周以后,子宫峡部逐渐伸展拉长变薄,扩展成为宫腔的一部分,临产后可伸展至 7~10cm,成为产道的一部分,称子宫下段。

6)宫颈:妊娠时宫颈充血水肿,外观肥大,呈紫蓝色,质软。宫颈管内腺体肥大,黏液增多,形成黏液栓,防止细菌进入宫腔。由于宫颈鳞柱状上皮交界部外移,宫颈表面出现糜烂面,称假性糜烂。

(2)卵巢:妊娠期略增大,停止排卵。一侧卵巢可见妊娠黄体。妊娠 10 周后,胎盘取代妊娠黄体功能,卵巢黄体于妊娠 3~4 个月开始萎缩。

(3)输卵管:妊娠期输卵管伸长,但肌层不增厚,黏膜可呈蜕膜样改变。

(4)阴道:黏膜变软,充血水肿呈紫蓝色。皱襞增多,伸展性增加。阴道脱落细胞增加、分泌物增多呈白色糊状。阴道上皮细胞含糖原增加,乳酸含量增多,使阴道分泌物 pH 值降低,可防止病原体感染。

(5)外阴:妊娠期外阴充血,皮肤增厚,大小阴唇色素沉着,阴唇内血管增加,结缔组织变软,故伸展性增加,有利于分娩。

2.乳房的变化

妊娠期由于受垂体催乳素、胎盘生乳素、雌激素、孕激素、生长激素及胰岛素影响,使乳腺管和腺泡增生,脂肪沉积;乳头增大变黑,易勃起;乳晕变黑,乳晕上的皮脂腺肥大形成散在结节状小隆起,称蒙氏结节。妊娠32周后挤压乳晕,可有数滴稀薄黄色乳汁溢出称初乳。

3.循环系统的变化

(1)心脏:妊娠后期因增大的子宫将横隔上推,使心脏向左、向上、向前移位,更贴近胸壁,心音界稍扩大。心脏移位使大血管轻度扭曲,加之血流量增加及血流速度加快,心尖区可闻及Ⅰ~Ⅱ级柔和吹风样收缩期杂音。妊娠晚期心脏容量增加10%,心率增加10~15次/分,心电图出现轴左偏,多有第一心音分裂或第三心音。

(2)心排血量:心排血量的增加为孕期循环系统最重要的改变,对维持胎儿生长发育极其重要。自妊娠10周开始增加,至妊娠32周达高峰,左侧卧位测心排血量较非孕时增加30%,平均每次心排血量可达80ml,维持至足月。临产后,尤其第二产程时排血量显著增加。

(3)血压:孕期由于胎盘形成动静脉短路、血液稀释、血管扩张等因素致孕早期及中期血压偏低,孕晚期血压轻度升高,脉压稍增大,孕妇体位影响血压,仰卧位时腹主动脉及下腔静脉受压,使回心血量减少,心排血量减少,迷走神经兴奋,血压下降,形成妊娠仰卧低血压综合征。

4.血液系统改变

(1)血容量:自孕6~8周开始增加,孕24~32周达高峰,增加30%~45%,平均增加约1500ml,其中血浆约增加1000ml,红细胞约增加500ml,血液相对稀释。

(2)血液成分:①红细胞,由于血液稀释,红细胞计数约为 $3.6×10^{12}/L$,血红蛋白值为110g/L,血细胞比容为31%~34%。②白细胞,自妊娠7~8周开始增加,至妊娠30周达高峰,为(10~12)×10^9/L,有时可达 $15×10^9/L$,以中性粒细胞为主,淋巴细胞增加不多。③凝血因子,处于高凝状态。凝血因子Ⅱ、Ⅴ、Ⅷ、Ⅸ、Ⅹ增加,仅凝血因子Ⅺ、Ⅻ降低。血小板无明显改变,血浆纤维蛋白原含量增加40%~50%,达4~5g/L。血沉加快,可达100mm/h。妊娠晚期凝血酶原时间及部分孕妇凝血活酶时间轻度缩短,凝血时间无明显改变。纤维蛋白溶酶原显著增加,优球蛋白溶解时间延长,致纤溶活性降低。④血浆蛋白,由于血液稀释,血浆蛋白,尤其是白蛋白减少,约为35g/L,加之孕期对铁的需要量增多,孕妇易发生缺铁性贫血。可给硫酸亚铁、维生素C、乳酸钙口服纠正贫血。

5.呼吸系统改变

孕妇胸廓周径加大,妊娠中期有过度通气现象,妊娠晚期以胸式呼吸为主,呼吸较深。肺活量无明显改变,肺泡换气量和通气量增加,但呼吸道抵抗力降低容易感染。

6.泌尿系统变化

(1)肾脏:妊娠期由于代谢产物增多,肾脏负担过重,肾血浆流量较非孕时增加35%,肾小球滤过率增加50%,且两者均受体位影响,孕妇仰卧位尿量增加,故夜尿量多于日尿量。代谢产物尿素、尿酸、肌酸、肌酐等排泄增多。当肾小球滤过超过肾小管吸收能力时,可有少量糖排出,称为妊娠生理性糖尿。

(2)输尿管:妊娠期在孕激素作用下,输尿管增粗且蠕动减弱,尿流缓慢,右侧输尿管受右旋妊娠子宫压迫,加之输尿管有尿液逆流现象,孕妇易患急性肾盂肾炎,以右侧多见。

7.消化系统改变

妊娠期胃肠平滑肌张力降低,贲门括约肌松弛,胃内酸性内容物可产生反流,胃排空时间延长,易出现上腹饱满感。肠蠕动减弱,易出现便秘或痔疮。肝脏胆囊排空时间延长,胆道平滑肌松弛,胆汁黏稠使胆汁淤积,易诱发胆石症。故孕妇应养成定时排便的习惯,多食新鲜蔬菜和水果,少吃辛辣食物,纠正便秘。

8.皮肤的变化

妊娠期垂体分泌促黑素细胞激素增加,导致孕妇乳头、乳晕、腹白线、外阴、腋窝等处出现色素沉着。面颊部呈蝶状褐色斑,称妊娠斑。随着妊娠子宫增大及肾上腺皮质激素分泌增多,孕妇腹部、大腿、臀部及乳房皮肤的皮内组织改变,皮肤过度扩张,使皮肤弹力纤维断裂,形成紫色或淡红色不规则平行裂纹,称妊娠纹。

9.内分泌系统的改变

(1)垂体:妊娠期腺垂体增生肥大,嗜酸细胞肥大增生形成妊娠细胞。此细胞可分泌催乳激素(PRL)。PRL从孕7周开始增多,至妊娠足月分娩前达高峰约$200\mu g/L$。PRL有促进乳腺发育作用,为泌乳做准备。产后未哺乳者于产后3周内降至非孕水平,哺乳者产后$80\sim100d$降至非孕水平。

(2)肾上腺皮质:妊娠期因雌激素大量增加,使中层束状带分泌的皮质醇增多3倍,但其中90%与蛋白结合,血中游离皮质醇不多,故孕妇无肾上腺皮质功能亢进表现;外层球状带分泌的醛固酮于妊娠期增加4倍,但大部分与蛋白结合,不致引起过多的水钠潴留;内层网状带分泌的睾酮稍有增加,表现为孕妇阴毛及腋毛增多增粗。

(3)甲状腺:妊娠期甲状腺呈均匀增大,血清甲状腺素增加,但游离甲状腺素无大幅度增加,孕妇通常无甲状腺功能亢进表现。

10.新陈代谢的变化

(1)基础代谢率(BMR):BMR于孕早期稍下降,孕中期渐增高,至孕晚期可增高15%~20%。

(2)体重:妊娠13周前无改变,13周起体重平均每周增加350g,至妊娠足月时体重平均增加1(2)5kg。

(3)糖类:妊娠期胰岛功能旺盛,分泌胰岛素增多,使血循环中的胰岛素增加,故孕妇空腹血糖稍低于非孕妇女。

(4)脂肪代谢:妊娠期吸收脂肪能力增强,母体脂肪堆积增多,由于能量消耗增加,故糖原储备少。若孕期能量消耗过多时,如妊娠剧吐,可出现尿酮阳性。

(5)蛋白质代谢:呈正氮平衡。孕妇体内储备的氮除供给胎儿、母体子宫、乳房发育需要外,尚为分娩期消耗做准备。

(6)矿物质代谢:妊娠期母儿需要大量钙、磷、铁。故应补充大量钙、维生素D和铁以满足需要。

11.骨骼、关节及韧带变化

妊娠期子宫圆韧带、主韧带及骨盆漏斗韧带增长,肥大变粗。骨骼关节及耻骨联合松弛,有轻度伸展性,严重时可发生耻骨联合分离。骶尾关节松弛有一定活动性,有利于分娩。

第二节　妊娠诊断

一、早期妊娠的诊断

1.病史与症状

(1)停经:已婚生育年龄妇女,平时月经周期规则,一旦月经过期 10d 或以上,应首先疑为妊娠,若停经已达 8 周,妊娠的可能性更大。但需与内分泌紊乱、哺乳期、口服避孕药引起的停经相鉴别。

(2)早孕反应:约50%以上妇女于停经 6 周左右出现畏寒、头晕、乏力、嗜睡、食欲缺乏、偏食或厌油腻、恶心、晨起呕吐等症状,称早孕反应。与体内 HCG 增多,胃酸分泌减少以及胃排空时间延长可能有关。多于妊娠 12 周左右自行消失。

(3)尿频:妊娠早期出现,系增大的前倾子宫在盆腔内压迫膀胱所致。一般妊娠 12 周子宫进入腹腔后,尿频症状消失。

2.检查与体征

(1)生殖器官的变化:妊娠 6～8 周行阴道检查,可见阴道壁及宫颈充血,呈紫蓝色。双合诊检查发现宫颈变软,子宫峡部极软,感觉宫颈与宫体似不相连,称黑加征。随妊娠进展,子宫增大变软,妊娠 8 周时宫体大小约为非孕时 2 倍,妊娠 12 周约为非孕时 3 倍。

(2)乳房的变化:早孕时受雌孕激素影响,乳房增大,孕妇自觉乳房轻微胀痛,检查见乳头及其周围皮肤(乳晕)着色加深,乳晕周围出现蒙氏结节。

3.辅助检查

(1)妊娠试验:一般受精后 7d 即可在血浆中检测到 HCG,临床测定尿中 HCG 常用试纸法,测定血清 HCG 常用放射免疫法检测 HCG-β 亚型。

(2)超声检查:①B 型超声显像法,是检查早孕快速准确的方法。妊娠 5 周时在增大子宫内见到圆形光环——妊娠环,环内为液性暗区(羊水)。若在妊娠环内见到有节律的胎心搏动,可确认早孕,活胎。②超声多普勒法,在增大的子宫内听到有节律的单一高调胎心音,最早可在妊娠 7 周听到。

(3)黄体酮试验:停经妇女每日肌注黄体酮 20mg,连续 3～5d,停药后 2～7d 出现阴道出血,可排除妊娠,若停药后 7d 仍未出现阴道流血,妊娠可能性大。

(4)宫颈黏液检查:宫颈黏液量少质稠,涂片干燥后镜下可见到排列成行的椭圆体,无羊齿植物叶状结晶,则早孕可能性大。

(5)基础体温测定(BBT):如呈双相且持续 3 周以上不下降,应考虑早孕。

二、中、晚期妊娠的诊断

妊娠中期以后,子宫明显增大,能扪及胎体,感到胎动,听到胎心音,容易确诊。

1.病史与体征

有早孕经历,渐感腹部增大,自觉胎动。

(1)子宫增大:子宫随妊娠进展逐渐增大,根据手测宫底高度及尺测宫高、腹围,B 型超声检查监测胎儿双顶径大小以判断妊娠周数。

(2)胎动:胎儿在子宫内冲击子宫壁的活动称胎动(FM),胎动正常是胎儿情况良好的表现。妊娠 18～20 周开始孕妇自觉胎动,正常胎动每小时 3～5 次。

(3)胎心音:妊娠 18～20 周用听诊器经孕妇腹壁可听到胎儿心音。正常胎心率为 120～160 次/分。胎心音应与脐带杂音、子宫杂音、腹主动脉音相鉴别。

(4)胎体:妊娠 20 周以后,经腹壁可触及子宫内的胎体。妊娠 24 周以后,能区别胎头、胎臀及胎儿肢体。

2.辅助检查

(1)超声检查:B 型超声可显示胎儿数目、胎产式、胎先露、胎方位,有无胎心搏动及胎盘位置,且能测量胎头双顶径等多条径线,并可观察有无胎儿体表畸形。超声多普勒可探出胎心音、胎动音、脐带血流音及胎盘血流音。

(2)胎儿心电图:常用间接法测得。妊娠 12 周以后即能显示较规律图形,妊娠 20 周后成功率更高。

(3)X 线诊断:X 线检查主要用于骨盆测量,检查有无多胎、体表畸形和死胎等,由于 X 线对胎儿的潜在性损害,现已被超声检查所取代,极少应用。

三、胎产式、胎先露、胎方位

胎儿在宫腔内为适应宫体形状所取的姿势称胎势。妊娠 28 周以前,由于羊水多,胎儿小,胎儿位置和姿势容易改变。妊娠 32 周以后,胎儿生长速度较羊水增长速度快,羊水相对减少,胎儿位置和姿势较为恒定。胎儿位置正常与否与能否顺利分娩及母子安全密切相关。

1.胎产式

胎产式是指胎儿纵轴与母体纵轴的关系。二者平行时为纵产式,两者垂直时为横产式。前者占足月妊娠分娩总数的 99.75%;后者仅占 0.25%。两纵轴交叉成锐角时为斜产式。纵产式大多数可从阴道分娩,而横产式则不能,斜产式是暂时的,在分娩过程中多数转为纵产式,偶有转成横产式,造成难产。

2.胎先露

临产时最先进入骨盆入口的胎儿部位称胎先露。纵产式的先露部是头或臀,横产式的先露部为肩。头先露根据胎头俯屈或仰伸的程度分为枕先露、前囟先露、额先露、面先露。臀先露根据下肢的屈伸情况分为完全臀先露、单臀先露、膝先露、足先露。有时头先露或臀先露与胎手或胎足同时入盆,称复合先露。

3.胎方位

胎儿先露部的指示点与母体骨盆的关系称胎方位,简称胎位。枕先露以枕骨、面先露以颏骨、臀先露以骶骨、肩先露以肩胛骨为指示点。每个指示点与母体骨盆入口处的左、右、前、后、横(侧)的关系可有 6 种方位(肩先露除外)。

第三节　孕期监护

孕期监护的目的是尽早发现高危妊娠,及时治疗妊娠并发症和并发症,保障孕产妇、胎儿及新生儿健康。监护内容包括孕妇定期产前检查、胎儿监护、胎儿成熟度及胎盘功能监测等。

一、产前检查

(一)产前检查的时间

产前检查于确诊早孕时开始。早孕检查一次后,未见异常者应于孕 20 周起进行产前系列检查,每 4 周一次,32 孕周后改为每 2 周一次,36 孕周后每周检查一次,高危孕妇应酌情增加检查次数。

(二)产前检查的内容和方法

1.病史

(1)孕妇首次就诊应详细询问年龄、职业、婚龄、孕产次、籍贯、住址等,注意年龄是否过小或超过 35 岁。

(2)既往有无肝炎、结核病史,有无心脏病、高血压、血液病、肾炎等疾病史,以及发病时间、治疗转归等。

(3)家族中有无传染病、高血压、糖尿病、双胎及遗传性疾病史。

(4)配偶有无遗传性疾病及传染性疾病史。

(5)月经史及既往孕产史:询问初潮年龄、月经周期,经产妇应了解有无难产史、死胎、死产史、分娩方式及产后出血史。

(6)本次妊娠经过:早期有无早孕反应及其开始出现时间;有无病毒感染及用药史;有无毒物及放射线接触史;有无胎动及胎动出现的时间;孕期有无阴道流血、头痛、心悸、气短、下肢水肿等症状。

(7)孕周计算:多依据末次月经起始日计算妊娠周数及预产期。推算预产期,取月份减 3 或加 9,日数加 7。若为农历末次月经第一日,应将其换算成公历,再推算预产期。若末次月经不清或哺乳期月经未来潮而受孕者。可根据早孕反应出现时间、胎动开始时间、尺测耻上子宫底高度及 B 型超声测胎头双顶径等来估计。

2.全身检查

观察孕妇发育、营养、精神状态、步态及身高。身高小于 140cm 者常伴有骨盆狭窄;注意心、肝、肺、肾有无病变;脊柱及下肢有无畸形;乳房发育情况,乳头有无凹陷;记录血压及体重,正常孕妇血压不应超过 140/90mmHg;或与基础血压相比不超过 30/15mmHg;正常单胎孕妇整个孕期体重增加 1(2)5kg 较为合适,孕晚期平均每周增加 0.5kg,若短时间内体重增加过快多有水肿或隐性水肿。

3.产科检查

(1)早孕期检查:早孕期除做一般体格检查外,必须常规做阴道检查。内容包括确定子宫大小与孕周是否相符;发现有无阴道纵隔或横隔、宫颈赘生物、子宫畸形、卵巢肿瘤等;对于阴道分泌物多者应做白带检查或细菌培养,及早发现滴虫、真菌、淋菌、病毒等的感染。

(2)中、晚孕期检查

1)宫高、腹围测量目的:在于观察胎儿宫内生长情况,及时发现引起腹围过大、过小,宫底高度大于或小于相应妊娠月份的异常情况,如双胎妊娠、巨大胎儿、羊水过多和胎儿宫内发育迟缓等。测量时孕妇排空膀胱,取仰卧位,用塑料软尺自耻骨联合上缘中点至子宫底测得宫高,软尺经脐绕腹 1 周测得腹围。后者大约每孕周平均增长 0.8cm,16～42 孕周平均腹围增加 21cm。

2)腹部检查

视诊:注意腹形大小、腹壁妊娠纹。腹部过大、宫底高度大于停经月份则有双胎、巨大胎儿、羊水过多可能;相反可能为胎儿宫内发育迟缓(IUGR)或孕周推算错误;腹部宽,宫底位置较低者,多为横位;若有尖腹或悬垂腹,可能伴有骨盆狭窄。

触诊:触诊可明确胎产式、胎方位、估计胎儿大小及头盆关系。一般采用四步触诊法进行检查。

第一步,用双手置于宫底部,估计胎儿大小与妊娠周数是否相符,判断宫底部的胎儿部分,胎头硬而圆且有浮球感,胎臀软而宽且形状略不规则。第二步,双手分别置于腹部左右侧,一手固定另一手轻深按,两手交替进行,以判断胎儿背和肢体的方向,宽平一侧为胎背,另一侧高低不平为肢体,有时还能感到肢体活动。第三步,检查者右手拇指与其余四指分开,于耻骨联合上方握住胎先露部,判定先露是头或臀,左右推动确定是否衔接,若胎先露浮动,表示尚未入盆。若固定则胎先露部已衔接。第四步,检查者面向孕妇足端,两手分别置于胎先露部两侧,沿骨盆入口向下深按,进一步确定胎先露及其入盆程度。

听诊:妊娠 18～20 周时,在靠近胎背上方的孕妇腹壁上可听到胎心。枕先露时,胎心在脐右(左)下方;臀先露时,胎心在脐(右)左上方;肩先露时,胎心在靠近脐部下方听得最清楚。当确定胎背位置有困难时,可借助胎心及胎先露判定胎位。

(三)骨盆测量

骨盆大小及形状是决定胎儿能否经阴道分娩的重要因素之一。故骨盆测量是产前检查必不可少的项目。分骨盆外测量和骨盆内测量。

1.骨盆外测量

(1)髂棘间径(IS):测量两髂前上棘外缘的距离,正常值为 23～26cm。

(2)髂嵴间径(IC):测量两髂嵴外缘的距离,正常值为 25～28cm。

(3)骶耻外径(EC):孕妇取左侧卧位,左腿屈曲,右腿伸直,测第五腰椎棘突下至耻骨上缘中点的距离,正常值为 18～20cm。此径线可以间接推测骨盆入口前后径。

(4)坐骨结节间径(出口横径)(TO):孕妇仰卧位、两腿弯曲,双手抱双膝,测量两坐骨结节内侧缘的距离,正常值为 8.5～9.5cm。

(5)出口后矢状径:坐骨结节间径<8cm 者,应测量出口后矢状径,以出口测量器置于两坐骨结节之间,其测量杆一端位于坐骨结节间径的中点,另一端放在骶骨尖,即可测出出口后矢状径的长度,正常值为 8～9cm,出口后矢状径与坐骨结节间径之和>15cm,表示出口无狭窄。

(6)耻骨弓角度:检查者左、右手拇指指尖斜着对拢,放置在耻骨联合下缘,左、右两拇指平放在耻骨降支上面,测量两拇指间角度,为耻骨弓角度,正常值为 90°。小于 80°为不正常。

2.骨盆内测量

(1)对角径:指耻骨联合下缘至骶岬前缘中点的距离。正常值为 1(2)5～13.5cm,此值减去 1.5～(2)0cm 为骨盆入口前后径的长度,又称真结合径。测量方法为在孕 24～36 周时,检查者将一手的示、中指伸入阴道,用中指尖触到骶岬上缘中点,示指上缘紧贴耻骨联合下缘,另一手示指标记此接触点,抽出阴道内手指,测量中指尖到此接触点距离为对角径。

(2)坐骨棘间径:测量两坐骨棘间的距离,正常值为 10cm。方法为一手示、中指放入阴道内,触及两侧坐骨棘,估计其间的距离。

(3)坐骨切迹宽度:其宽度为坐骨棘与骶骨下部的距离,即骶棘韧带宽度。将阴道内的示指置于韧带上移动,若能容纳 3 横指(5.5～6cm)为正常,否则属中骨盆狭窄。

(四)绘制妊娠图

将每次检查结果,包括血压、体重、子宫长度、腹围、B 型超声测得胎头双顶径值,尿蛋白、尿雌激素/肌酐(E/C)比值、胎位、胎心率、水肿等项,填于妊娠图中,绘制成曲线,观察其动态变化,可以及早发现孕妇和胎儿的异常情况。

(五)辅助检查

常规检查血、尿常规,血型、肝功能;如有妊娠合并疾病者应根据具体情况做特殊相关检查;对胎位不清,胎心音听诊困难者,应行 B 型超声检查;对有死胎死产史、胎儿畸形史和遗传性疾病史,应进行孕妇血甲胎蛋白、羊水细胞培养行染色体核型分析等检查。

二、胎儿及其成熟度的监护

(一)胎儿宫内安危的监护

1.胎动计数

可以通过自测或 B 型超声下监测。若胎动计数≥10 次/12 小时为正常;＜10 次/12 小时,提示胎儿缺氧。

2.胎儿心电图及彩色超声多普勒测定脐血的血流速度

可以了解胎儿心脏及血供情况。

3.羊膜镜检查

正常羊水为淡青色或乳白色,若羊水混有胎粪,呈黄色、黄绿色甚至深绿色,说明胎儿宫内缺氧。

4.胎儿电子监测

可以观察并记录胎心率(FHR)的动态变化,了解胎动、宫缩时胎心的变化,估计和预测胎儿宫内安危情况。

(1)胎心率的监护

1)胎心率基线(FHR-baseline):指无胎动及宫缩情况下记录 10min 的 FHR。正常在 120～160 次/分,FHR＞160 次/分或＜120 次/分,为心动过速或心动过缓,FHR 变异指 FHR 有小的周期性波动,即基线摆动,包括胎心率的变异振幅及变异频率,变异振幅为胎心率波动范围,一般 10～25 次/分;变异频率为 1min 内胎心率波动的次数,正常≥6 次。

2)一过性胎心率变化:指与子宫收缩有关的 FHR 变化。加速是指子宫收缩时胎心率基线暂时增加 15 次/分以上,持续时间>15s,这是胎儿良好的表现,可能与胎儿躯干或脐静脉暂时受压有关。减速是指随宫缩出现的短暂胎心率减慢,分三种。早期减速,FHR 减速几乎与宫缩同时开始,FHR 最低点在宫缩的高峰,下降幅度<50 次/分,持续时间短,恢复快,一般认为与宫缩时胎头受压,脑血流量一时性减少有关。变异减速(VD),FHR 变异形态不规则,减速与宫缩无恒定关系,持续时间长短不一,下降幅度>70 次/分,恢复迅速。一般认为宫缩时脐带受压所致。晚期减速(LD),FHR 减速多在宫缩高峰后开始出现,下降缓慢,幅度<50 次/分,持续时间长,恢复亦慢。一般认为是胎盘功能不足,胎儿缺氧的表现。

(2)预测胎儿宫内储备能力

1)无应激试验(NST):通过观察胎动时胎心率的变化情况了解胎儿的储备能力。用胎儿监护仪描记胎心率变化曲线,至少连续记录 20min。若有 3 次或以上的胎动伴胎心率加速>15 次/分,持续>15s 为 NST 有反应型;若胎动时无胎心率加速、加速<15 次/分或持续时间<15s 为无反应型,应进一步做缩宫素激惹试验以明确胎儿的安危。

2)缩宫素激惹试验(OCT):又称宫缩应激试验(CST),用缩宫素诱导出规律宫缩,并用胎儿监护仪记录宫缩时胎心率的变化。若多次宫缩后连续出现晚期减速,胎心率基线变异减少,胎动后胎心率无加速为 OCT 阳性,提示胎盘功能减退;若胎心率基线无晚期减速、胎动后有胎心率加速为 OCT 阴性,提示胎盘功能良好。

(二)胎儿成熟度的监测

(1)正确计算胎龄,可按末次月经、胎动日期及单次性交日期推算妊娠周数。

(2)测宫高、腹围计算胎儿体重。胎儿体重=子宫高度(cm)×腹围(cm)+200。

(3)B 型超声测胎儿双顶径>8.5cm,表示胎儿已成熟。

(4)羊水卵磷脂、鞘磷脂比值(L/S)>2,表示胎儿肺成熟;肌酐浓度≥176.8μmol/L(2mg%),表示胎儿肾成熟;胆红素类物质,若用△OD450 测该值<0.02,表示胎儿肝成熟;淀粉酶值,若以碘显色法测该值≥450U/L,表示胎儿涎腺成熟;若羊水中脂肪细胞出现率达20%,表示胎儿皮肤成熟。

三、胎盘功能监测

监测胎盘功能的方法除了胎动计数,胎儿电子监护和 B 型超声对胎儿进行生物物理监测等间接方法外,还可通过测定孕妇血、尿中的一些特殊生化指标直接反应胎盘功能。

1.测定孕妇尿中雌三醇值正常值

为 15mg/24h,10~10mg/24h 为警戒值,<10mg/24h 为危险值,亦可用孕妇随意尿测定雌激素/肌酐(E/C)比值,E/C 比值>15 为正常值,10~15 为警戒值,<10 为危险值。

2.测定孕妇血清游离雌三醇值

妊娠足月该值若<40nmol/L,表示胎盘功能低下。

3.测定孕妇血清胎盘生乳素(HPL)值

该值在妊娠足月若<4mg/L 或突然下降 50%,表示胎盘功能低下。

4.测定孕妇血清妊娠特异性 β 糖蛋白(PSβ₁G)

若该值于妊娠足月<170mg/L,提示胎盘功能低下。

第四节　遗传筛查和产前诊断

一、遗传筛查

遗传筛查是指检测异常基因或染色体的携带者；检出患遗传性疾病的个体，给予相应治疗；以及检出其子代患遗传性疾病风险增加的个体或夫妇，对他们进行婚姻和生育指导，以减少和预防遗传性疾病的发生。

1.遗传携带者的检出

遗传携带者是指表型正常却带有致病遗传基因的个体，主要为隐性遗传病杂合体和染色体平衡易位者。

(1)隐性遗传病杂合体的检出：人群中隐性遗传病的发病率不高，但杂合体所占比例却相当高。那么对发病率低的遗传性疾病，通常不做杂合体的群体遗传筛查，仅对患者亲属及其对象进行筛查。对于检测出的携带者进行遗传学方面的指导，预防纯合体患儿的出生。

(2)染色体平衡易位者的检出：染色体平衡易位多无遗传物质的丢失，一般不表现疾病。但其后代染色体异常的概率为 50% 以上，甚至达 100%，可致生育死亡率高。故染色体平衡易位者检测是遗传筛查的项目之一。

2.遗传筛查的手段

(1)羊膜腔穿刺羊水检查：取羊水细胞培养，行染色体核型分析，一般在孕 16～20 周进行。

(2)绒毛活检：在孕 6～8 周时吸取绒毛，可通过涂片观察、酶活性测定、染色体检查或提取 DNA 后做基因诊断，亦可行绒毛细胞培养，进行染色体核型分析。

(3)羊膜腔胎儿造影：将脂溶性及水溶性造影剂注入羊膜腔内，诊断胎儿体表畸形及消化道畸形。

(4)胎儿镜检查：可在直视下观察胎儿体表和胎盘胎儿面，同时可以采集羊水，抽取胎血和胎儿皮肤活检等。

(5)B 型超声：妊娠 6 周以后，B 型超声能观察到胎儿体表及脏器有无畸形，有无脑积水、无脑儿、大的脊柱裂等。

(6)经皮脐静脉穿刺取胎血检测：在妊娠 18～20 周检查，可确定胎儿血型，并能进行 β-地中海贫血、镰状细胞贫血、血友病等疾病的诊断。

(7)胎儿心动图：妊娠 18～20 周，胎儿心动图能确切显示胎儿心脏结构和功能，可诊断胎儿先天性心脏畸形。

(8)磁共振成像：能从任何方向截面显示胎儿解剖病变。

二、产前诊断

又称宫内诊断或出生前诊断，是指在胎儿出生前采用影像学、生物学、细胞遗传学及分子生物学等技术，了解胎儿在宫内发育情况，对先天性和遗传性疾病做出诊断。

1.产前诊断的指征

(1)孕妇年龄≥35 岁。

(2)有过染色体异常儿分娩史。

(3)夫妻双方之一有染色体异常,包括染色体平衡易位携带者,染色体结构重组、非整倍体和嵌合体等。

(4)生育过无脑儿、脑积水、脊柱裂、唇裂、腭裂、先天性心脏病患儿者。

(5)性连锁隐性遗传病基因携带者。

(6)夫妇一方有先天性代谢疾病或已生育过病儿的孕妇。

(7)在妊娠早期接受大剂量化学毒剂、辐射和严重病毒感染的孕妇。

(8)有遗传性疾病家族史或有近亲婚配史的孕妇。

(9)原因不明的流产、死产、畸胎和有新生儿死亡史的孕妇。

(10)本次妊娠羊水过多、疑有畸胎的孕妇。

2.产前诊断的疾病种类

(1)染色体病:包括染色体数目异常和结构异常。常染色体数目异常包括有 21-三体综合征、18-三体综合征和 13-三体综合征。性染色体数目异常常见有先天性卵巢发育不全症(45,XO)。常染色体结构异常以缺失、重复、倒位、易位较常见,包括有 Prader-Willi 综合征、Angelman 综合征和 Down 综合征。性染色体结构异常见于 Turner 综合征。

(2)性连锁遗传病:以 X 连锁隐性遗传病居多,如红绿色盲、血友病、无丙种球蛋白血症等。

(3)先天性代谢缺陷病:用羊水细胞可诊断先天性代谢缺陷病已达 80 余种,国内可诊断黏多糖增多症等病。因目前对该类疾病无有效的治疗方法,故产前诊断是非常重要的预防措施。

(4)非染色体性先天畸形:通过孕妇血清及羊水甲胎蛋白检测及 B 型超声检查,一般可明确诊断。

3.产前诊断的方法

(1)观察胎儿的外形:利用 B 型超声、X 线、胎儿镜、磁共振等观察胎儿有无体表畸形。

(2)分析染色体核型:利用羊水、绒毛细胞或胎儿血细胞做培养,行染色体核型分析检测染色体病。

(3)检测基因:利用 DNA 分子杂交、限制性内切酶、聚合酶链反应技术检测 DNA。

(4)检测基因产物:利用羊水、羊水细胞、绒毛细胞或血液,进行蛋白质、酶和代谢产物检测,诊断胎儿神经管缺陷,先天性代谢疾病等。

第九章　正常分娩

第一节　分娩动因

分娩的动因目前尚不清楚,公认是多因素综合作用的结果。近年来,随着妊娠相分娩时子宫活动的机制及其调节的进一步研究,对分娩动因有了较深入的了解。

一、机械性作用

随妊娠进展,子宫容积和子宫张力、伸展度逐渐增加,至妊娠末期达到高峰。子宫内压增加对子宫下段和宫颈的机械扩张作用通过交感神经传入中枢神经,到达下丘脑,使神经垂体释放缩宫素,促进子宫收缩,引起分娩发动。子宫紧张度的增加还可致钙离子内移,从而引起子宫收缩。羊水过多、双胎等子宫过度膨胀常导致早产支持这一学说。但不能认为机械性作用是分娩发动的始发原因,因为母血中缩宫素是在产程发动之后,随产程的进展逐渐增加的。

二、内分泌的调节作用

1.雌激素和孕激素的作用

妊娠末期,雌激素受体增加,临产时约是非孕时的 100 倍。雌激素可促进前列腺合成,提高子宫平滑肌对缩宫素的敏感性。黄体酮有抑制子宫收缩作用,动物实验发现分娩发动前先有母血中黄体酮水平的下降,但在人类分娩的研究中未发现此现象。目前认为黄体酮的撤退是通过旁分泌系统在子宫局部起作用。

2.缩宫素的作用

缩宫素通过其受体参与分娩的发动。与受体结合后,启动细胞膜上的离子通道,使细胞内游离钙离子增加,诱发子宫收缩。妊娠晚期在雌激素作用下,缩宫素受体形成增加,提供了子宫收缩的物质基础。但缩宫素是在分娩发动后,随产程进展逐渐增加,因此,多数学者认为,缩宫素不是分娩发动的启动因子。

3.前列腺素的作用

前列腺素(PGs)对分娩发动起重要作用,不仅能诱导宫缩,还能促进宫颈成熟。妊娠子宫的蜕膜、绒毛膜、羊膜、胎盘及子宫肌层都能合成和释放 PGs。因 PGs 进入血循环中迅即灭活,只能在合成组织中及其附近发挥作用,能够引起子宫收缩的 PGs 必定产生于子宫本身,可直接作用于子宫平滑肌细胞受体使子宫收缩。PGs 和雌激素可以促进肌细胞间隙连接蛋白的合成,使肌细胞紧密接触,肌细胞间兴奋迅速传导,使子宫肌细胞产生统一协调的活动。这种间隙连接在妊娠末期迅速增加,是分娩发动的基础。但研究发现,分娩发动前母血中 PGs 没有特异性增高,不能认为是分娩的始动原因,而是维持分娩的重要因素。

4.内皮素的作用

妊娠晚期羊膜、羊水、胎膜、蜕膜及子宫肌层含有大量的内皮素(ET),直接在产生的组织局部对子宫平滑肌产生收缩作用,还能促进 PGs 合成,诱发分娩。

5.肾上腺皮质激素的作用

随妊娠进展,胎儿下丘脑-垂体-肾上腺轴逐渐建立,胎儿脑成熟后,ACTH 分泌增加并刺激胎儿肾上腺分泌皮质醇,皮质醇经胎儿胎盘单位合成雌激素,雌激素促进 PGs 的合成及释放,诱发宫缩。

三、宫颈成熟及子宫下段形成

妊娠后,由于雌激素、孕激素、前列腺素以及胎儿的生长发育及子宫收缩等作用,促进了子宫下段形成及宫颈的成熟。宫颈成熟的程度与临产的时间、产程的长短及分娩能否顺利进行密切相关。因此,宫颈和子宫下段在妊娠和分娩中不是一个被动部分,而宫颈的成熟和子宫下段的形成是分娩发动的必要条件。

四、神经介质理论

子宫受交感神经和副交感神经支配,交感神经能兴奋子宫肌层的 α-肾上腺能受体,促进子宫收缩。儿茶酚胺兴奋子宫的作用是通过 α-肾上腺能受体实现的。乙酰胆碱通过增加 Na^+ 的通透性而加强子宫收缩。推测分娩的发动可能与神经介质释放有关,但迄今尚无定论。

五、免疫学说

妊娠期胎儿不受排斥是由于母体存在免疫抑制。随妊娠进展,母体的免疫系统对胎儿的识别能力增强,即会表现出排斥反应,分娩也随之发生。在产程发动前的准备状态,胎盘、胎膜和蜕膜界面的免疫环境变化可能起重要作用。分娩前由于胎儿的成熟蜕膜被激活,含有大量花生四烯酸,合成 PGs 增加,血小板活化因子与细胞因子(IL-1、TNF-α、GM-CSF)都刺激 PGs 的合成与释放,参与分娩的发动。

第二节 影响分娩的因素

影响分娩的因素包括产力、产道、胎儿和精神心理因素。若各因素正常并相互适应,胎儿顺利经阴道自然娩出,为正常分娩。

一、产 力

将胎儿及其附属物从子宫内排出的力量称产力。产力包括子宫收缩力(简称宫缩),腹肌及膈肌收缩力和盆底肛提肌收缩力。

1.子宫收缩力

是临产后的主要产力,贯穿于整个分娩过程。临产后的宫缩使宫颈管变短、消失,宫口扩张,胎先露下降,胎儿及附属物娩出。临产后的正常宫缩的特点是节律性、对称性、极性和缩复作用。

(1)节律性:宫缩的节律性是临产的重要标志。正常宫缩是宫体部肌肉不随意的阵发性收缩。每次宫缩都是由弱至强(进行期),维持一段时间(极期),随后由强至弱(退行期),直至消失进入间歇期。宫缩如此反复进行,直至分娩结束。宫缩时,子宫肌壁和胎盘受压,血流量减少。间歇期子宫肌肉松弛,子宫肌壁和胎盘血流增加,恢复至原来水平。临产开始时宫缩持续约 30s,间歇期 5～6min,随着产程的进展,宫缩持续时间逐渐延长,宫内压力逐渐升高,间歇期逐渐缩短。

(2)对称性和极性:正常宫缩起自两侧子宫角,迅速沿子宫底中线扩散,左右对称,再以 2cm/s 的速度向子宫下段扩散,此为宫缩的对称性。宫缩的强度由宫底向下逐渐减弱,宫底部肌肉的收缩力最强、最持久,约为子宫下段的 2 倍,此为宫缩的极性。

(3)缩复作用:宫缩时,子宫体部肌纤维缩短变宽,间歇期肌纤维松弛,变长变窄,但不能恢复到原来的长度,反复收缩使肌纤维越来越短,此现象称为缩复作用。缩复使用使宫腔容积逐渐缩小,迫使胎先露下降,宫颈管消失及宫口扩张。

2.腹肌及膈肌收缩力

腹肌及膈肌收缩力(简称腹压)是第二产程时娩出胎儿的辅助力量。当宫口开全,先露下降至盆底时,前羊水囊和先露部压迫直肠,使产妇反射性引起排便动作,产妇屏气并向下用力,腹肌和膈肌收缩,腹腔压力增加,在第二产程末期迫使胎儿娩出,第三产程使胎盘娩出。如腹压运用不当或过早使用腹压,则易造成产妇疲劳和宫颈水肿,使产程延长造成难产。

3.肛提肌收缩力

肛提肌收缩力对胎先露部在盆腔的内旋转起重要作用。当胎头枕部露于耻骨弓下时,肛提肌收缩力能协助胎头仰伸及胎儿娩出。胎儿娩出后,胎盘降至阴道时,肛提肌的收缩有助于胎盘娩出。

二、产道

产道是胎儿娩出的通道,分骨产道和软产道两部分。

1.骨产道

骨产道指真骨盆,是产道的重要部分,其大小、形状与分娩关系密切。产科学将骨盆腔分为 3 个平面,即通常所称的骨盆平面。

(1)骨盆入口平面:指真假骨盆的交界面,呈横椭圆形。其前方为耻骨联合上缘,两侧为髂耻缘,后方为骶岬前缘,共有 4 条径线。

1)入口前后径:也称真结合径,指耻骨联合上缘中点至骶岬前缘正中间的距离,平均值约为 11cm,其长短与分娩关系密切。

2)入口横径:指两侧髂耻缘间的最大距离,平均值约为 13cm。

3)入口斜径:左右各一。左骶髂关节至右髂耻隆突间的距离为左斜径;右骶髂关节至左髂耻隆突间的距离为右斜径,平均值约为 1(2)75cm。

(2)中骨盆平面:为骨盆的最窄平面,有重要的产科临床意义。其前方为耻骨联合下缘,两侧为坐骨棘,后方为骶骨下端。此平面特点是前后径长而横径短,呈椭圆形。有两条径线。

1)中骨盆前后径:指耻骨联合下缘中点通过两坐骨棘连线中点至骶骨下端间的距离,平均值约为 11.5cm。

2)中骨盆横径:也称坐骨棘径,是指两坐骨棘间的距离,平均值约为 10cm。

(3)骨盆出口平面:骨盆出口平面不是一个真正的平面,而是由两个在不同平面的三角形组成。前三角平面顶端为耻骨联合下缘,两侧为耻骨降支;后三角平面顶端为骶尾关节,两侧为骶结节韧带,坐骨结节间径为两个三角共同的底。出口平面共有 4 条径线。

1)出口前后径:耻骨联合下缘至骶尾关节间的距离,平均值约为 11.5cm。

2)出口横径:也称坐骨结节间径,指两坐骨结节间的距离,平均值约为 9cm。是胎先露部通过骨盆出口的径线,此径线与分娩关系密切。

3)出口前矢状径:指耻骨联合下缘至坐骨结节间径中点间的距离,平均值约为 6cm。

4)出口后矢状径:指骶尾关节至坐骨结节间径中点间的距离,平均值约为 8.5cm。当出口横径稍短,而出口横径与后矢状径之和>15cm 时,一般大小胎儿可通过后三角区经阴道娩出。

(4)骨盆轴与骨盆倾斜度

1)骨盆轴:骨盆轴为连接骨盆各假想平面中点的曲线。此轴上段向下向后,中段向下,下段向下向前。分娩时,胎儿沿此轴娩出。

2)骨盆倾斜度:指妇女直立时,骨盆入口平面与地平面所成的角度,一般为 60°。若倾斜度过大,常影响胎头衔接。

2.软产道

软产道由子宫下段、子宫颈、阴道和骨盆底软组织组成。

(1)子宫下段的形成:子宫下段由子宫峡部形成。非孕时子宫峡部约 1cm,妊娠后子宫峡部逐渐伸展,于妊娠 12 周后逐渐扩张成为宫腔一部分,至妊娠末期形成子宫下段。临产后,子宫体部因缩复作用越来越厚,而子宫下段被牵拉扩张,越来越薄,长达 7~10cm。由于子宫上下段的肌壁厚薄不同,在子宫内面两者的交界处形成环状的隆起,称生理性缩复环。

(2)宫颈的变化:宫颈管消失和宫口扩张是临产后宫颈出现的变化。初产妇先有子宫颈管缩短、消失,然后宫口扩张。经产妇多是宫颈管消失与宫口扩张同时进行。在子宫体收缩的牵拉和前羊水囊楔形下压的作用下,子宫颈向上向外扩张,宫颈管逐渐变短直至消失。临产前宫颈管长 2~3cm,初产妇宫颈外口仅容一指尖,经产妇可容一指。随产程进展,宫口逐渐开大,宫口开全时直径约 10cm。

(3)阴道、骨盆底及会阴变化:前羊水囊及胎先露部将阴道逐渐撑开,破膜后胎先露部直接压迫骨盆底,软产道下段形成一个向前向上弯曲的筒状通道,前壁短而后壁长,阴道黏膜皱襞展开,阴道扩张加宽。肛提肌向下及两侧扩展,肌纤维拉长,使会阴体由 5cm 变成 2~4mm,以利胎儿通过。妊娠期阴道及骨盆底的结缔组织和纤维增生肥大、血管增粗、血运丰富。分娩时会阴体部承受压力大,如果会阴保护不当可造成裂伤。

三、胎儿

胎儿的大小、胎位和有无畸形是影响分娩的重要因素。胎头是胎儿最大、可塑性最小、最难通过骨盆的部分。当胎头过大致胎头径线增大时,尽管骨盆大小正常,可引起相对性头盆不称而造成难产。

1.胎儿大小

(1)胎头颅骨:由顶骨、额骨、颞骨各两块及枕骨一块构成。颅骨间缝隙称颅缝,两顶骨间为矢状缝,顶骨与额骨间为冠状缝,枕骨与顶骨间为人字缝。矢状缝与冠状缝的交汇处空隙较大,称大囟门(前囟门),呈菱形。矢状缝与人字缝交汇处空隙较小,称小囟门(后囟门),呈三角形。颅缝与囟门之间均有软组织遮盖,使骨板有一定的活动余地,故胎头有一定的可塑性,有和于分娩时胎头的娩出。

(2)胎头径线：①双顶径(BPD)，为两侧顶骨隆突间的距离，妊娠足月时平均值约为9.3cm；②枕额径，为鼻根至枕骨隆突间的距离，胎头以此径线衔接，妊娠足月时平均值约为11.3cm；③枕下前囟径，又称小斜径，为前囟中央至枕骨隆突下方的距离，妊娠足月时平均值约为9.5cm；④枕颏径，又称大斜径，为颏骨下方中央至后囟顶部的距离，妊娠足月时平均值约为13.3cm，是胎头的最大径线。

(3)胎儿体重：胎儿过大不仅因胎头较大易发生头盆不称，而且可由于软组织和皮下脂肪多，致双肩径较大而发生肩难产。有学者建议用头围和腹围的周径与骨盆入口和中骨盆周径的关系来评价胎盆关系。

2.胎位

产道为一弯曲的纵行管道。当胎体的纵轴与骨盆轴一致时，容易通过产道。头先露是胎头先通过产道，较臀先露易娩出。臀先露时臀先娩出，软产道未充分扩张，后出胎头时颅骨变形的机会较少，易出现后出头困难。横产式时，胎体纵轴与骨盆轴垂直，足月活胎不能通过产道，只有转为纵产式方可经阴道娩出。

3.胎儿畸形

胎儿某一部分发育异常，如脑积水、连体胎儿等可以增加胎儿的径线，通过产道困难而致难产。

四、精神心理因素

分娩虽是生理现象，但对于产妇可产生精神心理上的应激。在分娩过程中，精神心理状态可以明显影响产力，进而影响产程进展。对疼痛的恐惧和分娩时的紧张会使机体产生一系列变化，导致宫缩乏力、宫口扩张缓慢、产程延长、产后大出血等。有研究表明有家人陪伴的产妇其第一、第二产程较没有家人陪伴者短，手术产机会也减少。在分娩过程中，应耐心安慰产妇，尽可能消除其不应有的焦虑和恐惧；使产妇掌握必要的呼吸和躯体放松技术；开展温馨病房和导乐式分娩，使产妇顺利度过分娩期。

第三节　枕先露的分娩机制

分娩机制是指在分娩过程中，胎先露部为适应骨盆各平面的不同形态，被动地进行一系列适应性转动，以其最小径线通过产道的全过程。分娩机制是一个连续的过程，每个动作之间并无明显的界限。现以临床最常见的枕左前位为例说明。

一、衔接

头双顶径进入骨盆入口平面，颅骨最低点接近或达到坐骨棘水平，称为衔接。胎头呈半俯屈状态，以枕额径衔接。由于枕额径大于骨盆入口前后径，胎头矢状缝落在骨盆入口的右斜径上，胎头枕骨位于骨盆入口左前方。两侧顶骨同时入盆，称之为均倾式入盆；如一侧顶骨先入盆，另一侧后入，则称之为不均倾式入盆。胎头衔接意味着无头盆不称。初产妇在预产期前1～2周衔接，如临产后仍未衔接，应高度警惕头盆不称。经产妇多在临产后衔接。

二、下降

胎头沿骨盆轴前进称为下降。下降贯穿于整个分娩过程,与其他动作同时进行。宫缩是下降的主要动力,因而胎头下降呈间歇性,宫缩时胎头下降,间歇时胎头稍退缩,这样可减少胎头与骨盆之间的相互挤压,对母婴有利。促使胎头下降的因素有:①宫缩时通过羊水传导,压力经胎轴传至胎头;②宫缩时宫底直接压迫胎臀;③宫缩时宫腔变长,胎体伸直伸长;④腹肌收缩腹压增加。初产妇因宫口开大较慢和软组织阻力较大,其胎头下降较经产妇慢。胎头下降的程度是判断产程进展的重要标志之一。

三、俯屈

当胎头下降至骨盆底时,遇到肛提肌阻力,处于半俯屈状态的胎头进一步俯屈,使胎头衔接时的枕额径变为最小的枕下前囟径,以适应产道,利于胎头继续下降。

四、内旋转

为适应中骨盆形态,胎头下降到骨盆底遇到阻力时,胎头枕部向右前旋转45°到达耻骨联合后面,使矢状缝与骨盆前后径相一致,称为内旋转。内旋转一般于第一产程末完成,也有在第二产程完成的。

五、仰伸

完成内旋转后,胎头已达阴道外口,宫缩和腹压继续迫使胎头下降,而肛提肌收缩力和盆底阻力又将胎头向前推进,二者的合力迫使胎头向上向前。当枕骨达耻骨联合下缘时,即以耻骨弓为支点,使胎头逐渐仰伸。胎头的顶、额、鼻、口、颏相继娩出。胎头仰伸时,胎儿双肩径沿左斜径进入骨盆入口。

六、复位和外旋转

胎头娩出时,胎儿双肩径沿骨盆入口左斜径下降。胎头娩出后,为使胎头与胎肩恢复正常关系,胎头枕部向左旋转45°,称为复位。胎肩继续下降,前肩向前向中线旋转45°,胎儿双肩径与骨盆出口前后径相一致,为保持胎儿头矢状缝与胎儿双肩径的垂直关系,胎头枕部需在外继续向左旋转45°,称外旋转。

七、胎儿娩出

胎头完成外旋转后,胎儿前(右)肩在耻骨弓下娩出,随即后肩娩出。胎体及胎儿下肢随之顺利娩出。至此,分娩过程全部完成。

第四节　分娩的临床经过及处理

一、先兆临产及临产的诊断

1.先兆临产

分娩前,产妇可能出现一些症状预示不久将临产,称为先兆临产。

(1)胎儿下降感:由于胎儿先露部下降进入骨盆入口以及羊水量减少,造成子宫底下降,对膈肌的压力降低,孕妇自觉上腹部较前舒适,食欲改善,呼吸轻快。因胎头下降压迫膀胱,常有尿频症状。

(2)假临产:又称假阵缩。在整个妊娠过程中,子宫一直有不规律地收缩,随妊娠进展,不规律收缩的频率增加,分娩发动前,子宫肌层敏感性增强,逐渐被产妇感知。其特点是宫缩频率不一致,持续时间短,强度不增加,常在夜间出现而于清晨消失。假阵缩只引起下腹部轻微胀痛,不伴有宫颈管缩短和宫口扩张,可被镇静药缓解。假阵缩有助于宫颈的成熟,但过频干扰产妇的休息。

(3)见红:分娩发动前 24～48h,宫颈内口附近的胎膜与子宫壁分离,毛细血管破裂出血,与宫颈管内的黏液相混排出,称见红,是分娩即将开始的可靠征象。若阴道流血量较多,超过平时月经量,应考虑是否有妊娠晚期出血,如前置胎盘、胎盘早剥等。

2.临产的诊断

临产开始的标志是出现规律且逐渐增强的子宫收缩,同时伴有进行性宫颈管消失、宫口扩张和先露下降。规律宫缩一般以每 10 分钟 1～2 次,每次持续 30s 以上为准。

二、总产程及产程分期

总产程即分娩全过程,指从开始出现规律宫缩至胎儿胎盘娩出。初产妇的总产程不应超过 24h。临床分为三期。

第一产程:又称宫颈扩张期,指从出现规律宫缩至宫口开全。初产妇宫颈较紧,宫口扩张较慢,需 11～12h;经产妇宫颈较松,宫口扩张较快,需 6～8h。

第二产程:又称胎儿娩出期,指从宫口开全至胎儿娩出。初产妇需 1～2h,不应超过 2h;经产妇通常数分钟即可完成,也有长达 1h 者。

第三产程:又称胎盘娩出期,指从胎儿娩出至胎盘娩出。一般需 5～15min,不超过 30min。

三、第一产程的临床经过及处理

1.临床表现

(1)规律宫缩:产程开始时,宫缩持续时间较短(约 30s)且弱,间歇期较长(5～6min)。随产程进展,宫缩持续时间渐长(50～60s)且强度增加,间歇期渐短(2～3min)。宫口近开全时,宫缩可持续达 1min 或以上,间歇时间仅 1～2min。

(2)宫口扩张:随着宫缩逐渐增强,宫颈管逐渐缩短直至消失,宫颈口逐渐扩张。潜伏期宫口开大较慢,进入活跃期则明显加快。宫缩乏力、头盆不称等均可影响宫口扩张。宫口开全后,子宫下段及阴道形成宽阔管道。临床上通过肛查或阴道检查确定宫口扩张程度。

(3)胎头下降:胎头下降的程度以胎头颅骨的最低点与骨盆坐骨棘平面的关系为标志。胎头颅骨最低点达坐骨棘水平以"0"表爪;坐骨棘水平以上以"-"表示;以下以"+"表示。胎头下降程度可通过肛查或阴道检查判断,是决定能否经阴道分娩的重要观察指标。

(4)胎膜破裂:胎先露部前面的羊水称为前羊水,约 100ml,其形成的囊称为前羊水囊(胎胞)。随产程进展,当囊内压力达到一定程度时,胎膜即可破裂,称为破膜。破膜多发生在宫口近开全或开全时。

2.产程监护及处理

第一产程的主要工作是严密观察产程,发现异常及时处理和做好接生准备。

(1)宫缩的监护:可通过触诊法或胎儿监护仪观察宫缩。触诊法是助产人员一手手掌放于产妇腹壁上,观察并记录宫缩的频率、持续时间和强度。每次至少观察 3～5 次宫缩,每隔 1～2h 观察 1 次。监护仪有内监护和外监护两种,内监护方法复杂,且需宫内操作,有感染可能,临床很少应用,以外监护常用。外监护可直接描记宫缩曲线,观察宫缩持续时间、强度及间歇时间。外监护记录的宫缩强度不完全代表真正的宫内压力。

(2)胎心的监护:临产后特别注意胎心变化,潜伏期每小时检测 1 次,活跃期 15～30min 检测 1 次。可用听诊法或胎心监护仪观察胎心。观察胎心时,应注意胎心的频率、宫缩后胎心频率的变化及恢复的速度等。听诊法听胎心每次至少 1min,胎儿监护仪每次至少记录 20min,正常心率为 120～160 次/分。第一产程后半期,宫缩时胎头受压,致胎儿脑血流量以过性减少,胎儿脑一过性缺氧,可出现胎心率减慢,但不应少于 100 次/分,宫缩后迅即恢复。若宫缩后出现胎心率减慢且不能迅速恢复、胎心率<120 次/分或>160 次/分,均提示胎儿缺氧,立即给予左侧卧位,吸氧等处理,并积极寻找原因。

(3)宫口扩张及胎头下降:为了细致观察产程,发现异常能及时处理,临床上多采用产程图观察宫口扩张程度、胎头下降程度、胎心率。

产程图横坐标为临产时间(小时),纵坐标左侧为宫口扩张程度(cm),右侧为先露下降程度(cm),画出宫口扩张曲线和胎头下降曲线,使产程变化一目了然,指导产程处理。

第一产程分为潜伏期和活跃期。潜伏期指从临产开始到宫口开大 3cm,此期宫口扩张速度较慢,约需 8h,最大时限为 16h,超过 16h 为潜伏期延长。活跃期指从宫口开大 3cm 到开全(10cm)。此期间扩张速度明显加快,约需 4h,最大时限为 8h,超过 8h 为活跃期延长。活跃期又分为加速期、最大加速期及减速期。加速期指宫口从 3cm 扩张至 4cm,约需 1.5h;最大加速期指宫口从 4cm 扩张至 9cm,约需 2h;减速期指宫口从 9cm 扩张至 10cm,约需 30min。

宫口扩张程度和胎头下降程度是产程进展的重要标志和指导产程处理的主要依据,可通过肛门检查或阴道检查判断。

1)肛门检查:肛查能了解宫颈管消退程度、宫颈软硬度、厚薄、宫口扩张程度、先露高低、是否破膜及骨盆腔大小等。应适时在宫缩时进行,次数不应过多,第一产程初期,每 4 小时查一次,经产妇或宫缩过频者间隔时间应缩短。肛门检查方法:产妇仰卧,两腿屈曲分开。检查者站在产妇右侧,检查前用消毒纸巾遮盖阴道口避免粪便污染阴道。右手戴手套,示指蘸肥皂水轻轻伸入直肠内,拇指伸直,其余各指屈曲以利示指深入。检查者在直肠内的示指向后触及尾骨尖端,了解其活动度。再查两侧坐骨棘是否突出并确定胎头高低,然后用食指掌侧探查子宫颈口,摸清其四周边缘,估计宫口扩张大小。当宫口近开全时,仅能在一侧或两侧摸到一个窄边。当宫口开全时,则摸不到宫口边缘。未破膜者在胎头前方可触到有弹性的胎胞,已破膜者则能直接触到胎头,若无胎头水肿,还能扪清颅缝及囟门的位置,有助于确定胎位。若触及有血管搏动的索状物,应高度警惕脐带先露、脐带脱垂,需及时处理。

2)阴道检查:适用于肛查先露部不明、宫口扩张及胎头下降程度不明、疑有脐带脱垂或头盆不称者。应在严格消毒下进行。阴道检查能直接摸清胎头,能确定胎位、宫口扩张程度。

(4)破膜和羊水的观察:破膜时应立即听胎心,观察羊水性状、颜色及流出量,并记录破膜时间。胎头仍浮动未入盆者应卧床防止脐带脱垂。目前羊水粪染与胎儿宫内窘迫的关系还有争论,对羊水粪染者应进行具体分析,综合胎心率、羊水量等因素考虑。对羊水粪污染者既不要过高估计其严重性,亦不能掉以轻心,应加强监护。

(5)一般处理

1)精神安慰:产妇的精神心理因素对分娩有重要影响,应尽可能安慰产妇,消除其焦虑和恐惧心理。

2)测量血压:因宫缩时血压升高5～10mmHg,应在间歇期测量。每隔4～6小时测量一次,若发现血压升高,应增加测量次数,并给予相应处理。

3)饮食:鼓励产妇少量多次进食,吃高热量易消化食物,并摄入足够水分,保证充沛体力。

4)活动与休息:若胎膜未破,产妇可适当在室内活动,以加速产程进展。若经产妇宫口开大4cm或初产妇宫口近开全时,应左侧卧位。

5)排尿与排便:鼓励产妇每2～4小时排尿1次,以免膀胱充盈影响宫缩及胎头下降。初产妇宫口扩张<4cm,经产妇<2cm时可行温肥皂水灌肠,加速产程进展。但胎膜早破、阴道流血、头盆不称等情况不宜灌肠。

(6)做好接生准备:剃去阴毛后,产妇仰卧于产床上,两腿屈曲分开,在臀下放一便盆。用肥皂水按大阴唇→阴阜→两侧大腿内侧上1/3→会阴及肛门周围的顺序冲洗,然后用苯扎溴铵(新洁尔灭)再按前述顺序消毒一次。取出便盆。接生人员按无菌操作常规洗手,穿手术衣,戴无菌手套,铺好消毒巾,为接生做准备。

四、第二产程的临床经过及处理

1.临床表现

宫口开全后,胎膜多已破裂,胎头降至盆底并压迫直肠,产妇有排便感,不由自主向下屏气。会阴膨隆变薄,胎头于宫缩时露出阴道口,间歇时又缩回至阴道内,称为胎头拔露。当胎头双顶径越过骨盆出口,宫缩间歇期胎头也不回缩,称为胎头着冠。随产程进展,胎头娩出,随后胎肩、胎体娩出,后羊水流出。

2.产程观察及处理

(1)密切监测胎心:此期宫缩频而强,需严密观察胎心,每5～10分钟听一次胎心。若发现胎心有异常,需立即结束分娩。

(2)指导产妇用力:宫口开全后,指导产妇正确屏气用力,增加腹压加快产程。产妇两脚蹬在产床上,两手握住扶手,宫缩时先深吸气屏住,然后如解大便样向下屏气用力,宫缩间歇时全身放松。重复上述动作,直至胎儿娩出。

(3)接生:接生要领是保护会阴,协助胎头俯屈,使胎头于宫缩间歇期缓慢通过阴道口,胎肩娩出时也要注意保护好会阴。

1)保护会阴:接产者站在产妇右侧,胎头拔露致会阴后联合紧张时,应开始保护会阴。右肘支在产床上,右手拇指与其他四指分开,用手掌大鱼际肌顶住会阴部。宫缩时,向上内方托压,同时左手轻轻下压胎头枕部,协助胎头俯屈,宫缩间歇期放松,以免压迫过久引起会阴水肿。胎头着冠后,右手也不能放松。当胎头枕部在耻骨弓下露出时,左手协助胎头仰伸,嘱产妇张口哈气,让产妇在宫缩间歇期向下屏气,使胎头缓慢娩出。胎头娩出,若有脐绕颈但较松时,可将脐带顺胎肩方向或从胎头方向滑下。若绕颈较紧,可先用两把止血钳将脐带夹住,在两钳间剪断脐带。胎头娩出后,左手应自鼻根向下颏挤压,将口鼻内黏液和羊水挤出。此时胎头自然复位,协助胎头外旋转,使胎儿前肩位于耻骨联合下,接产者向下按压胎儿颈部,使前肩自耻骨联合下方娩出,继之再托胎颈向上,使后肩自会阴前缘娩出,至此右手方可离开。最后双手协助胎体及下肢娩出。

2)会阴切开:会阴过紧或胎儿过大,估计分娩时不可避免造成会阴撕裂,应行会阴切开术。包括会阴后-斜切开术和会阴正中切开术。会阴后-斜切开术:麻醉生效后,于宫缩时以左手中、示指伸入阴道内,撑起左侧阴道壁,右手用钝头直剪自会阴后联合中线向左侧45°方向切开会阴,一般长度为4~5cm,会阴高度膨隆时应为60°~70°。会阴正中切开术:于宫缩时沿会阴后联合中线垂直切开,长约2cm,切口易自然延长撕裂肛门括约肌。会阴切开的时间、方式和程度应视具体情况而定。

(4)新生儿的处理

1)清理呼吸道:胎儿娩出后,及时用吸痰管清除新生儿鼻腔和口腔中残余的羊水和黏液,以免发生吸入性肺炎。呼吸道通畅后新生儿大声啼哭,若呼吸已清理而新生儿仍无哭声,可轻拍足底或背部。

2)处理脐带:经典的处理方法是,先距脐带根部0.5cm处用无菌丝线结扎一次,然后在其外方1cm处再结扎一次,最后在第二道结扎线外方约0.5cm处用消毒剪刀剪断脐带,断端用碘酒和乙醇消毒,并用无菌纱布包扎。现在多用气门芯代替丝线结扎,断端的处理改用15%~20%的高锰酸钾溶液,处理后不用包扎,脐带脱落快且感染率低。

3)Apgar评分:根据新生儿的心率、呼吸、肌张力、反射和皮肤颜色进行评分,以判断新生儿有无窒息及窒息的严重程度。每项指标0~2分,总分10分,4~7分为轻度窒息,处理不当可转为重度窒息。0~3分为重度窒息,需紧急抢救,气管插管给氧、用药等。生后1min的Apgar评分主要反映新生儿的酸碱平衡情况,产后5"min的Apgar评分与预后关系密切,Apgar评分越低,其预后越差。Apgar评分指标中心率和呼吸最重要,临床恶化顺序为皮肤颜色→呼吸→肌张力→反射→心率。

4)新生儿的一般处理:新生儿断脐后用氯霉素眼药水滴眼。擦净足底,打新生儿足印和母亲指印于新生儿病历上。系以标明新生儿性别、体重、出生时间、母亲姓名和床号的手腕带。

五、第三产程的临床经过及处理

1.临床表现

胎儿娩出后,宫底降至脐下1~2cm。数分钟后宫底上升并可有少量阴道流血,这是由于胎盘与子宫壁发生错位而剥离,剥离后的胎盘降至子宫下段,子宫体被推向上方之故。此时可见到脐带向外延伸,并且用手在耻骨联合上方压子宫时,脐带不再回缩。

胎盘娩出有母面娩出式和子面娩出式两种方式。子面娩出方式又称Schultz娩出式。胎盘从中央开始剥离,随后胎盘周边相继剥离,胎盘胎儿面先露出阴道口。其特点是胎盘先剥离,后见少量阴道流血。此种方式多见。母面娩出方式又称Duncan娩出式,胎盘从边缘开始剥离,然后波及整个胎盘,胎盘的母体面先露出阴道口,其特点是先有较多阴道流血,胎盘后排出。此种方式少见。

2.处理

(1)协助胎盘娩出:当确认胎盘已完全剥离后,在产妇臀下放一无菌弯盘,以左手握住宫底并按压,右手牵引脐带,当胎盘娩出至阴道口时,接生者双手握住胎盘,顺一个方向旋转并缓慢向外牵拉,协助胎盘胎膜完整娩出。切忌在胎盘尚未完全剥离前,按揉或牵拉脐带,以免引起胎盘部分剥离出血或拉断脐带。胎盘娩出后,按摩子宫减少出血量,同时观察出血量。

如胎盘未完全剥离而阴道出血多,其常见原因为子宫收缩乏力和胎盘粘连。收缩乏力表现为子宫收缩欠佳,子宫软,可按摩子宫或注射缩宫素刺激子宫收缩。若牵引脐带阻力较大时,应警惕胎盘粘连,可徒手剥离胎盘。方法是术者更换手术衣及手套,外阴再次消毒后,将手指并拢呈圆锥状进入宫腔,找到胎盘剥离边缘,掌面朝向胎盘母体面,将胎盘自宫壁逐渐分离,另手在腹壁按宫底。若找不到剥离面不能分离,不可强行剥离,可能是植入性胎盘。

(2)检查胎盘胎膜:胎盘胎膜娩出后,应立即检查胎盘、胎膜是否完整,脐带附着位置,有无副胎盘等。将胎盘铺平,检查胎盘小叶有无缺损,然后将胎盘提起,检查胎膜是否完整,胎盘边缘有无血管断裂等及时发现副胎盘。若有副胎盘、部分胎盘或胎膜残留时,应在无菌条件下伸手入宫腔取出残留组织。

(3)检查软产道:胎盘娩出后应仔细检查宫颈、阴道、外阴有无裂伤。会阴裂伤分为三度:裂伤部位限于会阴后联合、会阴皮肤和阴道黏膜为Ⅰ度会阴裂伤;除上述裂伤部位外,还有会阴体肌肉的损伤为Ⅱ度会阴裂伤;裂伤部位已达肛门括约肌甚至伤及直肠为Ⅲ度会阴裂伤。发现软产道损伤,应立即缝合,缝合后消毒外阴,并敷以乙醇纱布。

(4)预防产后出血:分娩结束后,正确估计出血量,正常分娩出血量不应超过 300ml。有人主张产后常规使用宫缩药,实属不必要,因为大多数产妇分娩后宫缩良好。若过去有产后出血史或易出现宫缩乏力者(如多产、多胎、羊水过多等),可于胎儿前肩娩出时静脉注射 10U 缩宫素,也可于胎儿娩出后立即经脐静脉快速注入含 10U 缩宫素的生理盐水 20ml,促使胎盘迅速剥离。若胎儿娩出 30min 后,胎盘仍未排出,出血不多时,静注缩宫素后仍不能使胎盘排出时,再行手取胎盘术。若产后大出血是因胎盘或胎膜残留引起,则应立即行清宫术。麦角类制剂因有抑制泌乳作用,故应慎用。

第十章　正常产褥

从胎盘娩出后至产妇除乳腺外全身各器官恢复或接近正常未孕状态的一段时间,称为产褥期,一般为6周。

【临床表现】

(1)阴道有恶露排出,产后3～5日内为血性,以后呈浆液性,2周后变为白色恶露。恶露有血腥味、无臭味。

(2)产后1～2日可有子宫阵发性收缩所致的产后痛,持续2～3日自然消失。

(3)排汗增多,尤其睡眠和初醒时更明显,称为褥汗。产后1周左右自行好转。

(4)产后24小时内体温可略升高,一般不超过38℃。脉搏在1周内可略缓慢,约50～60次/分,呼吸深慢,10～16次/分。

(5)腹部扪及圆而硬的子宫,子宫底从平脐处每日下降1～2cm,至产后10日腹部扪及不到。

【处理原则】

1.下地活动

经阴道自然分娩产妇,应于产后6～12小时内起床稍事活动,于产后第2日可在室内随意走动和做产后健身操。剖宫产分娩的产妇,可推迟至产后第2日下地活动。尽早适当活动及做产后健身操,有助于机体恢复,避免或减少静脉栓塞的发生。

2.饮食

产后建议少食多餐,可进流质或清淡半流质饮食,以后可进普通饮食。食物应富营养,有足够热量和水分。

3.小便与大便

鼓励产妇尽早排尿,自然分娩应在4小时内排尿,如有排尿困难可用温开水冲洗外阴或听流水声等诱导排尿。也可采用针刺关元、气海、三阴交及阴陵泉,或肌内注射甲基硫酸新斯的明1mg等方法,促进排尿。上述方法无效时留置导尿管2～3日,并给予抗生素预防感染。便秘时口服缓泻剂,或开塞露塞肛或肥皂水灌肠。

4.观察子宫复旧及恶露

测宫底高度时应排空膀胱。产后子宫收缩痛严重时可服用止痛药物。子宫复旧不良时给予子宫收缩剂。恶露有臭味者应给予抗生素,口服或肌内注射。

5.会阴处理

保持会阴干燥清洁,会阴部有缝线者每天擦洗消毒2次,侧切伤口较深缝线较多者便后擦洗,于产后3～5日拆线,伤口如有红肿及时理疗或局部封闭,有感染时可提前拆线或行扩创术。

6.母婴同室及母乳喂养

产后30分钟内给新生儿吸吮乳头,指导正确哺乳姿势及按需哺乳。产妇乳量不足时可:

①多吃汤汁食物；②针刺外关、合谷穴；③灸膻中、乳根、少泽穴；④中药当归12g，通草2g，穿山甲12g，王不留行12g，木馒头6g煎汤服，每日一剂。产妇胀奶时，他人协助轻轻揉开乳房内硬块，然后用吸奶器或奶泵吸出足够的乳汁，使乳窦变软，进行频繁和有效的喂哺。如有乳头破裂不必停止哺乳但应纠正哺乳姿势，哺乳后挤出少许乳汁涂在乳头和乳晕上，短暂暴露和干燥乳头帮助乳头皮肤愈合。

7.回奶

婴儿患有先天性代谢病（半乳糖血症、苯丙酮尿症、枫乳糖尿症）或产妇患有严重疾病不可母乳喂养时用下列方法回奶：①芒硝250g打碎，用纱布包裹后置乳房外敷；②维生素B_6 200mg，1日3次，口服5～7天；③生麦芽每日60～90g煎服代茶，连服3～5天；④溴隐亭2.5mg，1～2次/日，共用2周。

8.其他

告知产妇产褥期内禁性交，产后42天内可有排卵，哺乳者应以器具避孕为首选。不哺乳者可以选用药物避孕。

产妇应于产后42天去分娩医院做健康检查。测血压，必要时检查血、尿常规，了解哺乳情况，并行妇科检查，观察盆腔内生殖器是否恢复正常。婴儿应测身高、体重，全面检查发育及营养情况。

第十一章　病理妊娠

第一节　流　产

妊娠不足 28 周、体重不足 1000g 而终止妊娠者称为流产。妊娠 12 周末前终止者称为早期流产,妊娠 13 周至不足 28 周终止者称为晚期流产。

因自然因素导致的流产称为自然流产。自然流产率占全部妊娠的 10%～15%,其中 80% 以上为早期流产。按流产发展的不同阶段又可分为四种临床类型,分别为先兆流产、难免流产、不全流产和完全流产。此外,尚有 3 种特殊情况包括:稽留流产,即指宫内胚胎或胎儿死亡后未及时排出者;习惯性流产指连续自然流产 3 次或 3 次以上者;以及流产合并感染。

【诊断与鉴别诊断】

(一)临床依据

1.先兆流产

病史停经后阴道少量流血,伴或不伴下腹痛或腰骶部胀痛,体格检查阴道及宫颈口可见少量血液,宫颈口未开,无妊娠物排出,子宫大小与停经时间相符。辅助检查血、尿 hCG 升高,B 超显示宫内见妊娠囊。

2.难免流产

在先兆流产基础上阴道流血增多,腹痛加剧,或阴道流液胎膜破裂。体格检查阴道内多量血液,有时宫颈口已扩张,见部分妊娠物堵塞宫口,子宫大小与停经时间相符或小。辅助检查血 hCG、孕激素不升或降低,B 超显示宫内可见妊娠囊,但无胚胎及心管搏动。

3.不全流产

难免流产发生部分妊娠物排出宫腔或胚胎(胎儿)排出宫腔后嵌顿于宫颈口。影响子宫收缩而大量出血。因此,病史阴道大量流血,伴腹痛,甚至休克。体格检查阴道可见大量血液及宫颈管持续血液流出,宫颈口有妊娠物堵塞,子宫小于停经时间。

4.完全流产

有流产症状,妊娠物已排出。病史阴道流血减少并逐渐停止,体格检查阴道及宫颈口可见少量血液,宫颈口闭合,子宫大小接近正常。辅助检查血、尿 hCG 明显降低,B 超显示宫内无妊娠物。

5.稽留流产

先有早孕症状后减轻,有或无先兆流产的症状。体格检查子宫大小比停经时间小。辅助检查血 hCG、孕激素降低,B 超显示宫内可见妊娠囊,但无胚胎及心管搏动。

6.习惯性流产

指连续自然流产 3 次或 3 次以上者。临床经过同一般流产。

7.流产合并感染

病史常发生于不全流产或不洁流产时,有下腹痛、阴道恶臭分泌物,可有发热。体格检查阴道、宫颈口可有脓性分泌物,宫颈摇摆痛,子宫压痛。严重时引发盆腔腹膜炎、败血症及感染性休克。辅助检查:血常规显示白细胞增高,C 反应蛋白高等感染指标上升。

(二)检查项目及意义

(1)B 超:测定妊娠囊的大小、形态、胎心搏动,可辅助诊断流产类型及鉴别诊断。

(2)血 hCG 水平:连续测定血 β-hCG 水平的动态变化,有助于妊娠的诊断和预后判断。

(3)血常规、血凝等。

(4)其他相关性检查

1)孕激素的连续监测也有助于判断妊娠预后。

2)针对流产合并感染应行红细胞沉降率、CRP、宫腔分泌物培养等相关检查。

3)稽留流产患者应行凝血功能检测。

4)习惯性流产患者应行夫妇双方染色体核型、TORCH、甲状腺功能检测等相关检查。

(三)诊断思路和原则

1.病史

停经史;早孕反应及出现时间;阴道流血量和时间;腹痛部位及性状;有无组织物排出;阴道分泌物有无异味;有无发热、晕厥等表现;既往病史(内分泌疾病史、流产史、生殖器官疾病或手术史)等。

2.体格检查

生命体征;有无贫血和急性感染征象;妇科检查。

3.辅助检查

(1)B 超:测定妊娠囊的大小、形态、胎心搏动,可辅助诊断流产类型及鉴别诊断。

(2)血 hCG 水平:连续测定血 β-hCG 水平的动态变化,有助于妊娠的诊断和预后判断。

(3)血常规、血凝等。

(4)其他相关性检查:①孕激素的连续监测也有助于判断妊娠预后;②针对流产合并感染应行红细胞沉降率、CRP、宫腔分泌物培养等相关检查;③稽留流产患者应行凝血功能检测;④习惯性流产患者应行夫妇双方染色体核型、TORCH、甲状腺功能检测等相关检查。

【治疗方案及选择】

(一)先兆流产

1.一般处理

嘱患者卧床休息、严禁性生活,保持足够的营养供应及情绪稳定,同时予心理治疗。

2.药物治疗

(1)黄体功能不足者可予黄体酮 20～40mg 肌内注射,每日一次。

(2)在 IVF-ET 患者出现早期流产征象时也可同时加用 hCG。

(3)维生素 E 对黄体功能不足也有一定治疗作用。

(4)甲状腺功能低下者可口服小剂量甲状腺素。

(二)难免流产

一旦确诊,应及时行清宫术排出胚胎及胎盘组织,刮出物送病理学检查。

(三)不全流产

在输液、输血同时立即行刮宫术或钳刮术,并给予抗生素预防感染。

(四)完全流产

行 B 超检查,如无感染,可不予特殊处理。

(五)稽留流产

(1)行凝血功能检测:如有异常,予纠正后再行清宫术。

(2)因稽留流产时胎盘组织常与子宫壁致密粘连,清宫前应予口服倍美力片 0.625mg,每次 5 片,每日 3 次,以期提高子宫肌对缩宫素的敏感性。

(3)手术中应行 B 超监测。

(4)如粘连致密、手术操作困难,为避免子宫穿孔等并发症,不可强求一次清宫彻底,必要时可 5~7d 行二次清宫术或行宫腔镜下电切割术。

(5)中期妊娠稽留流产也可考虑行 B 超引导下利凡诺尔羊膜腔内注射引产,继行清宫术。

(6)手术前给予米索可有助于软化宫颈及促进子宫收缩。

(7)术后应给予人工周期药物以促进子宫内膜修复。

(六)习惯性流产

1.病因检查

反复自然流产患者妊娠前应做的相关检查。

(1)女性生殖器:应做详细的妇科检查,注意有无子宫内口松弛、陈旧性裂伤、子宫轮廓是否规整、有无子宫发育不良、子宫畸形、子宫肌瘤、附件肿瘤等;疑有宫腔异常者,可行超声、HSG、诊断性刮宫或宫腔镜等相关检查,排除子宫纵隔、宫腔息肉、黏膜下肌瘤、宫腔粘连等,并取子宫内膜组织送病理学检查;宫颈内口功能不全借助于宫颈内口探查术或 HSG 多可明确诊断;疑有子宫畸形不能确定者可行腹腔镜检查。

(2)内分泌功能检测:BBT、激素水平测定、超声监测卵泡发育和排卵的情况、经前子宫内膜组织活检、宫颈黏液检查、阴道脱落细胞学检查等;此外,还应行甲状腺功能的检测,有糖尿病史者尚需行空腹血糖和(或)OGTT。

(3)染色体检查:检测夫妇双方的染色体核型,如有可能,同时行流产清宫刮出物或排出物的染色体核型检测。

(4)免疫学检查:夫妇双方的血型[如女方为 O 型而男方为非 O 型,则需测定抗 A 抗体和(或)抗 B 抗体];检测夫妇血液中抗精子抗体;HLA 位点抗原;混合淋巴细胞试验(MLK)等。

(5)Torch 全套检查:弓形虫、支原体检测;病毒学检测:单纯疱疹病毒Ⅱ(HSV-Ⅱ)、风疹病毒(RUV)、巨细胞病毒(CMV)。

(6)精液检测:排除母体严重营养不良、过度吸烟饮酒等不良嗜好以及不良环境因素如长期接触有毒化学物质或放射线等。

2.治疗

(1)对症处理:①对有宫颈内口松弛者于停经 14~16 周行宫颈内口环扎术;②积极处理子

宫纵隔、子宫肌瘤、宫腔息肉、宫腔粘连等相关疾病。

（2）药物治疗：习惯性流产患者确诊妊娠后，可常规注射 hCG 3000~5000U，隔日一次，直至妊娠 8 周后停止。

（3）免疫治疗：①有学者对不明原因的习惯性流产患者行主动免疫治疗；②女方抗精子抗体滴度达 1：32 或更高者，应行避孕套避孕 3~6 个月，以避免抗精子抗体继续产生，如抗体滴度持续不下降，可采用免疫抑制药如小剂量泼尼松片治疗；③男方抗精子抗体滴度达 1：32 或更高者也应采用免疫抑制治疗。

3.流产合并感染

（1）应以迅速控制感染和尽快清除宫腔内感染组织为目的。

（2）宜据病情严重程度及辅助检查选择合适的抗生素，并尽早施行清宫手术，手术前应先给予抗生素并使血中药物浓度达到有效水平。

（3）在以上治疗的同时，积极予以支持治疗以改善患者的一般情况、增强抵抗力和提高患者对手术的耐受能力。

【病情与疗效评价】

（1）流产类型不同，临床表现也不同。详细的病史是病情判断的关键。

（2）生命体征、阴道流血量，以及妇科检查。

（3）动态妊娠试验和 B 型超声检查。

（4）血常规、血凝、CRP、血生化等实验室检查。

先兆流产经治疗后如阴道流血等症状未加重，一般一周一次评价疗效，复查血 hCG 和 B 超。直到症状消失，B 超提示胎儿存活，表示可继续妊娠。如症状加重，B 超提示胚胎发育不良，血 hCG 不升或下降，表明流产不可避免，应及时终止妊娠。

难免流产术后两周内如仍有阴道流血，需行 B 超检查了解有无妊娠物残留。手术后如月经有异常或停经者要告知及时检查。警惕宫腔粘连。

【医疗文件书写要点】

要充分体现病人的知情权。在流产的药物治疗或手术治疗后夫妇需要同等的心理支持。

第二节　早　产

早产是指从末次月经第一日开始计算，妊娠满 28 周而不足 37 周分娩者。此期间分娩的新生儿为早产儿。早产儿与低出生体重儿不同，早产儿取决于孕龄，低出生体重儿取决于出生时体重。低出生体重儿分为三个等级：低出生体重儿≤2500g；极低体重儿≤1500g；超低体重儿（ELBW）≤1000g，新生儿的孕龄与体重之间的关系十分重要，凡出生时体重低于同龄儿的第百分之十位数（10th％）者称为小于孕龄儿（SGA）。低体重儿、小于孕龄儿与早产有一定关系，临床上应予重视。早产的发生率为 5％~15％，是新生儿死亡的首位原因，比足月儿死亡率高 11~16 倍。

一、病因

近年来对早产的病因学研究取得了较大的进展,但仍有部分患者发生早产的原因不明确。

1.感染

绒毛膜羊膜感染是早产的重要原因,感染的来源是宫颈及阴道的微生物,部分来自宫内感染。其病原菌包括需氧菌及厌氧菌、沙眼衣原体、支原体等。不少报告认为在需氧菌中 β 链球菌及厌氧菌中的类杆菌是导致感染的常见菌种。支原体中解脲支原体是常见的病原体。近年来关于感染和发生早产之间的机制研究较多,由于对各种细胞活性因子的不断发现,不少学者通过各种白细胞介素(IL)及肿瘤坏死因子(TNF)来研究感染对胎膜、蜕膜的作用。其作用机制为细菌的内毒素在羊水中可以激活各种细胞活性因子的释放,同时促使前列腺素合成的增加,前列腺素增加导致子宫收缩。母亲全身性感染如流行性感冒、风疹、急性尿路感染均可导致早产。

2.胎膜早破

破膜后羊水流出,宫腔内压力降低,诱发宫缩而导致早产。感染是导致胎膜早破的重要因素。宫颈及阴道穹隆部的微生物可以产生蛋白水解酶,水解宫颈口附近胎膜的细胞外物质,使组织张力强度降低,胶原纤维Ⅲ减少,膜的脆性增加。细菌产生的内毒素也有诱导产生前列腺素(PG)的作用,PG 的增加导致子宫收缩,在宫内压力增强、局部张力强度降低及脆性增加的情况下,可以发生胎膜早破。早产常与胎膜早破合并存在,胎膜早破常使早产不可避免。随着破膜时间的增长,原已存在的感染或破膜后的上升性感染可导致绒毛膜羊膜炎,胎儿发生感染的可能也随之增加。

3.子宫颈功能不全

子宫颈功能不全包括:①先天性宫颈平滑肌发育缺陷,纤维组织少,子宫颈丧失其正常的承受能力;②前次分娩宫颈内口损伤,使宫颈的结缔组织的连续性及完整性受到破坏。由于上述原因,在妊娠中期以后,宫颈管逐渐消退,宫口逐渐扩大,羊膜囊逐步向外突出,最终因张力过大而致胎膜早期破裂,终于早产。

4.子宫发育不全

子宫畸形常导致早产,如单角子宫、双子宫、子宫纵隔、马鞍形子宫均可因发育不良而导致晚期流产或早产。

5.子宫过度膨胀

双胎或多胎及羊水过多均可使宫腔内压力升高,以致提早临产而发生早产。

6.妊娠并发症及妊娠并发症

如妊娠高血压综合征、妊娠期肝内胆汁淤积症(ICP)、前置胎盘、胎盘早剥、妊娠期糖尿病、妊娠合并肝炎等,病情严重,危及母亲及胎儿时,必需及早终止妊娠,故亦为早产的原因。

二、诊断

1.临床症状及体征

(1)先兆早产:出现宫缩,其宫缩间歇时间已在 10min 以内,有逐渐缩短的趋势,收缩时间持续在 20～30s,并有逐渐延长的倾向,为先兆早产,应注意与生理性 Braxton-Hick 宫缩相鉴别。

（2）早产：出现规律宫缩，若阴道有血性分泌物排出，则可确定诊断。子宫颈口进行性扩张至 2cm，早产可以确定。如规则的宫缩不断加强，子宫颈口扩展至 4cm 或胎膜破裂，则早产已不可避免。

2.实验室检查

胎儿纤维结合素（fFN）的测定在早产诊断中有重要作用。当发生宫缩后，为明确是否有先兆早产，可用宫颈或阴道黏液测定 fFN，fFN＞50ng/ml 为阳性。如有宫缩而 fFN 试验为阳性，则 83% 发展成早产，阴性者仅 19% 发展成早产。

3.宫缩电子监护仪

能够准确描记宫缩情况。

三、处理

妊娠≤35 周，胎儿存活，无宫内窘迫，无畸形，胎膜未破，孕妇无严重的并发症与并发症，子宫颈口扩张＜4cm 者，应抑制宫缩，积极保胎，尽量延长孕周。

1.卧床休息

卧床休息以减少宫缩。取左侧卧位可增加子宫胎盘血流量，改善胎儿供氧，减少围生儿死亡。

2.避免检查

应避免阴道检查和肛查，减少腹部检查。禁止性生活。

3.应用宫缩抑制药

（1）β 肾上腺素能受体兴奋药

1）抑制子宫收缩的机制：β 肾上腺素能受体分为 β_1、β_2 两型，β_1 型受体的介导可能使心率加快，心脏收缩力增强，促进脂肪分解，而 β_2 型受体则介导子宫、支气管及小动脉的平滑肌松弛。

当 β 型肾上腺素能受体兴奋药与肌细胞膜外表面的 β 型肾上腺素能受体相互作用后，激活位于细胞膜内面的腺环化酶，它又激动三磷酸腺苷转变成环腺苷酸（cAMP），cAMP 的浓度增加，启动蛋白质磷酸根转移酶的活化，导致特异的膜蛋白的磷酸化作用，该过程通过两个途径使子宫松弛：a.细胞内自由钙离子减少；依赖 cAMP 的蛋白质磷酸根转移酶的激活导致蛋白质的磷酸化，同时启动钠泵，Na^+ 泵出细胞，K^+ 则进入细胞，这也部分地解释了在使用 β_2 型肾上腺素能受体兴奋药后，血钾降低，Na^+ 梯度的增加，加速 Na^+/Ca^{2+} 交换率，导致 Ca^{2+} 从细胞质外流，以及肌质网内 Ca^{2+} 的增加；b.直接抑制肌球蛋白轻链磷酸根转移酶的活化导致环腺苷酸酶介导的磷酸化。

2）常用药物：利托君，150mg 加于 5% 葡萄糖液 500ml，稀释为 0.3mg/ml 的溶液行静脉滴注，滴速保持在 0.15～0.35mg/min，待宫缩抑制后至少持续滴注 12h，再改为口服 10mg，每小时 1 次。沙丁胺醇（舒喘灵），通常首次 4.8mg 口服，以后每 8 小时口服（2）4～4.8mg，直至宫缩消除时停药。

3）β 肾上腺素能受体兴奋药的副作用：此类药物使用时同时兴奋 β_1 受体，部分孕妇出现心率增快，血压下降，血糖升高等不良反应，所以用药期间应监测心率、血压、胎儿心率，适时检测血糖、血电解质情况。停药指征：孕妇心率≥140 次/分，胎心率≥180 次/分，孕妇收缩压降至

90mmHg。对妊娠期糖尿病、电解质紊乱及使用排钾利尿药患者应慎用。

(2)硫酸镁:硫酸镁至今仍是广泛应用于抑制子宫收缩的传统药物。镁离子通过抑制神经肌肉接头处乙酰胆碱的释放和直接抑制子宫肌肉收缩起到治疗早产的作用。用法:先以10%硫酸镁40ml加25%葡萄糖液10ml快速静脉滴注,以后用25%硫酸镁60ml加5%葡萄糖液1000ml缓慢静脉点滴,速度为2g/h,以子宫收缩被抑制为宜。用药过程中注意呼吸、尿量、膝腱反射。如呼吸<16次/分、尿量<25ml/h、膝腱反射消失时应停药。出现镁中毒可静脉缓慢推注10%葡萄糖酸钙10ml。

(3)前列腺素合成酶抑制药:通过抑制前列腺素的合成,对抗前列腺素的子宫收缩和宫颈软化作用。常用的有吲哚美辛、阿司匹林、保泰松等。现证明吲哚美辛有使胎儿动脉导管早闭和羊水过少的作用,不应长期应用,尤其孕周较小时。

(4)钙拮抗药:抑制钙进入子宫肌细胞膜,抑制缩宫素及前列腺素的释放,达到治疗早产的效果,常用硝苯地平(硝苯地平),一般首剂30mg,90min后仍有宫缩,再给予20mg。若子宫收缩被抑制,口服维持量20mg,每8小时1次。用药期间注意观察血压及心率等情况。

四、促进胎儿肺成熟

34周前的先兆早产或早产,需给孕妇糖皮质激素。一般用地塞米松10mg,每日1次肌注,连用2~3d;或用倍他米松12~24mg肌注,每日1次,连用2d,以促进胎儿肺成熟,预防新生儿呼吸窘迫综合征。

五、抗生素的应用

在早产发生原因的探讨中可以看到感染问题已经日益受到重视,不少学者已在早产前即给予孕妇以抗生素以期改善产妇及新生儿的预后,可以减少新生儿肺炎、坏死性小肠炎的发病率。因此,可考虑在产前应用抗生素,目前应用较多的是氨苄西林。

六、产时处理

产时应加强对胎儿的监护,尽量避免胎儿窘迫的发生,分娩时应行会阴侧切预防新生儿颅内出血。如已确诊宫内感染,短期内不能分娩时应使用抗生素并及时剖宫产结束妊娠。对早产儿应加强护理。

七、预防

1.加强孕期宣传教育

注意卫生,防止感染,孕晚期要减少性生活。

2.早期处理阴道感染

在某些人群中至少40%的早产与阴道感染有关,例如滴虫性阴道炎,解脲支原体及各类细菌性阴道炎都有可能启动各类细胞活性因子的产生以致发生早产,因此及早治疗阴道炎症是十分重要的。

3.fFN测定

fFN测定的应用已从诊断发展到预测。宫颈黏液fFN测定,如>50ng/ml为阳性。结合观察宫缩如每小时多于2次者为阳性,其敏感度、特异性均佳,阴性预测值更高,如两者结合,即fFN测定和宫缩监测两者结合,准确度更高。

4.B 超测定宫颈

宫颈成熟是临产的重要条件之一。如宫颈本身发育过短也将导致早产,因此近年来用 B 超对宫颈测量以预测早产可能的研究较多,其方法有经腹部或经阴道两种,最近尚有经会阴预测者,测量内容有宫颈长度、宫颈内口扩张度等。

5.有高危因素者

多胎妊娠、fFN 试验阳性、宫颈长度短者等,妊娠晚期应多卧床休息,取左侧卧位更好,禁止性生活,在自觉有过多宫缩时,立即去医院检查。

6.宫颈关闭不全的处理

宫颈关闭不全者可于孕 14~16 周行手术治疗。

(1)手术指征:有晚期流产、早产史合并宫颈陈旧裂伤达穹隆者;或非孕期宫颈扩张器 7 号进入宫颈内口无阻力者;或宫颈阴道段短于 0.5cm 或缺如者;中期妊娠 B 超发现宫颈内口扩张羊膜囊楔形嵌入宫颈管者及多胎妊娠。

(2)手术方法:①宫颈环扎术,如 Shirodkar 法、McDonald 法及 Cautifaris 法。②宫颈对合缝合法,适用于宫颈短或缺如、裂伤。

第三节　过期妊娠

过期妊娠是指平时月经周期规则,此次妊娠达到或超过 42 周者。过期妊娠的发生率占妊娠总数的 3.5%~17%。过期妊娠中胎盘功能正常者称生理性过期,占过期妊娠的 60%~80%,胎盘功能减退者称病理性过期,占过期妊娠的 20%~40%。过期妊娠围生儿发病率及死亡率明显增高,并随妊娠延长而增加。初产妇过期妊娠胎儿较经产妇胎儿危险性增加。近年来,由于产前及新生儿阶段监测及处理的进步,围生儿死亡率已有明显下降,但在过期妊娠,其剖宫产率、胎儿窘迫率、羊水污染率、产程延长的发生率以及新生儿神经损伤均明显高于正常妊娠期分娩的新生儿和产妇。

一、病因

分娩的发动机制是一个复杂的问题,目前尚不完全清楚。因此过期妊娠的病因亦不肯定。发动分娩的任何一个环节出现障碍,均可造成过期妊娠。现认为过期妊娠与下列因素有关:

1.雌激素水平低

虽然临产的机制十分复杂,但血中雌激素水平的高低与临产有密切关系,过期妊娠可能与血雌激素水平过低有关。例如①无脑儿:胎儿无下丘脑,使垂体-肾上腺轴发育不良,胎儿肾上腺皮质所产生的雌二醇及雌三醇的前身物质,16α-羟基硫酸去氢表雄酮(16α-OH-DHEAS)减少,因此,血中雌激素水平亦不高,在自然临产组中过期妊娠发生率为 28%。②胎盘硫酸酯酶缺乏:是一种罕见的伴性隐性遗传病,患者虽然胎儿肾上腺产生了足量的 16α-OH-DHEAS,但由于缺乏胎盘硫酸脂酶,无法将这种活性较弱的脱氢表雄酮转变成雌二醇及雌三醇,以致发生过期妊娠。

2.内源性前列腺素和雌二醇分泌不足而致黄体酮水平增高

有学者认为过期妊娠系雌孕激素比例失调导致孕激素优势,抑制前列腺素和缩宫素,使子宫不收缩,延迟分娩发动。

3.头盆不称时

由于胎先露部对宫颈内口及子宫下段的刺激不强,容易发生过期妊娠,这是较多见的原因。

4.遗传

有少数妇女的妊娠期较长,多次妊娠均出现过期妊娠,有时尚见于一个家族,说明这种倾向可能与遗传有关。

5.排卵延迟或胚胎种植延迟

可导致过期妊娠。

二、胎盘及胎儿的病理改变

1.胎盘

过期妊娠的胎盘可分为两种类型,一种是胎盘功能正常,胎盘外观和镜检均与足月妊娠胎盘相似。胎盘重量可略有增加,另一种是胎盘功能减退,胎盘出现退行性变化。胎盘绒毛内毛细血管减少,绒毛间质纤维化,合体滋养细胞结节增多,纤维蛋白坏死绒毛增多,使胎盘血供下降,导致胎儿缺血、缺氧。

2.羊水

过期妊娠时,羊水量明显减少,可减至300ml以下;由于胎盘功能低下,胎儿慢性缺氧,使肠蠕动增加,而肛门括约肌松弛,羊水被胎粪污染。

3.胎儿

(1)正常生长:过期妊娠且胎盘功能正常者,胎儿继续生长,体重增加,成为巨大胎儿,颅骨钙化明显,不易变形,难产率增加。

(2)成熟障碍:由于胎盘功能减退,胎盘血流不足以致缺氧及营养供应缺乏,胎儿不易再继续生长发育,出现成熟障碍综合征。成熟障碍综合征可分为3期。

第Ⅰ期:由于缺乏皮下脂肪,四肢细长,皮肤干而皱褶,类似羊皮纸,胎脂及胎毛少,指甲少,新生儿表现营养不良,但无胎粪的污染,颅骨硬,但面容反应尚机敏。

第Ⅱ期:新生儿表现为第Ⅰ期,但伴有含胎粪的羊水,胎粪可以沾染皮肤、胎盘、胎膜和脐带的表面,但无黄染的表现。

第Ⅲ期:新生儿表现如第Ⅰ期,除有胎粪沾染外,新生儿指甲、皮肤黄染、胎盘、胎膜及脐带表面均染成黄绿色。

(3)胎儿宫内发育迟缓小样儿可与过期妊娠并存,后者更增加胎儿的危险性。

(4)胎儿宫内吸入胎粪,使新生儿出生时呼吸困难、持续性缺氧、吸入性肺炎、持续缺氧状态,还可发生中枢神经系统的损害。

(5)胎盘功能低下,可致胎儿宫内缺氧,如胎心改变,羊水减少,胎心电子监护正常,胎盘功能生化检测异常,脐动脉血活检测异常等。

三、诊断

1.核对孕周

月经规律,周期为28~30d者,妊娠≥42周;月经不规律者,以基础体温升高时为受孕日计算孕周,≥40 周;月经不规律,未测基础体温者,根据早孕反应出现的时间、胎动时间及孕早期检查子宫大小或 20 周前 B 超检查的胎儿大小推算预产期,超过预产期 2 周以上者,可诊断为过期妊娠。

2.辅助检查

重点监测胎盘功能及胎儿大小及生长发育情况。

(1)胎动计数:过期妊娠胎动多少是胎儿在宫内状态的重要指标。孕妇每天上午 8:00～9:00,下午 2:00～3:00,晚上 7:00～8:00,静坐计算胎动次数,然后将三段时间胎动次数相乘 4,代表 12h 内胎动次数,如<10 次,提示有可能胎儿宫内缺氧,应即告知医务人员。

(2)尿雌三醇含量和雌三醇/肌酐(E/C)比值测定:每周检测 2～3 次。24h 尿雌三醇<10mg,或 E/C 比值<10,或下降 50% 为胎盘功能低下。

(3)人胎盘泌乳(hPL):正常 hPL 随孕周的增加而增加,36 周达高峰,37 周后逐渐下降。孕末期 hPL<4mg/L 表现胎儿危险。

(4)妊娠特异性 β_1 糖蛋白(SP_1):SP_1 于孕 4 周始增加,孕 38 周达高峰,39 周稍下降,维持到分娩。过期妊娠时 SP_1 随孕周的增加而下降,需动态观察。

(5)无应激试验(NST)及宫缩应激试验(CST):每周行 NST 检查 2 次,无反应者行 CST。CST 阳性表明胎儿窘迫。过期妊娠者需每日行 NST 1 次,如有需要,NST 观察时间可延长至 60min。

(6)生物物理评分(BPS):包括 NST、胎儿呼吸运动(FBM)、胎动(FM)、胎儿肌张力(FT)、羊水量(AFV)5 项,每项 2 分。5 项指标中的 4 项(除羊水量)反映胎儿神经系统对各种生物物理活动的调节功能。5 项中羊水量是胎儿缺氧的敏感指标。如 NST 和 AFV 两项正常,不必处理。而 AFV 单项减少时,即使其他指标正常,也应作为终止妊娠的指征。AFV 减少标准是羊水池深度<(2)0cm 或羊水指数(4 个羊水池最大径线值相加)≤5cm。

(7)羊膜镜检查:羊水浑浊有胎粪者考虑胎盘功能不良,胎儿宫内窘迫。羊膜镜检只适用于宫颈已开大,胎膜完整者。

(8)胎儿大小及生长情况估计:由于大部分过期妊娠的胎盘功能属正常范围,胎儿仍在生长,胎儿常偏大。用 B 超测量胎儿各有关径线值以了解胎儿大小情况。如胎儿双顶径、股骨长、小脑横径、胸围、腹围等,现在常采用多个变量的计算方式来更准确地估计胎儿体重。

四、治疗

过期妊娠影响胎儿安危,应避免过期妊娠的发生。国内学者多主张妊娠达 41 周应终止妊娠。国外有学者主张定期检测胎盘功能,每日 NST 监测,每周 2 次 B 超检查,若胎儿缺氧,需立即终止妊娠。

1.终止妊娠方法

(1)引产:胎盘功能正常,胎心好,OCT(－),宫颈已成熟,无引产禁忌者,可行人工破膜;如羊水较多且清亮者继之以静点缩宫素引产。宫颈不成熟者,先促宫颈成熟,然后行人工破膜及缩宫素引产。引产过程中需严密观察产程进展,监护胎心率,有条件时应采用胎心监护仪持续监护,因为过期妊娠的胎儿对缺氧的耐受力下降,虽然有些胎儿产前监护正常,但临产后宫缩应激力显著增加,可超过胎儿的储备力,导致胎儿宫内窘迫,甚至死亡。为避免缺氧,产程中应充分给氧。静脉滴注葡萄糖液,以增加胎儿对缺氧的耐受能力。

(2)剖宫产:过期妊娠出现胎盘功能低下、胎儿窘迫、羊水过少、巨大儿、引产失败或人工破膜后发现羊水粪染、产程进展缓慢等,需行剖宫手术。

2.过期产儿的处理

胎儿娩出前做好一切抢救准备。胎头娩出后即应清理其鼻腔及鼻咽部黏液和胎粪,必要时行气管插管新生儿气管内羊水和胎粪。新生儿出生后,如有轻度窒息,可面罩给氧;重复窒息清理呼吸道后行气管插管,人工呼吸,脐静脉推注碳酸氢钠、地塞米松纠正酸中毒。必要时行胸外心脏按压,心内注射肾上腺素。

第四节　异位妊娠

一、输卵管妊娠

输卵管妊娠系指受精卵在输卵管内着床发育,是最常见的异位妊娠,约占异位妊娠的90%～95%。发病部位以壶腹部最多,约占75%～80%;其次为峡部,再次为伞部,间质部最少。

【诊断标准】

1.病史

有盆腔炎、子宫内膜异位症、不孕史或以往有过输卵管妊娠史。

2.临床表现

(1)停经:80%的患者主诉有停经史,除输卵管间质部妊娠停经时间较长外,大都有6～8周的停经史。有少数患者因有不规则阴道流血,误认为月经来潮而自诉无停经史。

(2)阴道流血:常表现为短暂停经后不规则阴道流血,量少,点滴状,一般不超过月经量,色暗红或深褐色,淋漓不净,并可有宫腔管型组织物排出。只有5%的患者表现为大量出血。

(3)腹痛:95%以上输卵管妊娠患者以腹痛为主诉就诊。早期时常表现为患侧下腹隐痛或酸胀感,当输卵管妊娠流产或破裂时,患者突感下腹一侧撕裂样疼痛,常伴恶心、呕吐。当血液局限于患部,主要为下腹痛;出血多时可引起全腹疼痛,血液刺激横隔,出现肩胛部放射痛。血液积聚在子宫直肠凹陷处时,出现肛门坠胀感。

(4)晕厥和休克:部分患者由于腹腔内急性出血及剧烈腹痛,入院时即处于休克状态,面色苍白、四肢厥冷、脉搏快而细弱、血压下降。休克程度取决于内出血速度及出血量,与阴道流血量不成比例。间质部妊娠一旦破裂,常因出血量多而发生严重休克。

(5)检查:①妇科检查阴道后穹隆饱满,触痛,宫颈有举痛,子宫体稍大,子宫一侧或后方可触及包块,质如湿面团,边界不清楚,触痛明显。②腹部检查有腹腔内出血时,腹部有明显压痛,反跳痛,患侧为重,可以有轻度肌紧张,出血多时叩诊有移动性浊音。

3.辅助检查

(1)尿妊娠试验:如阳性,可辅助诊断,但阴性不能排除输卵管妊娠。

(2)血 β-HCG 测定:是早期诊断异位妊娠的常用手段,β-HCG 在停经3～4周时即可显示阳性。胚胎存活或滋养细胞尚有活力时 β-HCG 呈阳性,但异位妊娠时往往低于正常宫内妊娠。

(3)B 型超声检查:已成为诊断输卵管妊娠的主要方法之一。输卵管妊娠的典型声像图如下:①子宫腔内不见妊娠囊,内膜增厚;②宫旁一侧见边界不清、回声不均的混合性包块,有时宫旁包块内可见妊娠囊、胚芽及原始心管搏动,是输卵管妊娠的直接证据;③直肠子宫陷凹处有积液。

文献报道超声检查输卵管妊娠的准确率为 77%～92%。

(4)后穹隆穿刺或腹腔穿刺:疑有腹腔内出血者,可用 18 号长针自阴道后穹隆刺入子宫直肠陷凹,抽出暗红色不凝血为阳性结果。内出血量多,腹部有移动性浊音时,可做腹腔穿刺。若抽出的血液较红,放置 10 分钟内凝固,表明误入血管。当有血肿形成或粘连时,抽不出血液也不能除外异位妊娠的存在。

(5)腹腔镜检查:腹腔镜有创伤小,可在直视下检查,又可同时手术,术后恢复快的特点。适用于早期病例及诊断不明确的病例。但出血量多或严重休克时不宜做腹腔镜检查。

(6)子宫内膜病理检查:适用于阴道出血较多的患者,目的是排除宫内妊娠,病理切片中仅见蜕膜而无绒毛,或呈 A-S 反应;但如内膜为分泌反应或增生期并不能除外输卵管妊娠。

4.鉴别诊断

应与流产、黄体破裂、急性输卵管炎、卵巢囊肿蒂扭转、卵巢异位囊肿破裂及急性阑尾炎相鉴别。

【治疗原则】

1.手术治疗

(1)输卵管妊娠治疗原则以手术为主,一般确诊后即行手术,可根据患者的情况和医院的条件进行开腹手术或腹腔镜手术。

(2)手术方式一般采用输卵管切除术,适用于出血量多、休克患者。对有生育要求的年轻妇女可行保守性手术,保留输卵管及其功能。术后 3～7 天内应复查血 β-HCG,如血 β-HCG 下降不显著,应考虑加用 MTX 治疗。

(3)术后应在切除的输卵管或血液中查找绒毛,如未见,应于术后测定 β-HCG,可疑持续妊娠时,采用氨甲蝶呤(MTX)药物治疗,用法同保守治疗。

(4)自体输血缺乏血源的情况下可采用自体血回输。

2.药物治疗

一般认为符合下列条件者可采用药物治疗。

(1)盆腔包块最大直径＜3cm。

(2)输卵管妊娠未破裂。

(3)患者一般情况好,无明显内出血。

(4)血 β-HCG＜2000IU/L。

(5)B 超检查未见胚胎原始心管搏动。

(6)肝、肾功能及血红细胞、白细胞、血小板计数正常。

(7)无 MTX 禁忌证。

3.用药方法

(1)全身用药:常用氨甲蝶呤。

1)单次给药:MTX 剂量为 $50mg/m^2$,肌内注射 1 次,可不加用四氢叶酸,成功率达 87%以上。

2)分次给药:MTX 1mg/kg,肌内注射,每 1、3、5、7 天隔日 1 次。同时用四氢叶酸 0.1mg/kg,每 2、4、6、8 天隔日肌内注射一次。给药期间应测定血 β-HCG 及 B 超检查。

(2)局部用药:在 B 超引导下或经腹腔镜直视下将氨甲蝶呤直接注入孕囊或输卵管内。

4.用药后随访

(1)单次或分次用药后 2 周内,宜每隔 3 日复查血 β-HCG 及 B 型超声检查。

(2)血 β-HCG 呈下降趋势并转阴性,症状缓解或消失,包块缩小为有效。

(3)若用药后第 7 日血 β-HCG 下降>15%~≤25%、B 型超声检查无变化,可考虑再次用药(方案同前)。此类患者约占 20%。

(4)血 β-HCG 下降<15%,症状不缓解或反而加重,或有内出血,应考虑手术治疗。

(5)用药后应每周复查血 β-HCG,直至 β-HCG 值达正常范围。

注意:①手术应保留卵巢,除非卵巢有病变如肿瘤等必须切除者。同时需仔细检查对侧附件。②治疗期间需密切观察一般情况,定期测体温、血压、脉搏、腹部体征及妇科阳性体征变化,B 超及尿 HCG 转阴状况,如效果不佳,β-HCG 持续上升,急性腹痛、输卵管破裂时,应及早手术。保守治疗 3 个月后可随访输卵管碘油造影,了解患侧输卵管情况。

二、卵巢妊娠

卵巢妊娠指受精卵在卵巢内着床和发育,发病率占异位妊娠的 0.36%~(2)74%。卵巢妊娠术前诊断困难,一般在术时才得到明确诊断。

【诊断标准】

1.临床表现

(1)临床表现与输卵管妊娠极相似,常被诊断为输卵管妊娠或卵巢黄体破裂。常有宫内节育器避孕史、停经史或不伴早孕现象。

(2)腹痛常表现为下腹隐痛,破裂时往往有剧烈腹痛。

(3)破裂后若伴大量腹腔出血,可出现休克等征象,与输卵管妊娠破裂相同。

(4)检查:①妇科检查宫体正常或稍大,子宫一侧或后方可触及块物,质囊性偏实,边界不清楚,触痛明显。②腹部检查有腹腔内出血者,腹部有明显压痛,反跳痛,叩诊有移动性浊音。

2.辅助检查

(1)尿妊娠试验阳性,但阴性不能除外妊娠。

(2)血 β-HCG 放射免疫测定灵敏度高,有助于卵巢妊娠早期诊断。

(3)超声诊断见子宫增大,宫腔空虚,宫旁有低回声区,如见妊娠囊位于卵巢更可确诊,如已破裂可见盆腔内有积液。

(4)后穹隆穿刺及腹腔穿刺适用于疑有腹腔内出血者,抽出不凝血为阳性。

(5)腹腔镜检查有助于早期诊断,已有腹腔内出血及休克者一般禁忌做腹腔镜检查。

(6)诊断性刮宫排除宫内妊娠,内膜病理应结合病情做出诊断。

3.诊断

(1)双侧输卵管完整,并与卵巢分开。

(2)囊胚位于卵巢组织内。

(3)卵巢与囊胚必须以卵巢固有韧带与子宫相连。

(4)囊胚壁上有卵巢组织。

【治疗原则】

(1)疑卵巢妊娠者应立即收住院,密切观察病情变化。

(2)一经诊断就应手术治疗,可根据病灶范围、情况做卵巢楔形切除、卵巢切除或患侧附件切除。可行开腹手术也可行腹腔镜手术。

三、宫颈妊娠

宫颈妊娠系指受精卵在子宫颈管内着床和发育,是一种极为罕见的异位妊娠,多见于经产妇,是严重的病理妊娠情况,不但影响患者的健康,且可危及生命。

【诊断标准】

1.临床表现

(1)停经史伴早孕反应。

(2)持续性阴道流血,量由少到多,也可为间歇性阴道大量出血以致休克。

(3)无急性腹痛。

(4)伴有感染者出现腹痛,体温升高。

(5)妇科检查宫颈变软,呈紫蓝色,不成比例增大,宫颈可大于或等于子宫体的大小,宫颈外口部分扩张,边缘薄,内口紧闭。宫体可增大且硬度可正常。

2.辅助诊断

(1)尿妊娠试验阳性。

(2)B超检查显示子宫增大但宫腔内未见妊娠囊,宫颈管增大,颈管内见妊娠囊。

3.鉴别诊断

易误诊为流产,应注意宫颈特异性改变。

【治疗原则】

(1)可疑宫颈妊娠应即入院治疗。

(2)无出血时可用保守疗法 MTX 为最常用药物,用法同输卵管妊娠保守治疗。

(3)刮宫加宫颈填塞宫颈妊娠出血或药物治疗中出血,应在备血后做刮宫术清除妊娠产物,刮宫后可用纱条填塞宫颈止血。

(4)有条件者可选用宫腔镜下吸取胚胎组织,创面以电凝止血;子宫动脉栓塞。

(5)在患者出现失血性休克的紧急情况下,也可以切除子宫以挽救患者生命。

四、腹腔妊娠

腹腔妊娠是指妊娠位于输卵管、卵巢及阔韧带以外的腹腔内。分原发性及继发性两种,前者系指孕卵直接种植于腹膜、肠系膜、大网膜等处,极为少见。而后者大部分为输卵管妊娠流产或破裂后胚胎落入腹腔,部分绒毛组织继发植入盆腔腹膜或邻近脏器表面,继续发育。腹腔妊娠由于胎盘附着位置异常,血液供应不足,故胎儿不易存活至足月,围产儿病死率高达 90%。

【诊断标准】

1.病史

大多数患者病史中有输卵管妊娠流产或破裂的症状。即停经、腹痛及阴道流血。以后阴道出血停止,腹部逐渐增大。

2.临床表现

(1)孕妇一般无特殊主诉。随着妊娠月份增多腹部逐渐增大,腹痛也日益加重。

(2)有时可有恶心呕吐、嗳气、便秘、腹痛等症状。

(3)患者自感此次妊娠和以往妊娠不同。自感胎动明显,由于胎动孕妇常感腹部极度不适。

(4)如胎儿死亡,妊娠征象消失,月经恢复来潮,腹部随着死胎缩小而相应缩小。

(5)体检:子宫轮廓不清,胎儿肢体甚易触及,胎位多异常以横位或臀位为多;胎心音异常清晰,胎盘杂音响亮;宫颈位置上移,子宫比妊娠月份小,偏于一侧,胎儿位于另一侧。

3.辅助检查

(1)尿妊娠试验阳性。

(2)B 型超声检查宫腔空虚,其旁有一囊性块物,内有胎儿,

(3)X 线检查正位片显示胎儿位置较高,胎体贴近母体腹壁,肢体伸展,有时可见钙化石胎。侧位片如见胎儿骨骼与母体脊柱重叠,对诊断甚有帮助。

【治疗原则】

(1)一旦确诊后应立即手术,术前必须做好输血准备。

(2)胎盘剥离有困难时可仅取出胎儿,以肠线在靠近胎盘处结扎脐带,让胎盘留在腹腔内,经过一段时间后,多可逐渐吸收。

(3)如胎盘附着在输卵管、阔韧带和子宫、大网膜等处可连同附着脏器一并切除。

(4)术后应加用抗生素,控制感染,特别是胎盘未取出者。

五、剖宫产瘢痕部位妊娠

剖宫产瘢痕部位妊娠(CSP)是剖宫产术后的一种并发症。从 20 世纪 50 年代以来,剖宫产术一般均采用子宫下段式式,子宫下段切口瘢痕妊娠的位置相当于子宫峡部并位于子宫腔以外,严格地说是一种特殊部位的异位妊娠。1978 年 Larsen 报道第 1 例剖宫产瘢痕部位妊娠,近年来随着我国剖宫产率的上升,发生率明显上升,目前发生率已达 1/1800~1/2216,已超过宫颈妊娠的发生率。

【诊断标准】

1.病史

有剖宫产史,发生瘢痕部位妊娠的原因虽然尚未完全清楚,但显然与剖宫产切口愈合不良有关。发病相关因素有:多次剖宫产史;瘢痕部位愈合不良。

2.临床表现

(1)有停经史,发病一般在 5~6 孕周。

(2)早期症状不明显,约 1/3 患者可无症状,少数在常规做 B 超检查时发现为 CSP。

（3）阴道流血大部分患者于停经后有少量阴道流血，亦有少数患者一开始即有大量阴道流血，部分阴道少量流血的患者尚伴有轻度至中度的下腹痛。

（4）少数 CSP 患者可能持续到妊娠中期，甚至妊娠晚期，妊娠中期以后的 CSP 可能突发剧烈腹痛及大量出血，预示子宫即将破裂或已经发生了子宫破裂。

3.辅助检查

（1）尿妊娠试验阳性，因为子宫切口瘢痕妊娠血运较差。比宫内妊娠 HCG 量低，CSP 时 HCG 测定量一般在 100～10000U/L 间，这一特征有助于 CSP 的诊断。

（2）超声检查：阴道超声是对可疑病例首选的有效辅助检查方法。CSP 的超声诊断标准：宫腔内及宫颈管内未见孕囊，孕囊在子宫峡部前壁，孕囊与膀胱之间缺乏子宫肌层或肌层有缺陷，孕囊与膀胱之间的距离＜5mm，最薄者仅 1～2mm 厚。

（3）磁共振成像（MRI）：MRI 具有无损伤、多平面成像，组织分辨率高等优点，能清晰显示孕囊在子宫峡部前壁着床，无完整肌层及内膜覆盖。但一般很少应用，仅仅用于超声检查不能准确诊断时。

（4）内镜诊断：宫腔镜与腹腔镜均可用于诊断，但目前大多数用于治疗，在 CSP 已确诊或高度怀疑 CSP 时，可以选择应用宫腔镜或腹腔镜进行诊断与治疗。

【治疗原则】

1.药物治疗

MTX 治疗较为有效。MTX 治疗可分全身治疗与局部治疗。

（1）全身治疗 MTX 单次肌内注射，剂量为 50mg/2，若效果不明显，可于 1 周后再一次给药；MTX 与四氢叶酸交替使用，MTX 1mg/kg 于 1、3、5、7 天各肌内注射 1 次，四氢叶酸 0.1mg/kg 于 2、4、6、8 天各肌内注射 1 次。

（2）局部注射在 B 超引导下可以局部孕囊注入 MTX 20～50mg/次。

（3）联合方法全身与局部注射联合应用。治疗时以 HCG 测定来进行监测。

2.子宫动脉栓塞

子宫动脉栓塞用于 CSP 发生大出血时，止血效果好。在 CSP 治疗上目前除用于止血外，对 CSP 治疗也有很重要的作用。子宫动脉栓塞联合 MTX 药物治疗是目前认为有效的方法。

3.刮宫术

试图用刮宫术刮除孕囊的方法会导致子宫穿孔及大出血。因此，当确认 CSP 后切不可盲目行刮宫术。当 CSP 被误诊为早孕或流产不全进行人工流产或清宫，发生大出血时，应立即终止刮宫，用缩宫药物，仍出血不止可用纱条填塞，同时给予 MTX。如有条件可行子宫动脉栓塞，并同时用 MTX 等处理。

4.宫腔镜下孕囊去除术

适用于孕囊向宫腔方面生长者，宫腔镜下去除孕囊后，可直视下电凝植入部位的出血点，防止去除孕囊后出血。

5.腹腔镜手术

适用于孕囊向膀胱和腹腔方向生长者，腹腔镜下可切开 CSP 包块，取出孕囊组织，或局部切除，电凝止血并行缝合。

6.经腹行瘢痕部位妊娠物切除或子宫切除术(包括次全切或全切)

中期或晚期 CSP 破裂,可根据具体情况行瘢痕切除术,或情况紧急时行子宫切除术。

【预后与预防】

1.预后

CSP 保守治疗后,尚可再次妊娠。保守治疗后再次妊娠并得活婴者已有报道。值得注意的是,处理上应在妊娠 36 周左右行选择性剖宫产,以防子宫下段过分伸展而导致子宫破裂,除子宫破裂外,尚应注意的是胎盘粘连与植入。

2.预防

首先要降低剖宫产率及人工流产率,其次是要重视剖宫产手术的技术,特别是切口缝合技术。

第十二章　胎儿及附属物异常

第一节　胎儿窘迫

胎儿在子宫内因急性或慢性缺氧危及其健康和生命者,称胎儿窘迫。胎儿窘迫发生率为 $2.7\%\sim38.5\%$。胎儿窘迫可分急性及慢性两种:急性常发生在分娩期;慢性发生在妊娠晚期,但可延续至分娩期并加重。

【诊断与鉴别诊断】

(一)临床依据

(1)胎动异常。

(2)羊水量减少或羊水粪染。

(3)胎心听诊异常。

(4)胎儿监护异常。

(5)胎儿头皮血 pH 提示胎儿酸中毒。

(二)检查项目及意义

1.胎儿电子监护

孕晚期最常用的评估胎儿宫内安危的方法。无应激试验 NST(+),提示胎盘功能良好,一周内无胎儿死亡风险。NST 可疑或阴性,有胎儿缺氧可能,需及时复查或进一步检查明确诊断。OCT(+),说明胎盘功能低下。胎心监护只能作为胎儿低氧的筛查手段,很有价值,只要胎儿处于低氧状态,胎儿监护基本上均出现异常或可疑图形,但它们的出现并不一定合并代谢性酸中毒存在,不能反映有无酸中毒存在及其程度,在用以诊断胎儿窘迫时,假阳性率高,须综合分析。

2.B 超

监测胎动、胎儿呼吸样运动、胎儿肌张力、羊水量,联合 NST 结果胎儿生物物理评分,≤3 分提示胎儿窘迫,4~7 分为胎儿可疑缺氧。

3.羊膜镜

在羊膜未破时,用羊膜镜观测有胎粪污染羊水量的多少可了解胎儿是否存在低氧。

4.脐动脉 S/D

评估胎盘血管阻力,孕晚期脐动脉 S/D>3,或出现脐动脉舒张期血流缺失或倒置,胎儿预后不良。

5.胎儿头皮血 pH 测定

为有创性检查手段,胎儿头皮血 pH 与胎儿全身的酸碱状态密切相关,可代表胎儿全身的酸碱状态,减少胎儿监护的假阳性。

（三）诊断思路和原则

1.急性胎儿窘迫

多发生在分娩期,常因脐带脱垂、前置胎盘大出血、胎盘早剥、产程延长或宫缩过强及不协调等引起。

（1）胎心率异常:胎心率变化是急性胎儿窘迫的一个重要征象。缺氧早期,胎心率于无宫缩时加快,>160次/分;缺氧严重时胎心率<110次/分。胎儿电子监护CST可出现频发晚期减速、重度变异减速。胎心率<100次/分,基线变异<5次/分,伴频繁晚期减速提示胎儿缺氧严重,可随时胎死宫内。

（2）羊水胎粪污染:羊水污染程度与胎粪排出时间及量有关,排出时间越长,污染颜色越深,羊水越黏稠。根据程度不同,羊水污染分3度:Ⅰ度浅绿色,常见胎儿慢性缺氧。Ⅱ度深绿色或黄绿色,提示胎儿急性缺氧。Ⅲ度呈棕黄色,稠厚,提示胎儿缺氧严重。羊水胎粪污染出现的时间对诊断胎儿窘迫亦很重要,临产早期出现羊水胎粪污染,尤其是黏稠者,胎儿窘迫,新生儿窒息均增加;分娩时近胎儿娩出时,胎粪的排出不能完全预示胎儿窘迫,尤其无其他窘迫体征时;原来羊水清,经一段产程后出现胎粪污染者,胎儿窘迫发生率增加。

（3）胎动异常:缺氧初期为胎动频繁,继而减弱及次数减少,进而消失。胎动<10次/12h应低考虑氧状态,胎动消失后平均12～48h胎心消失。

（4）酸中毒:胎儿缺氧与酸中毒之间关系密切,采集胎儿头皮血进行血气分析,可反映胎儿宫内安危情况。胎儿正常pH>7.25～7.30,pH<7.2,PCO_2>60mmHg可诊断为胎儿酸中毒。

2.慢性胎儿窘迫

主要发生在妊娠晚期,往往延续至临产并加重。多因妊娠期高血压疾病、妊娠合并高血压病、慢性肾炎、糖尿病、严重贫血及过期妊娠等所致。

（1）宫高、腹围小于正常:持续慢性胎儿缺氧,使胎儿宫内生长受限,各器官体积减小,胎儿体重低,表现为宫高、腹围低于同期妊娠第10百分位数。

（2）胎动减少或消失:胎动过频或胎动减少均为胎儿缺氧征象,每日监测胎动可预测胎儿安危。胎动<10次/12h为胎动减少,是胎儿缺氧的重要表现之一。临床上常见胎动消失24h后胎心消失,应予警惕。

（3）胎儿电子监护异常:NST表现无反应型,即持续监护20～40min,胎动时胎心率加速<15次/分,持续时间<15s,基线变异频率<5次/分。OCT可见频繁重度变异减速或晚期减速。

（4）脐动脉S/D增高:孕晚期脐动脉S/D>3,或出现脐动脉舒张期血流缺失或倒置,胎儿预后不良。

（5）胎儿生物物理评分低下:根据B型超声监测胎动、胎儿呼吸运动、胎儿肌张力、羊水量及胎儿电子监护NST结果进行综合评分,≤3分提示胎儿窘迫,4～7分为胎儿可疑缺氧。

（6）羊水胎粪污染:通过羊膜镜检查可见羊水浑浊呈浅绿色、深绿色及棕黄色。

【治疗方案及选择】

（一）急性胎儿窘迫

应采取果断措施寻找原因并予以处理。停滴缩宫素,阴道检查评估宫口情况,若发现脐带脱垂,回纳脐带等。吸氧,面罩或鼻导管持续给氧,每分钟氧流量10L。尽快终止妊娠:根据产程进展,决定分娩方式,做好新生儿抢救准备。

1.宫口未开全

出现下列情况之一者,应立即行剖宫产。胎心率<120次/分或>180次/分伴羊水污染;羊水污染Ⅲ度,伴羊水过少;胎儿电子监护CST或OCT出现频繁晚期减速或重度变异减速;胎儿头皮血pH<7.20。

2.宫口开全

胎头双顶径已过坐骨棘平面以下,尽快经阴道助产。

(二)慢性胎儿窘迫

应针对病因,视孕周、胎儿成熟度及胎儿窘迫程度决定处理。

1.一般处理

左侧卧位。吸氧每日2～3次,每次30min。积极治疗妊娠并发症及并发症。

2.期待疗法

孕周小,胎儿娩出后存活可能性小,尽量非手术治疗以期延长胎龄,同时促胎儿成熟,等待胎儿成熟后终止妊娠。

3.终止妊娠

妊娠近足月,胎动减少,OCT出现频繁的晚期减速或重度变异减速,胎儿生物物理评分<4分者,均应以剖宫产终止妊娠为宜。

【病情与疗效评价】

(1)胎心监护,及时发现胎儿缺氧情况。

(2)羊水粪染程度,评估缺氧严重程度。

(3)胎儿头皮血进行血气分析,评估胎儿宫内安危情况。

慢性胎儿窘迫期待治疗期间,注意胎动,每日或隔日行胎儿监护,每周测量宫高、腹围,每周B超,评估胎儿大小,羊水量变化。如胎动减少,合并胎儿监护异常,或羊水过少,提示缺氧加重,需及时剖宫产终止妊娠。

【医疗文件书写要点】

要充分体现病人的知情权:

(1)期待治疗过程中胎儿可能随时胎死宫内。

(2)胎盘功能低下可能影响胎儿发育,预后不良。

(3)除胎儿头皮血pH测定可明确诊断胎儿窘迫,其他各项检查均存在假阳性,须综合分析判断。

第二节　胎儿生长受限

胎儿生长受限(FGR)是胎儿在子宫内生长发育受到遗传、营养、环境、疾病等因素的影响未能达到其潜在所应有的生长速率,表现为足月胎儿出生体重<2500g;或胎儿体重低于同孕龄平均体重的2个标准差;或低于同孕龄正常体重的第10百分位数。

【诊断标准】

1.病史

(1)孕妇及丈夫身高、体重的影响:如身材短、体重低者易发生胎儿生长受限。

(2)营养:如孕妇在孕前或妊娠时有严重营养不良,其摄入热量明显减少者,偏食,可发生胎儿生长受限。

(3)高原地区:海拔3000～3500m地区因氧分压低,胎儿生长受限发生率高。

(4)双胎与多胎:在双胎及多胎中,胎儿平均体重明显低于同胎龄单胎,FGR发生率亦显著增高。

(5)孕妇有长期大量吸烟、饮酒,甚至毒瘾史者。

(6)胎儿因素:①染色体异常如21-三体、18-三体及13-三体等胎儿生长受限发生率高。②感染已肯定风疹病毒及巨细胞病毒感染,可引胎儿生长受限。

(7)母体妊娠并发症或并发症:如妊娠高血压疾病、妊娠合并慢性高血压、妊娠合并慢性肾炎、妊娠合并伴有血管病变的糖尿病,均可影响子宫血流量,子宫-胎盘血流量降低,营养的传递及氧供减少,导致胎儿生长受限。

(8)胎盘病变:胎盘小或伴有滋养细胞增生,血管合体膜增厚及广泛梗死,可发生胎儿生长受限。另外,胎盘血管瘤,脐带病变如脐带帆状附着及单脐动脉均可导致胎儿生长受限。

2.临床指标

(1)准确判断孕周:核实预产期。根据末次月经、早孕反应、初感胎动日期、初次产前检查时子宫大小及B超情况核实预产期。

(2)产前检查:①测量子宫底高度(耻骨联合中点至宫底的腹壁弧度实长)若小于平均宫底高度3cm,或连续2次在妊娠同上位于第10百分位数或以下提示胎儿生长受限。②测孕妇体重妊娠晚期体重增加缓慢,明显低于平均水平,<0.3kg/周,应考虑胎儿生长受限。

3.B超检查

(1)测双顶径、头围、腹围、股骨长度等项目,按计算式预测胎儿体重。如估计胎儿体重在同孕周平均体重的第10百分位数或以下注意动态观察变化情况。

(2)仔细检查胎儿有无畸形。

(3)测羊水量与胎盘成熟度。

(4)测子宫动脉血流及脐动脉血流,S/D、脉搏指数(PI)、阻力指数(RI)。

(5)胎儿生物物理评分。

(6)胎盘成熟度及胎盘功能检查。

4.实验室检查

(1)孕早、中期发现胎儿生长受限,可考虑做羊水细胞培养以除外染色体异常的可能。

(2)血液黏稠,血细胞比容高。

(3)胎儿胎盘功能监测。

【治疗原则】

1.一般治疗

(1)纠正不良生活习惯,加强营养,注意营养均衡。

（2）卧床休息，取左侧卧位改善子宫胎盘血液循环。

（3）给予面罩低流量吸氧，每日 2～3 次，每次 30 分钟。

（4）胎儿安危状况监测：NST、胎儿生物物理评分、胎盘功能监测等。

2.并发症

积极治疗妊娠并发症及并发症。

3.宫内治疗

（1）给予葡萄糖，复方氨基酸、ATP、脂肪乳、复合维生素。

（2）补充锌、铁、钙、维生素 E 及叶酸。

（3）改善子宫血流：β-肾上腺素受体激动剂、低分子肝素、阿司匹林。

（4）预计 34 周前分娩的胎儿，应促胎肺成熟治疗。

4.产科处理

（1）产前诊断明确有染色体异常或严重先天畸形者，征得患者同意后，终止妊娠。

（2）对胎盘功能不良者，经治疗有效，胎儿宫内情况良好，可在严密监护下继续期待至足月，不宜超过预产期。

（3）终止妊娠：出现下列情况者，应终止妊娠：①一般治疗效果差，孕龄超过 34 周；②胎儿窘迫，胎盘功能减退或胎儿停止生长 3 周以上；③妊娠并发症或并发症加重，继续妊娠对母儿均不利，应尽快终止妊娠；④孕龄小于 34 周，已用地塞米松以促肺成熟 2～3 日，并做好新生儿复苏准备。

（4）终止妊娠方式选择：根据有无胎儿畸形、孕妇并发症及并发症严重情况，胎儿宫内状况综合分析决定分娩方式，适当放宽剖宫产指征。

1）阴道产：胎儿情况良好，NST 及脐动脉血流正常，胎儿成熟，宫颈条件较好，无其他并发症，密切观察产程，胎心监护下，可经阴道分娩。

2）合并胎盘功能不良，发现羊水有胎粪污染或胎心有重度变异减速、晚期减速，立即行剖宫产。

分娩时应有新生儿科医师在旁，并做好新生儿窒息抢救准备，并做认真查体。

第三节　多胎妊娠

一次妊娠宫腔内同时有两个或两个以上胎儿时，称为多胎妊娠。多胎妊娠与家族史及辅助生育技术有关。近年来多胎妊娠发生率升高可能与人工辅助生殖技术广泛使用有关。多胎妊娠较易出现妊娠期高血压疾病等并发症，孕产妇及围生儿死亡率增高。多胎妊娠以双胎最常见，本节主要讨论双胎妊娠。

【分类】

1.双卵双胎

两个卵子分别受精而成，约占单卵双胎的 70%。胎儿的遗传基因不完全相同，性别和血型可以不同，外貌和指纹等表型不同。胎盘可为两个或一个，但胎盘的血液循环各自独立，胎儿分别位于自己的胎囊中,两胎囊之间的中隔由两层羊膜和两层绒毛膜组成,两层绒毛膜有时融合为一层。

2.单卵双胎

一个受精卵分裂而成,约占单卵双胎的30%。原因不明。胎儿的遗传基因完全相同,性别、血型、表型等也完全相同。根据受精卵分裂时间不同而形成双羊膜囊单绒毛膜单卵双胎、双羊膜囊双绒毛膜单卵双胎、单羊膜囊单绒毛膜单卵双胎以及极罕见的连体双胎四种类型。胎儿畸形儿发生率相对较高。

【临床表现及诊断】

1.病史及临床表现

多有双胎妊娠家族史或人工助孕史(如使用促排卵药、移植多个胚胎等)。临床表现主要为早孕反应较重,中期妊娠后体重及腹部迅速增加、下肢水肿等压迫症状明显,妊娠晚期常有呼吸困难、心悸、行动不便等。

2.产科检查

子宫大小超过同孕龄的单胎妊娠子宫。妊娠中晚期腹部可触及多个肢体和两个胎头。在子宫不同部位听到两个节律不同的胎心,两个胎心音之间间隔一个无音区或两个胎心率差异大于10次/分。产后检查胎盘胎膜有助于判断双胎类型。

3.超声检查

(1)妊娠早期在子宫内见到两个孕囊、两个原始心管搏动。

(2)判断双胎类型:胎儿性别不同可确诊双卵双胎。胎儿性别相同,应测量两个羊膜囊间隔厚度,间隔厚度达到或超过2mm尤其是两个胎盘部位不同,提示双绒毛膜;间隔厚度小于2mm则提示单绒毛膜。妊娠早期超声检测有助于确定绒毛膜性。

(3)筛查胎儿结构畸形。

(4)确定胎位。

【并发症】

1.孕产妇并发症

(1)妊娠期高血压疾病:发病率40%以上。发病早、程度重、易出现主要器官并发症。

(2)妊娠期肝内胆汁淤积综合征:发生率高于单胎妊娠,常伴随胎盘功能不良而导致围生儿死亡率升高。

(3)贫血:发生率40%以上,与机体对铁及叶酸的需求量增加有关,可引起孕妇多系统损害以及胎儿生长发育障碍等。

(4)羊水过多:羊水过多发生率约12%,多见于单卵双胎,尤其是双胎输血综合征、胎儿畸形胎膜早破。

(5)胎膜早破发生率约14%,可能与宫腔压力增高有关。

(6)胎盘早剥:是双胎妊娠产前出血的主要原因,可能与妊娠期高血压疾病、羊水过多突然破膜、双胎之第一胎娩出后宫腔压力骤减相关。

(7)宫缩乏力:与子宫肌纤维过度伸展有关。

(8)产后出血:与宫缩乏力及胎盘附着面积增大有关。

(9)流产:发生率高于单胎妊娠,可能与畸形、胎盘发育异常、胎盘血供障碍、宫内溶剂相对狭窄有关。

2.围生儿并发症

(1)早产:发生率约 50%,与胎膜早破、宫腔压力过高以及严重母儿并发症相关。

(2)胎儿生长受限:一般认为,胎儿数量越多,胎儿生长受限越严重。胎儿生长受限可能与胎儿拥挤、胎盘占蜕膜面积相对较小有关。两胎儿大小不一致可能与胎盘血液灌注不均衡、双胎输血综合征以及一些胎儿畸形有关。应建立多胎妊娠胎儿生长发育生理曲线。

(3)双胎输血综合征(TTTS):见于双羊膜囊单绒毛膜单卵双胎,发生率 10%~20%。两个胎儿体重差别大于 20%、血红蛋白差别大于 50g/L 提示双胎输血综合征可能。

(4)脐带异常:主要是脐带脱垂和脐带互相缠绕、扭转,后者常见于单羊膜囊双胎。

(5)胎头碰撞和胎头交锁:胎头碰撞发生于两个胎儿均为头先露且同时入盆。胎头交锁发生于第一胎儿臀先露头未娩出、第二胎儿头先露头已入盆。

(6)胎儿畸形:是单胎的 2 倍,联体双胎、无心畸形等为单卵双胎特有畸形。

【处理】

1.妊娠期处理

(1)一般处理:注意休息和营养,预防贫血及妊娠期高血压疾病等。

(2)预防早产:孕龄 34 周前出现产兆者应测量阴道后穹隆分泌物中的胎儿纤维连接蛋白及宫颈长度,胎儿纤维连接蛋白阳性且超声测量宫颈长度<3cm 者近期早产可能性较大,应预防性使用宫缩抑制剂及糖皮质激素。

(3)及时防治妊娠期并发症:注意血压及尿蛋白、血胆汁酸、肝功能等。

(4)监护胎儿发育状况及胎位:动态超声及胎儿电子监测观察胎儿生长发育状况、宫内安危及胎位,发现胎儿致死性畸形应及时人工终止妊娠,发现 TTTS 可在胎儿镜下激光凝固胎盘表面可见血管吻合支,胎位异常一般不予处理。

(5)终止妊娠指征:合并急性羊水过多伴随明显的压迫站到状、胎儿致死性畸形、孕妇严重并发症、预产期已到尚未临产、胎盘功能减退等。

2.分娩期处理

(1)阴道分娩注意事项:①保持体力;②观察胎心变化;③注意宫缩和产程进展;④必要时行会阴后-侧切开术;⑤第一个胎儿娩出后由助手扶正并固定第二个胎儿为纵产式;⑥第一个胎儿娩出后立即钳夹脐带以预防胎儿失血或继续受血;⑦第一胎儿娩出后 15 分钟仍无宫缩可行人工破膜并静滴催产素;⑧一旦出现脐带脱垂、胎盘早剥等严重并发症应立即行阴道助产结束快速娩出第二胎儿。

(2)剖宫产指征:①第一胎儿为肩先露或臀先露;②孕龄 26 周以上的联体双胎;③其他:同单胎妊娠。

(3)积极防治产后出血:临产时备血,其余见产后出血。

第四节　巨大胎儿

胎儿体重达到或超过 4000g 者称为巨大胎儿。据国际妇产科组织统计,巨大胎儿的发生率为 5.3%,男婴多于女婴。国内巨大胎儿发生率为 5.62%～6.49%。体重超过 4500g 的发生率占 0.4%。巨大胎儿是胎儿性难产的原因之一,并发肩难产机会多,处理不当可发生子宫破裂、软产道损伤、新生儿窒息、颅内出血、锁骨骨折等,对母儿均极为不利。

一、病因

1.遗传因素

父母身材高大或父母在出生时为巨大胎儿者,易分娩巨大胎儿。

2.产次

某些经产妇胎儿体重随分娩次数增多而增加,产次越多,巨大胎儿发生率相应增加。

3.营养

孕妇饮食摄入过多且活动太少也是发生巨大胎儿的因素之一。

4.糖尿病

孕妇患轻型糖尿病或隐性糖尿病,常可分娩巨大胎儿。

5.过期妊娠

过期妊娠如胎盘功能良好,胎儿仍继续发育,可成为巨大胎儿。

二、诊断

1.病史

有巨大胎儿分娩史、糖尿病病史及肥胖患者,具有分娩巨大胎儿的可能性。夫妇身材高大或自身在出生时体重较大时,应警惕此次妊娠有发生巨大胎儿的可能性。

2.临床表现

孕妇体重增加迅速,妊娠晚期出现呼吸困难,腹部沉重及两肋胀痛等症状。

3.腹部检查

腹部明显膨隆,呈尖腹或悬垂腹。宫底高常＞40cm,腹围常＞110cm 先露部常不能衔接而浮动。除外双胎妊娠、羊水过多、胎儿畸形、妊娠合并腹部肿物以后,应考虑为巨大胎儿。

4.超声检查

双顶径达 10cm 以上,股骨长超过 7.8cm 以上,可能为巨大胎儿。胎儿头径及股骨长偏大者需进一步测胸围、腹围、肩径及皮下软组织厚度。若胎儿胸部横径大于双顶径 1.3cm、胸围大于头围 1.6cm,发生肩难产的可能性大,应提高警惕。

三、处理

1.孕期处理

既往有巨大胎儿分娩史者,应检查孕妇有无糖尿病,必要时行糖耐量试验,可疑糖尿病者应积极控制血糖,防止此次妊娠发生巨大胎儿。孕期可疑有巨大胎儿倾向者,妊娠 36 周后可根据胎儿成熟度、胎盘功能及糖尿病控制情况,限期有计划性终止妊娠。对于已经诊断为巨大胎儿者,应根据胎儿大小、孕妇骨盆情况及产次,选择适宜的分娩方式。对于双顶径达 10cm 以上,股骨长超过 8.0cm 以上且胎儿胸部横径大于双顶径 1.3cm、胸围大于头围 1.6cm 者易发生肩难产,不宜试产。估计胎儿体重超过 4500g,产妇骨盆中等大小者不宜试产,应限期剖宫产分娩。

2.分娩期处理

(1)阴式分娩:经产妇,胎儿体重<4500g,骨盆较宽敞者可以试产。巨大胎儿试产在分娩过程中应严密观察,监护产程进展及胎儿安危,认真填写产程图,防止产科并发症。第一产程中,因子宫过度膨胀,可导致原发或继发宫缩乏力。产程稍有延长就要及时找出原因,不宜试产过久。若第一产程及第二产程延长,胎头停止在中骨盆迟迟不能下降者也应尽早剖宫产。若胎头双顶径已达坐骨棘水平以下 2cm,第二产程延长时,可行较大会阴斜后切开后产钳助产。

在助产时特别要注意肩难产。当胎儿较大时,不宜过早进行外旋转,使胎儿双肩径沿骨盆入口横径或斜径下降至中骨盆,再协助旋转胎肩,使双肩径沿骨盆最大径线下降。

(2)肩难产及其处理:巨大胎儿胎头娩出后,胎肩娩出困难,前肩被嵌顿在耻骨联合上方,用常规助产方法不能娩出胎儿,称肩难产。

见于巨大胎儿分娩时第一产程减速期延长或第二产程超过 1h,或困难的阴道助产,阻力较大或宫口开全后胎头下降缓慢。胎头娩出后胎颈缩回,胎肩被嵌顿,用常规办法胎肩仍不能娩出者,如能除外胎儿畸形应立即考虑为肩难产。

此时胎胸受压使胎儿不能呼吸,需保持镇静,准确快速处理。首先清理胎儿口腔及呼吸道黏液,查清发生肩难产的原因,行双侧阴部神经阻滞麻醉,使产道松弛。做足够大的侧切,有利助产操作。做好新生儿窒息复苏准备,同时采取以下手法:

1)屈大腿法:令产妇尽量屈曲大腿,使双腿紧贴腹壁,双手抱膝,减小骨盆倾斜度使腰骶段脊柱前凹度缩小,耻骨联合升高数厘米,这时嵌顿于耻骨联合后的前肩自然松动,前肩即可娩出。

2)压前肩法:助手在耻骨联合上方触到胎儿前肩并向后下加压,同时接产者牵引胎头,有助于嵌顿前肩的娩出。

3)旋肩法:胎儿双肩嵌顿在骨盆入口前后径上。助产者手伸入阴道,放在胎儿肩峰与肩胛之间,握其后肩,另一手置胎儿前肩,双手加压旋转,使胎肩达骨盆斜径上,嵌顿的前肩松动得以娩出。也可将后肩旋转 180°,在旋转过程中娩出后肩。旋转时注意勿旋转胎颈及胎头,以免损伤臂丛神经。

4)牵后臂娩出后肩法:助产者手顺骶骨部伸入阴道,胎儿背在母体右侧用右手,在左侧用左手,将食指和中指放入胎儿后肘窝,然后以手压后肘窝,使胎儿屈后臂,然后握住胎儿的手,沿胸的方向将手臂牵出阴道而娩出后肩。

5)死胎处理:如胎儿已死,立即行锁骨离断术,缩短双肩径,使胎儿易于娩出。

(3)剖宫产:术前、术中及术后注意防止产后出血。宫壁切口要充分防止裂延,可疑糖尿病巨大胎儿者按早产儿处理,防止新生儿低血糖。

第五节　胎儿畸形

胎儿畸形泛指出生前胎儿期形成的各种异常,包括形态结构和功能方面的异常。形态结构的异常主要有 3 种:①先天畸形:指由于胚胎内部有异常而不能正常发育所致的结构缺陷。②先天变形:指胚胎内部无异常,本来可以发育成正常的胎儿,由于外界有不正常压力的压迫胎儿造成的结构改变。③先天阻断症:指原来已经正常发育好的组织又受到了宫内的损坏。本节主要介绍的是胎儿先天畸形,其发生的原因很多,主要与遗传、环境、食物、药物、微生物感染、母儿血型不合等有关。在围生儿死亡中胎儿畸形占第一位。

一、染色体异常综合征

1.21 三体综合征即先天愚型,是人类最常见的一种染色体病,也是人类第 1 个被确诊的染色体病。自 1866 年由英国医师 Langdom Down 首次对此病做过临床描述,故称唐氏综合征。1959 年法国 Lejeune 首先发现此病是由于多了一条 21 号染色体,故称 21 三体综合征。1965 年 Yunis 用放射自显影及染色体显带技术确定,此额外的染色体根据大小应是第 22 号染色体,但考虑到临床上将 21 三体这一名称已习为所用,因此在 1971 年的巴黎会议决定仍沿用 21 三体这一名称,但在 Denver 体制的排号配对中,将第 21、22 号排序颠倒一下,即将较小的一对算作第 21 号排在 22 号前面,而较大的 22 号排在后面。该病发生的主要原因是由于父母的生殖细胞减数分裂时染色体不分离。其发生也与母亲的年龄、射线接触、病毒感染、服用致畸药物以及遗传因素等有关(表 12-1)。

此病男性患者无生育能力,50% 为隐睾。女性患者偶有生育能力,所生子女 1/2 将发病,故须注意加强优生指导。另外,该病患者 IgE 较低,易发生呼吸道感染等,死亡率高。已经证明超氧化物歧化酶 1(SOD-1)基因位于第 21 号染色体上,而此病患者的 SOD-1 要比正常人高(1.45∶1)。故认为此酶的增高与 21 三体患者的痴呆症状有关。

目前,该病的诊断必须依靠产前胎儿细胞或产后新生儿染色体核型分析才能够确定诊断。由于该病仍无法治疗,所以应依靠及时、准确的产前筛查以尽早终止妊娠而减少该病患儿的出生。

近 10 年来,对唐氏综合征的产前筛查一直受到学者的重视,使得该领域的进展很快。从最初的孕妇年龄筛查发展到母体血清标志物筛查和超声筛查;从羊膜腔穿刺检查发展到早期绒毛膜活检和非创伤性母血中直接分离胎儿细胞;从胎儿细胞的染色体型分析发展到现在可用荧光原位杂交技术来诊断胎儿细胞的染色体异常。

妊娠早期,唐氏综合征与胎儿颈部透明度(NT)增高(B 超测定)和孕妇血清 FreeB hCG 升高以及妊娠相关蛋白(PAPP-A)有关。NT 已被单独结合另两项血清标志物(结合试验)应用于其他筛查报告中。尽管这两项的血清标志物筛查试验的可靠性很高,但 NT 检查的可靠性是不确定的,这种不确定性导致妊娠早、中期筛查试验是否完善的争论。

妊娠中期筛查唐氏综合征,在过去的 10 年当中已被广泛采用,即根据就诊孕妇的不同血清标志物,再结合孕妇年龄得出该孕妇妊娠唐氏综合征胎儿的危险度。怀有患病胎儿时,孕妇血清中 AFP 和游离雌三醇降低,而 HCG 升高。测定该三种标志物的浓度,再结合年龄,组成了被广泛使用的三项试验。在通常的试验情况下,大约 5% 或更多已接受筛查试验的孕妇,需作羊水穿刺以保证 60%～80% 患病的胎儿被查出。大部分的筛查试验阴性的孕妇的胎儿是正常的,但假阳性结果仍然引起相当的恐慌。但通过联合筛查试验,这样的孕妇人数大为降低,应该是较为可行的一种方法。

表 12-1　21 三体综合征的主要特征

发生部位	症状	出现频率
发病率		1/600 ～ 1/800 新生儿
一般情况	男女均可发病,寿命长短不一。如无严重的心脏畸形,可活至成年。成活者有患白血病的倾向	
精神、神经	严重智力低下,IQ 最低＜25	100%
	肌张力低下	100%
头部	小头畸形	50%
	枕骨扁平	53%～82%
	秃发	非常常见
	发际低	80%
颈部	皮肤赘生皱褶	80%
面部	戏剧性表情(无意识地做鬼脸)	90%
眼	眼距宽、外眼角上斜	80%
	内眦赘皮	50%
鼻	鼻根低平	90%
口	伸舌(有时流涎,特别是婴幼期)	100%
	上颌发育差,腭弓高、短而窄	95%
心脏	各种先天性心脏病(常见室间隔缺损)	50%
手	手短而宽	60%
脚	第 1 和第 2 趾间距宽	65%

唐氏综合征的产前筛查是一种造福社会与家庭的事情,与肿瘤等疾病的早期筛查相比,明显地经济与高效。虽然目前广泛使用着妊娠中期的筛查,但随着联合筛查试验不断被认识,相信在不久的将来,它将会从现在的研究阶段进入到临床的常规应用中。

2.18 三体综合征(Edward 综合征)

该病于 1960 年首先报告,发生率占新生儿的 0.3‰,女:男为 3:1,多数在胚胎期流产。该病的发生一般认为是由于母亲卵子减数分裂发生不分离所致,与母亲年龄、遗传、射线及病毒感染等有关。

(1)诊断要点

1)临床表现:生长发育迟缓、眼裂狭小、耳畸形低位、小颌、胸骨短小、骨盆小、船形足,手呈特殊指交叉握拳状,即拇指紧贴掌心,3、4 指紧贴手掌,2、5 指压于其上,肌张力高,90%有先天性心脏病,以室间隔缺损及动脉导管未闭多见。25%患者表现有通贯手。

2)染色体诊断同上。

3)超声检查。

(2)治疗:90%以上在胚胎早期自然流产而淘汰,除极少数患儿存活较长时间外,一般患儿于出生后仅存活 2 个月左右。肺炎、心脏畸形及多种其他畸形是导致患儿死亡的主要原因。产前诊断一旦确立,应征求孕妇及家属的意见进行引产。

二、单基因异常综合征

即单基因畸形综合征,临床可根据染色体结构改变并结合家系分析进行诊断,这里对可能造成分娩困难的 X 连锁脑积水综合征(家族性脑积水)做一介绍,该病为 X 连锁隐性遗传病,因大脑导水管狭窄造成脑室内外有大量脑脊液(500~3000ml)蓄积于颅腔内,致颅腔体积增大,颅缝明显变宽,囟门显著增大。

1.诊断要点

1)若为头先露,在耻骨联合上方触到宽大、骨质薄软、有弹性的头。胎头大于胎体并高浮,胎头跨耻征阳性。阴道检查可见盆腔空虚,胎先露部过高,颅缝宽,囟门大且紧张,颅骨软而薄,触之有如乒乓球的感觉。

2)辅助检查:B 型超声在孕 20 周后,若脑室率—中线至侧脑室侧壁距离/中线致颅骨内缘距离>0.5,应考虑脑积水的存在。胎头周径明显大于腹周径,颅内大部分被液性暗区占据,中线漂动。

2.处理

应主要考虑母亲安全,若为头先露,确诊后应引产。宫口开大 3cm 行穿颅术,放出脑脊液。

三、多基因异常

神经管缺陷(NTDs):NTDs 系在胚胎发育早期(妊娠 21~28d),由于受到某些致畸因子的作用,使神经管不闭合所出现的一系列先天畸形。主要包括无脑儿、脑膜或脑膨出、脊柱裂。无脑儿生下后即死亡,而脊柱裂根据病变的部位及程度可存活而残废。NTDs 是国内最高发的先天畸形,全国发生率为 2.7‰,许多发达国家 NTDs 发生率均在 1‰左右。NTDs 主要为多基因遗传病,发病与环境关系密切,在我国北方七省 NTDs 发生率为 7‰,最高发生地为山西省。本病女胎多见,有人认为与绒毛膜促性腺激素(HCG)不足或胚胎受体细胞对 HCG 不敏感有关。现研究认为妊娠早期多种维生素及叶酸或维生素 B_{12} 的缺乏,以及高热或接触高温、桑拿浴等都与本病发生有关。本病可以在妊娠中期做母血清 AFP 测定,并辅以 B 型超声诊断,必要进行羊水穿刺做 AFP 及乙酰胆碱酯酶的测定。AFP 是糖蛋白,由胎儿肝脏及卵黄囊合成,其产生在胎儿具有时间规律,在母体中也有相似的规律。一般妊娠 16 周就可以从母血中检测到,32 周达高峰,以后逐渐降低。胚胎发育到 23~25d 前、后神经孔相继封闭、形成一个不与外周相通的神经管,如未能正常闭合则形成开放性神经管畸形如无脑儿、脊柱裂等。当胎儿存在这类畸形时,脑脊液中的 AFP 可直接进入羊水,造成羊水 AFP 水平显著升高。胎儿期神经尚未分化成熟,可溶性胆碱酯酶进入脑脊液较成人多,故通过检测此酶也可诊断神经管缺陷,并且其准确性较 AFP 更高。

(1)无脑儿:是先天畸形胎儿中最常见的一种,女胎比男胎多 4 倍。

1)诊断要点

①临床表现:特殊外观为无颅盖骨,双眼突出,颈短,若伴羊水过多常早产,否则为过期产。分两种类型,一种是脑组织变性坏死突出颅外,另一种类型是脑组织未发育。

②体征:腹部检查时,感觉胎头较小。肛门检查和阴道检查时,可扪及凹凸不平的颅底部。

③辅助检查如上所述,孕母血清标志物 AFP、HCG 等结合 B 型超声多可确诊。超声可在孕 10 周对无脑儿做出诊断。

④鉴别诊断:应与面先露、小头畸形、脑脊膜膨出相区别。大的脑脊膜膨出常伴有大面积颅骨缺损。孕 14 周后 B 型超声探查见不到圆形颅骨光环,头端有不规则瘤结,也可行 X 线摄片,无颅盖骨即可确诊。

2)处理:无脑儿无存活可能,一经确诊应引产,分娩多无困难,偶尔因头小不能充分扩张软产道而致胎肩娩出困难,需耐心等待。如伴有脑脊膜膨出造成分娩困难,可行毁胎术或穿颅。

(2)脊柱裂:属脊椎管部分未完全闭合的状态。胎儿脊柱在孕 8～9 周开始骨化,骨化过程若椎体两半不融合则形成脊椎裂,多发生在胸腰段,孕 18 周是发现的最好时机,20 周后表现明显,B 型超声可见脊柱间距变宽或形成角度呈 V 或 W 形,脊柱短小,不规则弯曲,不完整。严重者应终止妊娠。

四、其他

如环境、药物、微生物感染等所致的畸形,本节不做介绍。

第六节　死　胎

死胎是指妊娠 20 周后胎儿在子宫内死亡。胎儿在分娩过程中死亡称为死产,亦是死胎的一种。如死胎滞留过久,可引起母体凝血功能障碍,分娩时发生不易控制的产后出血,对产妇危害极大,在临床上及时诊断、处理是非常必要的。

【病因】

胎儿缺氧是造成胎儿宫内死亡最常见的原因,大约半数以上死胎为胎儿宫内缺氧所致。引起胎儿缺氧的因素有母体因素、胎盘因素、脐带因素、胎儿因素,具体情况如下:

1.母体因素

(1)严重的妊娠并发症致胎盘供血不足:妊娠期高血压疾病、妊娠合并慢性肾炎的孕妇可由于全身小动脉血管痉挛,引起子宫胎盘血流量减少,绒毛缺血缺氧导致胎儿死亡。

(2)红细胞携氧量不足:妊娠合并重度贫血,妊娠合并肺部疾病如肺炎、支气管哮喘、肺源性心脏病,各种原因导致的心功能不全,可导致母体红细胞携氧量不足引起胎儿宫内缺氧死亡。

(3)出血性疾病:母体产前出血性疾病如前置胎盘、胎盘早剥、子宫破裂、创伤等引起母体失血性休克,导致胎死宫内。

(4)妊娠并发症:妊娠期肝内胆汁淤积症患者由于胎盘胆汁淤积,绒毛水肿、绒毛间隙变窄,胎盘循环血流量减少,导致胎儿缺氧死亡;妊娠期的溶血性疾病和母儿血型不合(ABO 血型和 Rh 血型)可发生胎儿水肿死亡;糖尿病合并妊娠和妊娠期糖尿病孕妇发生不明原因的胎儿死亡。

(5)妊娠合并感染性疾病:细菌感染如 B 型链球菌致急性羊膜绒毛膜炎所致的感染性发热,导致机体氧气需要量迅速增加,供不应求而缺氧引起胎儿死亡;病毒性感染如风疹病毒、巨细胞病毒、单纯疱疹病毒等宫内病毒感染可导致胎死宫内;弓形体病在妊娠中期感染胎儿可发生广泛性病变,引起死亡。

(6)子宫局部因素:子宫张力过大或子宫收缩过强、子宫肌瘤、子宫畸形、子宫过度旋转等均可影响胎盘的血流供应,引起胎儿死亡。

(7)妊娠期生活不良行为:妊娠期吸烟、酗酒、吸毒等不良行为可以导致胎盘循环血流量减少,胎儿缺氧死亡;妊娠期应用对胎儿有致畸作用的药物可使遗传基因发生突变,致染色体畸变,导致胎儿死亡。

2.胎盘因素

胎盘因素是引起胎儿宫内缺氧死胎的重要因素,可表现为胎盘功能异常和胎盘结构异常。

(1)胎盘功能异常:过期妊娠使胎盘组织老化、胎盘功能减退,对胎儿的氧气和营养物质供应减少,特别是过度成熟胎儿对缺氧的耐受能力明显下降,容易发生胎儿宫内窘迫和胎死宫内;妊娠期严重的并发症和并发症亦常导致胎盘功能减退,胎盘循环血流量减少。胎盘感染炎性渗出增多、组织水肿,影响母胎间的血液交换导致胎死宫内。

(2)胎盘结构异常:轮状胎盘、膜状胎盘、胎盘过小,胎盘梗死使母胎间的营养物质交换面积减少;胎盘早剥时剥离面积达 1/2 时可导致胎儿宫内死亡。

3.脐带因素

脐带异常可使胎儿与母体间的血流交换中断,导致胎儿急性缺氧死亡。脐带扭转、脐带先露、脐带脱垂、脐带打结、脐带缠绕、脐带根部过细、脐带过短是临床引起死胎最常见的原因;单脐动脉亦可导致死胎。

4.胎儿因素

如严重的胎儿心血管系统功能障碍、胎儿严重畸形、胎儿生长受限、胎儿宫内感染、严重的遗传性疾病、母儿血型不合等。

【病理改变】

1.浸软胎

胎儿皮肤变软,触之脱皮,皮肤色素沉淀而呈暗红色,内脏器官亦变软而脆,头颅的结缔组织失去弹性而重叠。

2.压扁胎

胎儿死亡后,羊水被吸收,胎盘循环消失发生退化,身体结构相互压迫,形成干枯现象。

3.纸样胎

常见于多胎妊娠,其中一个胎儿死亡,另外的胎儿继续妊娠生长,已经死亡的胎儿枯干受压似纸质。纸样胎是压扁胎的进一步变化。

4.凝血功能障碍

胎儿宫内死亡 3 周以上仍未排出,退变的胎盘组织释放促凝物质和羊水释放凝血活酶进入母体血循环,激活母体凝血系统而引起弥散性血管内凝血,导致血液中的纤维蛋白原和血小板降低,发生难以控制的大出血。

【临床表现及诊断】

(1)孕妇自觉胎动停止,乳房胀感消失、乳房变软缩小,子宫不继续增大。

(2)腹部检查宫底高度及腹围小于停经月份,无胎动及胎心音。

(3)死胎在宫内停留时间过久,可有全身疲乏,食欲不振,腹部下坠,产后大出血或致弥散性血管内凝血(DIC)。

(4)超声检查是诊断死胎最常用、方便、准确的方法。超声可显示胎动和胎心搏动消失。胎儿死亡时间不同,其超声检查显像亦不同。死亡时间较短,仅见胎心搏动消失,胎儿体内各器官血流、脐带血流停止、身体张力及骨骼、皮下组织回声正常,羊水无回声区、无异常改变。死亡时间较长超声反映的为胎儿浸软现象,显示胎儿颅骨强回声环形变、颅骨重叠变形;胎儿皮下液体积聚造成头皮水肿和全身水肿表现;液体积聚在浆膜腔如胸腔、腹腔;腹腔内肠管扩张并可见不规则的强回声显示;少量气体积聚也可能不产生声像阴影。如果死胎稽留宫内,进一步浸软变形,其轮廓变得模糊,可能会难以辨认,此时须谨防孕妇弥散性血管内凝血的发生。偶尔超声检查也可发现胎儿的死因如多发畸形等。

【临床处理】

死胎一经诊断且尚未排出者,无论胎儿死亡时间长短均应积极处理、尽快引产。引产处理前应详细询问病史,判断是否合并存在肝炎、血液系统疾病等能引起产后出血和产褥感染的疾病,并及时处理;同时常规检查凝血功能;死胎引产仔细检查胎盘、脐带和胎儿,寻找死胎发生的原因。

(1)胎儿死亡时间短:可直接采用羊膜腔内注入依沙吖啶引产或前列腺素制剂引产;宫颈条件成熟亦可采用催产素静脉滴注引产。

(2)胎儿死亡 4 周尚未排出,凝血功能监测显示凝血功能异常者,引产术前时准备新鲜冰冻血浆、血小板、纤维蛋白原。若纤维蛋白原$<1.5g/L$,血小板$<100\times10^9/L$,应先抗凝治疗,待纤维蛋白原恢复正常再引产清除死胎。首选肝素,肝素可阻止病理性凝血过程又保护凝血成分不再被消耗。肝素剂量一般为 $0.5mg/kg$,每 6 小时给药一次。一般用药 24~48 小时后血小板和纤维蛋白原可恢复到有效止血水平。

引产方法有:①缩宫素静脉滴注引产。在使用缩宫素前先口服己烯雌酚 5mg,每日 3 次,连用 5d,以提高子宫平滑肌对缩宫素的敏感性;②羊膜腔内注射药物引产。临床常用药物为依沙吖啶。依沙吖啶在妊娠晚期可引起子宫强烈收缩,导致子宫破裂,故对有剖宫产史者应慎用。肝肾功能不全者禁用;③米非司酮配伍前列腺素引产。此法可用于妊娠 24 周前;亦可采用前列腺素 E_2 阴道栓剂终止 28 周内死胎。

若死胎接近足月且胎位异常,在宫口开大后予以毁胎,以保护母体免受损伤;若在引产过程中出现先兆子宫破裂需及时行剖腹探查术,胎盘娩出后应详细检查胎盘、脐带,以明确胎儿死亡原因。产后应注意严密子宫收缩和产后出血情况,应用抗生素预防感染和退乳处理。

第七节　脐带异常

脐带是连接母体与胎儿之间的桥梁,胎儿通过脐带、胎盘与母体进行营养和代谢物质交换。脐带长度的正常范围是 35～70cm,平均 54cm;其横切直径为 1.5～2cm,脐带外面为一层羊膜,内由包埋在华尔通氏胶中的两条动脉和一条静脉组成。脐带异常时可影响胎儿的生长发育,甚至导致胎儿死亡。常见的脐带异常包括:脐带自身异常、脐带附着异常。

一、脐带自身异常

分为结构异常、位置异常。

1.脐带结构异常

(1)脐带长度异常:有报告表明脐带的长度与妊娠早期和中期时羊水的多少和胎儿的活动度有关,胎儿活动多者脐带长,反之较短,如:先天愚型的胎儿活动少,脐带较短。一般在妊娠28 周时脐带长度已达到足月时的长度。

1)脐带过长:脐带长度超过 70cm,多为正常的 2 倍。有报道脐带最长为 300cm。过长的脐带易造成缠绕、打结、脱垂、脐血管栓塞。B 超检查可见较多的脐带影像。

2)脐带过短:脐带长度短于 30cm,其发生率为 1%。文献报道最短者仅 0.5cm。脐带过短在临产前多无症状。临产后由于胎儿下降时牵拉脐带使脐血管过度延伸变窄,血流受阻,胎儿血液循环减少,易导致胎心变慢,胎儿缺氧、窒息,并有发生胎盘早期剥离、子宫内翻、胎儿脐疝、脐血管或脐带断裂等危险。表现在产程(尤其是第二产程)进展缓慢,甚至滞产,在宫缩、胎先露下降时胎心减慢,宫缩间歇时,先露回缩,胎心可恢复。胎心监护可出现散发减速。

3)无脐带:非常罕见,此时胎盘直接与胎儿腹壁相连,合并脏器外翻,这是体蒂发育异常的结果。也有的胎盘连于胎儿头皮,合并颅骨缺损和其他畸形。

(2)脐带粗细异常

1)脐带水肿:临床多称胶质脐带,原因不明,一般多伴有胎儿水肿,可见于母儿血型不合、母亲糖尿病、早产和浸软胎儿。水肿的脐带切片见华通氏胶内有大小不等的空泡。

2)脐带过细:脐带直径在孕中期迅速增粗,至 30 周达高峰,若脐带直径短于 1.6cm,称脐带过细。细脐带受压时,易使胎儿血液循环受阻,引起胎儿宫内窘迫或猝死。

(3)脐带血管异常

1)单脐动脉:只有一条脐动脉称单脐动脉。其发生率文献报道差异很大在 0.20%～12%,多胎妊娠发生机会稍高于单胎妊娠为 0%～7%。发生原因是发育成脐动脉的两条尿囊动脉中一条发育不良或萎缩,或早期暂时性单脐动脉期持续不变。单脐动脉胎儿的孕母多有死胎、畸形和多次流产史,且多合并糖尿病、羊水过多、先兆子痫。单脐动脉胎儿畸形率和死亡率高,如胃肠道、骨骼、泌尿生殖道、心血管、中枢神经系统畸形。但畸形并非全是致死性的。所以,产科医师接生时应常规检查脐带,如有异常,要检查婴儿是否存在其他畸形,以利于早期诊治。目前,B 超检查配合彩色多普勒可较准确地发现胎儿单脐动脉。

2)脐血管破裂出血和血肿:脐血管自然破裂极罕见,多发生在较短的脐带在临产后先露部下降时的牵拉,使脐血管撕裂出血或脐带内出血。脐带血肿也很少见,但血肿多发生于静脉近胎儿端压迫脐带影响胎儿循环,均可导致胎儿死亡。

3)脐带血管血栓形成:非常少见,常因脐带受压、扭转、狭窄、脐带肿瘤、胎盘剥离或感染等引起。脐动脉血栓常伴有脐静脉血栓,而脐静脉血栓形成可能是由于缩宫素引起子宫强烈收缩造成的。有脐带血管血栓的胎儿死亡率很高。但胎儿死亡往往是其他原因引起的,脐血管血栓形成是并发症,并不是致死的原因。

4)脐带静脉曲张:多为脐带局部静脉过长,形成假结,有时成袢突出,状如静脉曲张。而真正的静脉曲张少见。

5)脐血管数目的异常:为右侧尿囊静脉不退化,仍然保留,出现两条脐静脉;也有脐带内有4条或2条血管的报道。

(4)脐带内的残留胚胎组织:有尿囊、脐肠系膜导管残留等,临产意义不大。

(5)脐带囊肿

1)自胎生残留物衍化而来的脐带囊肿:可来自尿囊、卵黄囊肠系膜管残留的囊肿,没有临床意义。可借助病理来鉴别。

2)羊膜上皮包涵囊肿:非常少见,多很小,囊内覆以羊膜上皮。

3)华通氏胶退变形成的囊肿:华通氏胶黏液样退变形成的空腔,内含黏液,没有上皮。

(6)脐带炎症:脐带内见白细胞浸润,但并非所有的浸润都表示存在真正的感染。

(7)脐带肿瘤:真正的脐带肿瘤罕见,可分为血管瘤、畸胎瘤,均为良性,文献未见有恶性肿瘤的报道。

1)血管瘤:多很小,但直径可达到17cm,肿瘤自华通氏胶毛细血管发生,属脐带原始血管间叶组织的畸形,不是真正的肿瘤。

2)畸胎瘤:妊娠早期原肠陷入脐带,使得原始生殖细胞有可能从原肠游走到脐带结缔组织内,发生畸胎瘤。

2.脐带位置异常

(1)脐带打结

1)脐带假结:较常见,多为脐血管长于脐带或脐静脉长于脐动脉,华通氏胶增厚形成的假性结节,无临床意义。

2)脐带真结:多于妊娠3～4个月,胎儿较小,活动度较大时发生,一般先有脐带缠绕,而后胎儿穿过脐带环形成真性结节。多见于脐带过长、羊水过多、单羊膜囊双胎等。真结未拉紧时,不影响胎儿血液循环,可无症状,但临产后随着胎先露的下降,结节张力增加,会引起胎心改变,甚至危及生命。

(2)脐带缠绕:脐带围绕胎儿颈部、四肢、躯干称为脐带缠绕。以脐带绕颈多见(17%),多与脐带过长、胎动过频、羊水量多等有关。脐带缠绕使可移动的脐带变短,其后果与真性脐带过短相同。现超声检查可以诊断脐带绕颈,准确率可达94.2%。脐带缠绕的胎儿在妊娠期多无症状,临产后无胎心及胎动异常可待产,如出现产程延长、胎心变化应立即给产妇吸氧,左侧卧位,如无效,则剖宫产结束分娩;若宫口已开全,无头盆不称可行阴道助产。

(3)脐带扭转:指脐带沿其纵轴扭转呈螺旋形,生理性扭转可达6～11周。过多的脐带扭转多与脐带发育不良、多产、胎动频繁等有关。可造成胎儿血液循环延缓、中断,发生胎儿生长受限,甚至胎死宫内。所以孕妇应学会自测胎动,如发现异常,应及时就诊。

(4)脐带脱垂:0.4%～10%,国外为 0.25%～0.5%。脐带位于胎儿先露部的前方或一侧,胎膜未破者称脐带先露,也称隐性脐带脱垂;如胎膜已破,脐带进一步脱出于先露下,经宫颈进入阴道内或达到阴道外口,称脐带脱垂,也称显性或完全脐带脱垂。发生率国内约多与胎位异常、头盆不称、胎膜早破、羊水过多、不当的医疗处置有关。

3.诊断要点

(1)临产表现:破膜后胎心率变慢,或宫缩后胎心率仍慢且不规则;如在第一产程未破膜前有胎心改变,经垫高臀部或改变体位后胎心情况转好都应考虑到脐带脱垂的可能。破膜后,阴道检查触及脐带或脐血管搏动。

(2)超声检查:可在胎先露前面见到脐带影像;临产后进行胎心监护,有助于隐性脐带脱垂的发现。

4.处理

(1)一旦确诊应立即使孕妇臀高位或胸膝卧位,如胎儿存活应立即剖宫产。同时,减少脐带受压,恢复血液循环。将胎先露上推,使脱出的脐带还纳回阴道,使脐带免受外界刺激,以减少脐血管痉挛及迷走神经兴奋所致的循环障碍;停止应用促宫缩药物,应用子宫松弛药,使子宫血管扩张。如地西泮 10mg 静脉推注;利托君 50mg,加入 5%葡萄糖 500ml 中,静脉滴注;或 25%硫酸镁 5～10g 静脉滴注。

(2)如胎心已消失,脐带搏动已停止;或胎儿较小,不能成活,可待其自然分娩。如宫口已开全,无头盆不称,胎心尚存,可行产钳助产。

(3)在缺乏紧急剖宫产条件时,应经导尿管注入 500～700ml 生理盐水充盈膀胱,同时用宫缩抑制药利托君 50mg 加入 5%葡萄糖 500ml 静脉滴注,按宫缩情况调节滴数。每分钟 40～49 滴。同时监测产妇生命指征及胎心监护。手术时放空膀胱,停用利托君。

二、脐带附着异常

正常脐带附着在胎儿面正中或旁正中,约占 90%。

1.边缘性附着

脐血管附着在胎盘组织的边缘似球拍状。国内报道发生率为 10%左右,国外为 5.6%。目前未发现有任何临床意义。

2.帆状附着

脐带附着于胎膜上,脐血管经过羊膜与绒毛膜之间进入胎盘,又称为帆状胎盘。

第八节　胎盘异常

胎盘是胚胎与母体组织的结合体,是联系母儿的重要器官。正常胎盘呈圆形或卵圆形,呈盘状。足月妊娠时胎盘直径 15～20cm,分为光滑的胎儿面和粗糙的母体面,母体面被浅沟分为 10～20 个胎盘小叶。脐带附着于胎盘中央、偏侧或边缘。可分为形态、位置异常。

一、胎盘形态异常

1.有缘胎盘和轮状胎盘

由于绒毛膜板比胎盘底板小,胎膜不像正常移行到胎盘的边缘,而是与胎盘边缘有一定的距离,使胎盘边四周的绒毛组织或部分绒毛组织在绒毛膜板界限以外。如果胎膜在一个平面上,则在胎盘周围形成一个白色环,称为有缘胎盘;如果胎膜折叠形成一个稍隆起的嵴,则称为轮状胎盘。前者临床意义不大,后者多见于经产妇,且常伴有流产、早产、产前出血、围生期胎儿死亡、低体重儿、产后胎膜滞留等。

2.膜状胎盘

非常罕见,胎盘面积大而薄,但不一定全部如膜状,可以部分为膜状,是异常伸展的胎盘,直径可达 35cm,而厚度仅 0.5cm。这种胎盘是早期妊娠时,应当萎缩的平滑绒毛膜部分的绒毛未萎缩所致。常引起从妊娠早期开始的反复性阴道出血,逐渐加重,类似中央性前置胎盘,还易发生流产、早产、低体重儿、产后出血、胎盘粘连以致临床不得不手取胎盘或切除子宫。

3.环状胎盘

胎盘为一空心圆柱体或一完整的环,较少见,是孕卵着床过深或过浅的返祖现象。这样的胎盘易粘连,造成剥离困难,易引起产后大出血。

4.筛状胎盘

极为罕见,胎盘中心缺少一小叶绒毛,但有绒毛膜板。易误认为胎盘小叶不全,进行不必要的探查或刮宫。

5.副叶胎盘和假叶胎盘

是在主体胎盘附近有一个或多个大小不等的副叶与之相连,特点是主体和副叶之间有胎儿血管相连,接受其胎儿的血循环。若副胎盘与主胎盘之间无血管相连,则称为假叶胎盘。这类胎盘的形成,可能是由于局部包蜕膜与真蜕膜在非常早的时期就融合,因而有较好的血供,使部分应该退化的平滑绒毛膜没有退化。二者常附着于子宫下端或侧壁,可被误诊为前置胎盘。副胎盘常遗留在子宫内而被忽视,导致母体产后大出血并继发感染。所以,必须认真检查每个胎盘边缘有无血管撕裂痕迹,及时发现副叶胎盘。

6.多叶胎盘

由于受精卵着床后底蜕膜血管供给不足,呈现局灶状分布,使胎盘形成多叶状。常见为两叶,发生率为 2.2%～4.2%,多见于多产妇、大龄和有不育史的孕妇。易残留在宫腔内,引起产后出血和感染。

7.帆状胎盘

如上节所述,帆状胎盘指脐带附着于胎膜上。其发生率为 0.1%～13.6%,多胎妊娠时发生率明显增高,双胎中 9% 的胎盘为帆状,三胎胎盘多呈帆状。形成原因不清,可能与受精卵着床异常或由前置胎盘演变而来。如胎膜上的血管通过子宫下段或越过子宫内口附近时,处于胎先露之前称为血管前置。如前置血管断裂,对胎儿危害极大。

(1)诊断要点

1)临床表现:前置血管在破膜后立即出现无痛性阴道流血,量不多,但引起胎儿心率急剧下降。也有阴道出血发生在破膜后,或不出血。阴道检查可触及胎膜上有固定的搏动血管,频率与胎心率相同,与先露之间无间隙,无华通氏胶保护。

2)辅助检查:B 超检查如发现在宫颈内口区有与脐带搏动一致的条索状低回声区,应考虑有前置血管的可能;通过已扩张的宫口用羊膜镜检查可以直接观察出血情况,还可取胎儿头皮血,测定胎儿失血情况。

3)鉴别诊断:需与前置胎盘或见红多、胎盘早剥鉴别,后者阴道流血多来自母体,不同的临床症状和 B 超有助于鉴别。

(2)处理:本病对母体无害,仅对胎儿及新生儿构成威胁。如可进行产前诊断,可以提高围生儿的存活率。疑有前置血管而胎儿存活,应尽快结束分娩。

8.巨大胎盘

正常胎盘重 500～600g,约占新生儿体重的 1/6。巨大胎盘系指胎盘重量超过 800g,与胎儿体重比例发生变化,其面积增大,绒毛肥大,水肿,间质组织增殖等。常见于妊娠高血压综合征、过熟儿、羊水过多症、多胎、巨大胎儿、胎儿溶血症、母体糖尿病、梅毒等。

二、胎盘位置异常

1.前置胎盘

2.植入胎盘

由于底蜕膜完全或部分缺损导致胎盘与宫壁粘连,按胎盘绒毛侵入子宫肌层的程度分为 3 类:①粘连性胎盘,胎盘绒毛粘连或附着于子宫肌层;②侵蚀性或穿透性胎盘,胎盘绒毛侵入或侵蚀子宫肌层;③植入或穿透性胎盘,胎盘绒毛穿透子宫肌层。发生率报道不一,多见于高龄产妇和(或)多产妇,与多次刮宫或内膜损伤、子宫手术史等有关。出血严重程度与植入的部位、大小、深度成正相关。如娩出胎儿后,感觉胎盘剥离困难,牵拉脐带时,宫底伴随胎盘一起下降,应怀疑胎盘粘连或植入的可能。若为植入,应立即开腹手术处理。

第十三章　异常分娩

第一节　产力异常

产力包括子宫肌、腹肌、膈肌及肛提肌的收缩力,以子宫肌收缩力为主。产力异常指子宫肌收缩力异常。

一、子宫收缩乏力

子宫收缩乏力指子宫收缩虽有正常的节律性、对称性和极性,但间歇期长、持续时间短、收缩力弱,既不能促使子宫颈口逐渐扩张,也不能迫使胎儿逐渐下降,临产后即表现为子宫收缩乏力,称原发性宫缩乏力,导致潜伏期延长;如发生在产程某一阶段时,则为继发性宫缩乏力,常导致活跃期延长或停滞。

原因:头盆不称;胎位异常;精神因素;内分泌失调;子宫肌纤维过度伸展(羊水过多、多胎、巨大胎儿等)或变性(多次妊娠与分娩,曾有子宫急、慢性感染等);子宫发育不良或畸形;子宫肌瘤;临产后使用较大剂量镇静、镇痛药等引起。

【诊断标准】

1.临床表现

(1)子宫收缩协调,但间隔时间长、持续时间短、收缩力弱:待产妇有不同程度不适和疲劳。

(2)潜伏期延长:潜伏期>16 小时。

(3)活跃期延长:活跃期>8 小时。

(4)活跃期停滞:活跃期 2 小时内子宫颈口扩张无进展。

(5)胎头下降延缓或停滞:初产妇活跃晚期,胎头下降速度<1cm/h;经产妇<2cm/h。胎头不下降达 1 小时以上,为下降停滞。

(6)第二产程延长:宫口开全后,初产妇超过 2 小时,经产妇超过 1 小时尚未分娩。

(7)总产程>24 小时为滞产。

(2)检查

(1)腹部检查:子宫收缩时,子宫硬度用手指压子宫底部肌壁仍有凹陷出现。

(2)肛门或阴道检查:子宫口开张速度:潜伏期<1cm/4h,活跃期<1.2cm/h。

【治疗原则】

1.第一产程

(1)运用四步触诊法复查胎产式及胎方位,重新估计胎儿大小。

(2)阴道检查:了解子宫颈口扩张程度,有无宫颈水肿、胎方位、胎先露高低及产瘤有无和大小;了解骨盆大小、形态,除外头盆不称。如发现产道及(或)胎位异常,估计不能经阴道分娩者,及时施行剖宫产术。

(3)估计可经阴道分娩而胎儿监测无窘迫征象,采取下列措施。

1)鼓励进食:摄入不足者,可予补液,纠正酸中毒、电解质紊乱。

2)产妇极度疲劳时,可给予哌替啶 50～100mg(潜伏期)或地西泮(活跃期)10mg 静脉或肌内注射,以期起到镇静及促进子宫颈口扩张作用。

3)经以上处理 2～4 小时后,如子宫收缩不见转强,或宫口无进展时,阴道内检查除外头盆不称后应加强子宫收缩,按下列步骤进行。①嘱排空膀胱排尿困难而膀胱胀满者,导尿。②破膜注意羊水流出量、颜色及性状。③静脉滴注催产素破膜后 0.5～1 小时,如宫缩不见转强,静脉滴注催产素加强宫缩。

2.第二产程

(1)胎头颅骨最低点未过坐骨棘,宫口开全已达或超过 2 小时或出现胎儿窘迫征象,应立即施行剖宫产术。

(2)第二产程延长,胎先露已达 S^{+3},可行产钳或胎头负压吸引器助产。

(3)慎防产后子宫收缩乏力性出血及产褥感染。

二、子宫收缩过强

子宫收缩过强是指子宫收缩的节律性、对称性和极性均正常,仅收缩力过强、收缩持续时间长而间歇期时间短。若头盆相称,过强宫缩可致子宫颈口迅速开全,分娩在短时间内结束,总产程不足 3 小时称急产,可致母体会阴、阴道甚至子宫颈裂伤;脱落产(BBA),因未消毒引起感染和会阴裂伤。过强宫缩使胎盘血循环受阻,易发生胎儿窘迫、新生儿窒息或死亡;胎儿娩出过快,不能适应外界压力的骤变,可发生颅内血管破裂出血;生产时,新生儿坠地,可发生骨折、外伤等。如头盆明显不称,过强宫缩可造成子宫破裂,危及母、儿安全。

【诊断标准】

(1)宫缩持续时间可长达 1 分钟,而间歇期可短至 1～2 分钟。宫缩极期时,子宫硬。

(2)产程进展迅速,子宫颈口扩张及胎头下降均快。

(3)头盆不称时,在子宫颈口扩张同时胎头迟迟不下降。

【治疗原则】

(1)凡有急产史的孕妇,尤其胎先露位置较低者,应在临产前提前住院待产。

(2)产程中吸氧及监测胎儿心率。

(3)宫缩过强时酌情给予阿托品 0.5～1mg,肌内注射,或 25％硫酸镁 10ml 溶于 5％葡萄糖溶液 20ml 中缓慢静脉滴注。

三、子宫收缩不协调

子宫收缩丧失对称性及极性,为无效宫缩。由于宫腔内张力高,易致胎儿缺氧。多由精神过度紧张或头盆不称或胎膜早破羊水过少引起。

【诊断标准】

(1)产妇感持续腹痛,拒按,呼叫,烦躁不安,疲惫不堪。

(2)子宫收缩纤颤样,宫缩间歇时子宫壁仍不放松或有压痛。

(3)胎心过速或不规律,有时胎位扪不清。

(4)子宫颈口不扩张,胎先露不下降。

【治疗原则】

(1)哌替啶 100mg,肌内注射,使产妇入睡,醒后可能恢复协调性收缩,产程得以顺利进展。

(2)如不协调性子宫收缩已被控制,头盆相称,但宫缩不强,可采用催产素静脉滴注催产。

(3)若不协调性子宫收缩未能纠正,伴有胎儿窘迫或头盆不称,应行剖宫产术。

四、子宫痉挛性狭窄环

子宫壁某段肌肉呈痉挛性不协调收缩所形成的环状狭窄,可出现于子宫任何部位,但子宫体部与下段交界处最为多见,也可围绕胎体小部位,如颈、腰处,或在子宫颈外口处。宫缩时,狭窄环上部的肌肉收缩传不到环的下部,产程停滞;环紧卡胎体,阻碍胎儿下降。多因精神过度紧张,粗暴的阴道操作使子宫局部受到强刺激,或滥用宫缩剂等引起。

【诊断标准】

(1)宫缩时,胎先露部不但不下降,反而上升;子宫颈口不但不扩张,反而缩小。

(2)腹部在子宫上、下段处有狭窄环使子宫呈葫芦形,此环不随宫缩上移。

(3)阴道检查有时可在子宫腔内触及坚硬而无弹性的环状狭窄,环的上、下部分均不紧张。

【治疗原则】

(1)立即停止阴道操作或停用宫缩剂。

(2)给予镇静解痉剂,哌替啶 100mg,肌内注射或阿托品 1mg 或 25％硫酸镁 20ml 稀释后,在 5～10 分钟内缓慢静脉推注。

(3)若经上述处理,狭窄环仍不松弛,且出现胎儿窘迫,应行剖宫术,子宫切口视术中狭窄环的位置而定。

(4)如宫口已开全,胎先露已入盆,可在麻醉下,试行阴道助产结束分娩。

第二节　骨产道异常

骨盆径线过短或形态异常,致使骨盆腔小于胎先露部可通过的限度,阻碍胎先露部下降,影响产程顺利进展,称为狭窄骨盆。狭窄骨盆可以为一个径线过短或多个径线同时过短,也可以为一个平面狭窄或多个平面同时狭窄。当一个径线狭窄时,要观察同一个平面其他径线的大小,再结合整个骨盆腔大小与形态进行综合分析,做出正确判断。

一、狭窄骨盆的分类

1.骨盆入口平面狭窄

分 3 级:Ⅰ级为临界性狭窄,骶耻外径 18cm,入口前后径 10cm,绝大多数可以经阴道自然分娩;Ⅱ级为相对性狭窄,骶耻外径 16.5～17.5cm,入口前后径 8.5～9.5cm,需试产后才能决定是否可以经阴道分娩;Ⅲ级为绝对性狭窄,骶耻外径≤16.0cm,入口前后径≤8.0cm,必须以剖宫产结束分娩。在临床实践中常遇到的是前两种。我国妇女常见以下两种类型:

(1)单纯扁平骨盆:骨盆入口呈横扁圆形,骶岬向前下突出,使骨盆入口前后径缩短而横径正常。

(2)佝偻病性扁平骨盆:童年患佝偻病,骨骼软化使骨盆变形,骶岬被压向前,骨盆入口前后径明显缩短,使骨盆入口呈横的肾形,骶骨下段向后移,失去骶骨正常弯度,变直向后翘。尾骨呈钩状突向骨盆出口平面。由于髂骨外展,使髂棘间径≥髂嵴间径;由于坐骨结节外翻,耻骨弓角度增大,骨盆出口横径变宽。

2.中骨盆及骨盆出口平面狭窄

分三级:临界性狭窄,坐骨棘间径10cm,坐骨结节间径7.5cm;相对性狭窄,坐骨棘间径8.5~9.5cm,坐骨结节间径6.0~7.0cm;绝对性狭窄,坐骨棘间径≤8.0cm,坐骨结节间径≤5.5cm。我国妇女常见以下两种类型:

(1)漏斗骨盆:骨盆入口各径线值正常。两侧骨盆壁向内倾斜,状似漏斗得名。其特点是中骨盆及骨盆出口平面均明显狭窄,使坐骨棘间径、坐骨结节间径缩短,耻骨弓角度<90°。坐骨结节间径与出口后矢状径之和<15cm,常见于男型骨盆。

(2)横径狭窄骨盆:与类人猿型骨盆类似。骨盆入口、中骨盆及骨盆出口横径均缩短,前后径稍长,坐骨切迹宽。测量骶耻外径值正常,但髂棘间径及髂嵴间径均缩短。中骨盆及骨盆出口平面狭窄,产程早期无头盆不称征象,当胎头下降至中骨盆或骨盆出口时,常不能顺利地转成枕前位,形成持续性枕横位或枕后位造成难产。

3.骨盆三个平面狭窄

骨盆外形属女型骨盆,但骨盆入口、中骨盆及骨盆出口平面均狭窄,每个平面径线均小于正常值2cm或更多,称为均小骨盆,多见于身材矮小、体形匀称的妇女。

4.畸形骨盆

骨盆失去正常形态称畸形骨盆。仅介绍下列两种:

(1)骨软化症骨盆:现已罕见。系因缺钙、磷、维生素D以及紫外线照射不足,使成人期内质矿化障碍,被类骨组织代替,骨质脱钙、疏松、软化。由于受躯干重力及两股骨向内上方挤压,使骶岬突向前,耻骨联合向前突出,骨盆入口平面呈凹三角形,坐骨结节间径明显缩短,严重者阴道不能容纳2指。一般不能经阴道分娩。

(2)偏斜骨盆:系一侧髂骨翼与髋骨发育不良所致骶髂关节固定,以下肢和髋关节疾病,引起骨盆一侧斜径缩短的偏斜骨盆。

二、狭窄骨盆的临床表现

1.骨盆入口平面狭窄的临床表现

(1)胎头衔接受阻:一般情况下初产妇在妊娠末期,即预产期前1~2周或临产前胎头已衔接,即胎头双顶径进入骨盆入口平面,颅骨最低点达坐骨棘水平。若入口狭窄时,即使已经临产胎头仍未入盆,经检查胎头跨耻征阳性。胎位异常如臀先露、面先露或肩先露的发生率是正常骨盆的3倍。脐带脱垂发生率增加6倍。

(2)若已临产,根据骨盆狭窄程度、产力强弱、胎儿大小及胎位情况不同,临床表现也不尽相同:①骨盆临界性狭窄:若胎位、胎儿大小及产力正常,胎头常以矢状缝在骨盆入口横径衔接,多取后不均倾势,即后顶骨先入盆,后顶骨逐渐进入骶凹处,再使前顶骨入盆,则矢状缝位于骨盆入口横径上成头盆均倾势。临床表现为潜伏期及活跃期早期延长,活跃期后期产程进展顺利。若胎头迟迟不入盆,此时常出现胎膜早破,其发生率为正常骨盆的4~6倍。由于胎膜早破母儿可发生感染,胎头不能紧贴宫颈内口诱发反射性宫缩,常出现继发性宫缩乏力。潜伏期延长,宫颈扩张缓慢。②骨盆绝对性狭窄:若产力、胎儿大小及胎位均正常,但胎头仍不能入盆,常发生梗阻性难产。这种情况可出现病理缩复环,甚至子宫破裂。如胎先露部嵌入骨盆入口时间较长,血液循环障碍,组织坏死,可形成泌尿生殖道瘘。在强大的宫缩压力下,胎头颅骨重叠,严重时可出现颅骨骨折及颅内出血。

2.中骨盆平面狭窄的临床表现

(1)胎头能正常衔接:潜伏期及活跃期早期进展顺利。当胎头下降达中骨盆时,由于内旋转受阻,胎头双顶径被阻于中骨盆狭窄部位之上,常出现持续性枕横位或枕后位。同时出现继发性宫缩乏力,活跃期后期及第二产程延长,甚至第二产程停滞。

(2)胎头受阻于中骨盆:有一定可塑性的胎头开始变形,颅骨重叠,胎头受压,使软组织水肿,产瘤较大,严重时可发生脑组织损伤、颅内出血及胎儿宫内窘迫。若中骨盆狭窄程度严重,宫缩又较强,可发生先兆子宫破裂及子宫破裂。强行阴道助产,可导致严重软产道裂伤及新生儿产伤。

3.骨盆出口平面狭窄的临床表现

骨盆出口平面狭窄与中骨盆平面狭窄常同时存在。若单纯骨盆出口平面狭窄者,第一产程进展顺利,胎头达盆底受阻,第二产程停滞,继发性宫缩乏力,胎头双顶径不能通过出口横径,强行阴道助产,可导致软产道、骨盆底肌肉及会阴严重损伤,胎儿严重产伤,对母儿危害极大。

三、狭窄骨盆的诊断

在分娩过程中,骨盆是个不变因素。狭窄骨盆影响胎位和胎先露部在分娩机制中的下降及内旋转,也影响宫缩。在估计分娩难易时,骨盆是首先考虑的一个重要因素。在妊娠期间应查清骨盆有无异常,有无头盆不称,及早做出诊断,以决定适当的分娩方式。

1.病史

询问孕妇有无佝偻病、脊髓灰质炎、脊柱和髋关节结核以及外伤史。若为经产妇,应了解既往有无难产史及新生儿有无产伤等。

2.全身检查

测量身高,孕妇身高<145cm应警惕均小骨盆。观察孕妇体形,步态有无跛足,有无脊柱及髋关节畸形,米氏菱形窝是否对称,有无尖腹及悬垂腹等。

3.腹部检查

(1)一般检查:观察腹型,尺测子宫长度及腹围,B型超声观察胎先露部与骨盆关系,还应测量胎头双顶径、胸径、腹径、股骨长,预测胎儿体重,判断能否通过骨产道。

(2)胎位异常:骨盆入口狭窄往往因头盆不称、胎头不易入盆导致胎位异常,如臀先露、肩先露。中骨盆狭窄影响已入盆的胎头内旋转,导致持续性枕横位、枕后位等。

(3)估计头盆关系:在正常情况下,部分初孕妇在预产期前2周,经产妇于临产后,胎头应入盆。若已临产,胎头仍未入盆,则应充分估计头盆关系。检查头盆是否相称的具体方法为孕妇排空膀胱,仰卧,两腿伸直。检查者将手放在耻骨联合上方,将浮动的胎头向骨盆腔方向推压。若胎头低于耻骨联合前表现,表示胎头可以入盆,头盆相称,称胎头跨耻征阴性;若胎头与耻骨联合前表面在同一平面,表示可疑头盆不称,称胎头跨耻征可疑阳性;若胎头高于耻骨联合前表面,表示头盆明显不称,称胎头跨耻征阳性。对出现跨耻征阳性的孕妇,应让其取两腿屈曲半卧位,再次检查胎头跨耻征,若转为阴性,提示为骨盆倾斜度异常,而不是头盆不称。

4.骨盆测量

(1)骨盆外测量:骨盆外测量的结果可以间接反映出真骨盆的大小。骨盆外测量各径线<正常值2cm或能上能下为均小骨盆。骶耻外径<18cm为扁平骨盆。坐骨结节间径<8cm,耻骨弓角度90°,为漏斗型骨盆。骨盆两侧斜径(以一侧髂前上棘至对侧髂后上棘间的距离)及同侧直径(从髂前上棘至同侧髂后上棘间的距离)相差>1cm为偏斜骨盆。

(2)骨盆内测量:骨盆外测量发现异常,应进行骨盆内测量。对角径<11.5cm,骶岬突出为骨盆入口平面狭窄,属扁平骨盆。中骨盆平面狭窄及骨盆出口平面狭窄往往同时存在,应测量骶骨前面弯度、坐骨棘间径、坐骨切迹宽度(即骶棘韧带宽度)。若坐骨棘间径<10cm,坐骨切迹宽度<2横指,为中骨盆平面狭窄。若坐骨结节间径<8cm,应测量出口后矢状径及检查骶尾关节活动度,估计骨盆出口平面的狭窄程度。若坐骨结节间径与出口后矢状径之和<15cm,为骨盆出口平面狭窄。

四、狭窄骨盆对母儿影响

1.对产妇的影响

若为骨盆入口平面狭窄,影响胎先露部衔接,容易发生胎位异常,由于胎先露部被隔在骨盆入口之上,常引起继发性宫缩乏力,导致产程延长或停滞。若为中骨盆平面狭窄,影响胎头内旋转,容易发生持续性枕横位或枕后位。胎头长时间嵌顿于产道内,压迫软组织引起局部缺血、水肿、坏死、脱落,于产后形成生殖道瘘;胎膜早破及手术助产增加感染机会。严重梗阻性难产若不及时处理,可导致先兆子宫破裂,甚至子宫破裂,危及产妇生命。

2.对胎儿及新生儿的影响

头盆不称易发生胎膜早破、脐带脱垂,脐带脱垂发生率是正常产妇的4~6倍,导致胎儿窘迫,甚至胎儿死亡;产程延长,胎头受压,缺血缺氧容易发生颅内出血;产道狭窄,手术助产机会增多,易发生新生儿产伤及感染。

五、狭窄骨盆分娩时处理

首先应明确狭窄骨盆类别和程度,了解胎位、胎儿大小、胎心率、宫缩强弱、宫口扩张程度、胎先露下降程度、破膜与否,结合年龄、产次、既往分娩史进行综合判断,决定分娩方式。

1.一般处理

在分娩过程中,应安慰产妇,使其精神舒畅,信心倍增,保证营养及水分的摄入,必要时补液。还需注意产妇休息,要监测宫缩强弱,勤听胎心,检查胎先露部下降及宫口扩张程度。

2.骨盆入口平面狭窄的处理

(1)明显头盆不称(绝对性骨盆狭窄):骶耻外径≤16cm,骨盆入口前后径≤8.0cm,胎头跨耻征阳性者,足月活胎不能入盆,不能经阴道分娩。应在临产后行剖宫产术结束分娩。

(2)轻度头盆不称(相对性骨盆狭窄):骶耻外径16.5~17.5cm,骨盆入口前后径8.5~9.5cm,胎头跨耻征可疑阳性。足月活胎体重<3000g,胎心率及产力均正常,应在严密监护下试产。胎膜未破者可在宫口扩张3cm时行人工破膜。若破膜后宫缩较强,产程进展顺利,多

数能经阴道分娩。试产过程中若出现宫缩乏力,可用缩宫素静脉滴注加强宫缩。试产 2～4h,胎头仍迟迟不能入盆,宫口扩张缓慢,或伴有胎儿窘迫征象,应及时行剖宫产术结束分娩。若胎膜已破,为了减少感染,应适当缩短试产时间。

骨盆入口平面狭窄,主要为扁平骨盆的妇女,于妊娠末期或临产后,胎头矢状缝只能衔接于骨盆入口横径上。胎头侧屈使其两顶骨先后依次入盆,呈不均倾势嵌入骨盆入口,称为头盆均倾不均,若前顶骨先嵌入,矢状缝偏后,称前不均倾;若后顶骨先嵌入,矢状缝偏前,称后不均倾,当胎头双颅骨均通过骨盆入口平面时,即能较顺利地经阴道分娩。

3.中骨盆及骨盆出口平面狭窄的处理

在分娩过程中,胎儿在中骨盆平面完成俯屈及内旋转动作。若中骨盆平面狭窄,则胎头俯屈及内旋转受阻,易发生持续性枕横位或枕后位。产妇多表现活跃期或第二产程延长及停滞、继发性宫缩乏力等。若宫口开全,胎头双顶径达坐骨棘水平或更低,可经阴道徒手旋转胎头为枕前位,待其自然分娩,或行产钳或胎头吸引术助产。若胎头双顶径未达坐骨棘水平,或出现胎儿窘迫征象,应行剖宫产术结束分娩。

骨盆出口平面是产道的最低部位,应于临产前对胎儿大小、头盆关系做出充分估计,决定能否经阴道分娩,诊断为骨盆出口狭窄,不应进行试产。若发现出口横径狭窄,耻骨弓角度变锐,耻骨弓下三角空隙不能利用,胎先露部向后移,利用出口后三角空隙娩出。临床上常用出口横径与出口后矢状径之和估计出口大小。若两者之和＞15cm 时,多数可经阴道分娩,有时需用胎头吸引术或产钳术助产,应做较大的会阴后一侧切开,以免会阴严重撕裂。若两者之和＜15cm,足月胎儿不易经阴道分娩,应行剖宫产术结束分娩。

4.骨盆三个平面狭窄的处理

主要是均小骨盆。若估计胎儿不大,胎位正常,头盆相称,宫缩好,可以试产,通常可通过胎头变形和极度俯屈,以胎头最小径线通过骨盆腔,可能经阴道分娩。若胎儿较大,有明显头盆不称,胎儿不能通过产道,应尽早行剖宫产术。

5.畸形骨盆的处理

根据畸形骨盆种类、狭窄程度、胎儿大小、产力等情况具体分析。若畸形严重,明显头盆不称者,应及早行剖宫产术。

第三节 软产道异常

软产道包括子宫下段、宫颈、阴道及骨盆底软组织构成的弯曲管道。软产道异常所致的难产少见,容易被忽视。应于妊娠早期常规行双合诊检查,了解软产道有无异常。

一、外阴异常

1.会阴坚韧

多见于初产妇,尤其 35 岁以上高龄初产妇更多见。由于组织坚韧,缺乏弹性,会阴伸展性差,使阴道口狭小,在第二产程常出现胎先露部下降受阻,且可于胎头娩出时造成会阴严重裂伤。分娩时,应作预防性会阴后一侧切开。

2.外阴水肿

重度子痫前期、重症贫血、心脏病及慢性肾炎孕妇,在有全身水肿的同时,可有重度外阴水肿,分娩时妨碍胎先露部下降,造成组织损伤、感染和愈合不良等情况。在临产前,可局部应用50％硫酸镁液湿热敷;临产后,仍有严重水肿者,可在严格消毒下进行多点针刺皮肤放液。分娩时,可行会阴后一侧切开。产后加强局部护理,预防感染。

3.外阴瘢痕

外伤、药物腐蚀或炎症后遗症瘢痕挛缩,可使外阴及阴道口狭小,影响胎先露部下降。若瘢痕范围不大,分娩时可作会阴后一侧切开。若瘢痕过大,扩张困难者,应行剖宫产术。

二、阴道异常

1.阴道横隔

横隔较坚韧,多位于阴道上、中段。在横隔中央或稍偏一侧常有一小孔,易被误认为宫颈外口。若仔细检查,在小孔上方可触及逐渐开大的宫口边缘,而该小孔直径并不变大。阴道横隔影响胎先露下降,当横隔被撑薄,此时可在直视下自小孔处将膈作 X 形切开。膈被切开后,因胎先露部下降压迫,通常无明显出血,待分娩结束再切除剩余的膈,用肠线间断或连续锁边缝合残端。若横隔高且坚厚,阻碍胎先露部下降,则需行剖宫产术结束分娩。

2.阴道纵隔

阴道纵隔若伴有双子宫、双宫颈,位于一侧子宫内的胎儿下降,通过该侧阴道分娩时,纵隔被推向对侧,分娩多无阻碍。当阴道纵隔发生于单宫颈时,有时纵隔位于胎先露部的前方,胎先露部继续下降,若纵隔薄可自行断裂,分娩无阻碍。若纵隔厚阻碍胎先露部下降时,须在纵隔中间剪断,待分娩结束后,再剪除剩余的隔,用肠线间断或连续锁边缝合残端。

3.阴道狭窄

由产伤、药物腐蚀、手术感染致使阴道瘢痕挛缩形成阴道狭窄者,若位置低、狭窄轻,可作较大的会阴后一侧切开,经阴道分娩。若位置高、狭窄重、范围广,应行剖宫产术结束分娩。

4.阴道尖锐湿疣

妊娠期尖锐湿疣生长迅速,早期可治疗。体积大、范围广泛的疣可阻碍分娩,易发生裂伤、血肿及感染。为预防新生儿喉乳头瘤行剖宫产术。

5.阴道囊肿和肿瘤

阴道壁囊肿较大时,阻碍胎先露部下降,此时可行囊肿穿刺抽出其内容物,待产后再选择时机进行处理。阴道内肿瘤阻碍胎先露部下降而又不能经阴道切除者,均应行剖宫产术,原有病变待产后再行处理。

三、宫颈异常

1.宫颈外口黏合

多在分娩受阻时被发现。当宫颈管已消失而宫口却不扩张,仍为一很小的孔,通常用手指稍加压力分离黏合的小孔,宫口即可在短时间内开全。但有时为使宫口开大,需行宫颈切开术。

2.宫颈水肿

多见于扁平骨盆、持续性枕后位或滞产,宫口未开全过早使用腹压,致使宫颈前唇长时间被压于胎头与耻骨联合之间,血液回流受阻引起水肿,影响宫颈扩张。轻者可抬高产妇臀部,减轻胎头对宫颈压力,也可于宫颈两侧各注入 0.5% 利多卡因 5~10ml 或地西泮 10mg 静脉推注,待宫口近开全,用手将水肿的宫颈前唇上推,使其逐渐越过胎头,即可经阴道分娩。若经上述处理无明显效果,宫口不继续扩张,可行剖宫产术。

3.宫颈坚韧

常见于高龄初产妇,宫颈缺乏弹性或精神过度紧张使宫颈挛缩,宫颈不易扩张。此时可静脉推注地西泮 10mg。也可于宫颈两侧各注入 0.5% 利多卡因 5~10ml,若不见缓解,应行剖宫产术。

4.宫颈瘢痕

宫颈锥形切除术后、宫颈裂伤修补后感染、宫颈深部电烙术后等所致的宫颈瘢痕,虽于妊娠后软化,若宫缩很强,宫口仍不扩张,不宜久等,应行剖宫产术。

5.宫颈癌

此时宫颈硬而脆,不应经阴道分娩,应行剖宫产术,术后放疗。若为早期浸润癌,可先行剖宫产术,随即行广泛性子宫切除术及盆腔淋巴结清扫术。

6.宫颈肌瘤

生长在子宫下段及宫颈部位的较大肌瘤,占据盆腔或阻塞于骨盆入口时,影响胎先露部进入骨盆入口,应行剖宫产术。若肌瘤在骨盆入口以上而胎头已入盆,肌瘤不阻塞产道则可经阴道分娩,肌瘤待产后再行处理。

第四节　胎位异常

一、臀位

因先露不同,分为单臀先露(腿直臀先露),完全臀先露(先露为臀和双足)及不完全臀先露[足及(或)膝先露]。均以胎儿骶骨为指示点,有骶左前、骶左横、骶左后、骶右前、骶右横、骶右后 6 种胎方位。

【诊断标准】

1.腹部检查

胎体纵轴与母体纵轴一致,于子宫底部触及圆而硬的胎头;在耻骨联合上方扪及较软、宽而不规则的胎臀;胎心音以脐部左上方或右上方最为清楚。

2.肛门检查或阴道检查

胎先露较低时,可触及较软、形状不规则的胎臀、足或膝,如宫颈已扩张 2cm 以上、胎膜已破,可扪及胎臀、肛门。

3.辅助检查

B 超检查可提示臀先露类型。并可测量胎儿双顶径等各径线以推算胎儿体重,了解胎头仰伸程度。

【治疗原则】

1.妊娠期

妊娠 32 周后发现臀位,无并发症、无不良孕产史、无脐带绕颈者可试予矫正。

(1)膝胸卧位:每日 2 次,每次 15 分钟。1 周为一疗程,如有不适或胎动改变立即停止。

(2)艾灸或激光照射至阴穴:每日 1 次,每次 15 分钟,共 1 周。

2.分娩期

胎儿无畸形,初产、足月单胎臀位,足先露、胎儿估计≥3500g,胎头仰伸,骨盆任一平面狭窄,高年初产,珍贵胎儿,以选择性剖宫产结束妊娠为妥。产道正常,经产臀位、胎儿较小,单臀先露,应争取阴道分娩。决定试产者,处理如下。

(1)第一产程

1)产妇取左侧卧位,不灌肠,不做肛查,尽可能保持胎膜完整。

2)胎膜自破时,立即听胎心,并检查有无脐带脱出。持续胎心监护或每 10～15 分钟听胎心 1 次。堵臀过程中每次宫缩后听胎心。

3)严密观察产程,进入活跃期后,子宫颈扩张进度在初产妇至少应为 1cm/h,经产妇应达 1.5cm/h;胎先露下降进度应与子宫颈扩张平行。

4)如宫缩时在阴道口见到胎臀或胎足,应消毒外阴部做阴道检查以明确子宫颈扩张情况。即使子宫颈口已开全,为使阴道得以充分扩张、胎臀得以继续下降,应于宫缩时,用消毒治疗巾以手掌堵住阴道口,直至冲力甚大,估计胎臀即将娩出时,才准备接产。注意胎心变化,排空膀胱,并做好新生儿窒息的抢救准备。

5)如活跃期子宫颈扩张停滞、宫颈口开全而胎臀仍在坐骨棘水平以上,一般不用催产素静脉滴注,改行剖宫产术结束分娩。

6)产程中发生脐带脱垂,如宫颈开全有条件阴道分娩即作臀牵引术,若宫口未开全立即取臀高位将脐带轻轻还纳并手托在阴道内以最快速度在原地行剖宫产术。

(2)第二产程

1)经产妇,胎儿不大,产力良好,等待自然分娩。

2)初产妇行会阴侧切术。避免在胎儿脐孔达会阴之前牵引。待胎儿脐部娩出会阴,接产者用双手按分娩机转协助胎肩、胎手及胎头娩出。娩出胎头时,不可猛力牵拉,慎防造成颅内出血或臂丛神经损伤;亦可用后出头产钳助娩。胎儿脐部娩出后,一般须在 7 分钟内娩出胎头。

二、横位

根据胎头在母体左或右侧、胎儿肩胛朝向前方或后方,分为肩左前、肩左后、肩右前、肩右后 4 种胎方位。

【诊断标准】

1.腹部检查

子宫呈横椭圆形,子宫底高度较妊娠月份为低,耻骨联合上方空虚。在母体腹部一侧触及胎头,另侧为胎臀。胎心音在脐周最清楚。

2.肛门或阴道检查

胎膜未破时,先露部在骨盆入口上方,不能触及。若胎膜已破、子宫颈已扩张,可触及胎儿肩胛骨、肋骨及腋窝。如胎手已脱出子宫颈口,可用握手法鉴别为胎儿左手或右手。

3.辅助检查

B超检查能准确探清肩先露,并能确定具体胎位。

【治疗原则】

1.妊娠期

妊娠30周后发现横位,有明确的原因不必纠正,否则可试用膝胸卧式、艾灸或激光照射至阴穴位等方法纠正。

2.分娩期

(1)有骨盆狭窄、难产史、前置胎盘等产科指征者,行剖宫产术结束分娩。

(2)经产妇临产早期,腹壁松弛,胎膜未破,行外倒转术后,用腹带固定胎位。倒转术失败或胎膜已破者,行剖宫产手术。

(3)子宫先兆破裂,无论胎儿是否存活,立即行剖宫产术。子宫感染严重者,同时行子宫切除术。

(4)胎儿已死亡,无子宫先兆破裂者,待宫口开全或接近开全时,在全身麻醉下行断头术或碎胎术。

(5)凡经阴道分娩者,胎盘娩出后应常规探查子宫颈、子宫下段及子宫体腔有无裂伤,及时处理。术前、术后应用抗生素防治感染。

三、持续性枕后位

分娩过程中,胎头枕部位于母体骨盆后方,经充分试产,当分娩以任何方式结束时不论胎头在骨盆哪个平面胎头枕部仍位于骨盆后方者称持续性枕后位。

【诊断标准】

1.腹部检查

头位,在母体腹前壁扪及胎儿肢体,胎背偏向侧方。胎心音在脐下偏外侧较响亮。如胎头俯屈不良,胎背直伸,前胸贴近母体腹壁,则胎心音可在腹中线处闻及。

2.肛门检查或阴道检查

胎头矢状缝在骨盆右或左斜径上,大囟门在骨盆前方,小囟门在骨盆后方。若因胎头水肿、颅骨重叠,囟门扪不清,可从胎儿耳郭及耳屏位置、方向确定胎头方位。

3.辅助检查

B超检查时,根据胎头双顶径、颜面及枕部位置,可准确判断胎头方位。

【治疗原则】

(1)体位纠正,向胎背方向侧卧,即左枕后向左侧,右枕后向右侧以利胎头枕部转向前方。

(2)活跃晚期,若胎头下降延缓(进度<1cm/h)或阻滞(停滞不下 1 小时以上);或宫颈严重水肿;或出现胎儿窘迫现象,经处理后不进展应行剖宫产术。

(3)宫口开全,胎头下降,先露达≥S^{+3}时,准备产钳助娩。注意胎头塑形严重造成先露低的假象,先试用手旋转胎头枕部向前,使矢状缝与骨盆出口前后一致,如转成枕前位困难,可转成枕后位,然后产钳助产。

(4)胎盘排出后,立即检查软产道损伤。

四、持续性枕横位

临产后,胎头矢状缝取骨盆入口横或斜径入盆,在下降过程中未能完成内旋转者,经充分试产,分娩结束时仍持续于枕横位者称持续性枕横位。

【诊断标准】

1.腹部检查

胎背在母腹一侧,对侧为小肢体。胎头横阔。胎心音在胎背侧最清楚。

2.肛门或阴道检查

胎头矢状缝位于骨盆横径上。

【治疗原则】

(1)密切观察胎头下降情况。

(2)胎头已入盆而出现第二产程停滞时,做阴道检查,徒手旋转胎头使其矢状缝与骨盆出口前后径一致,继续等待。若不成功,第二产程延长,胎头矢状缝仍位于骨盆出口横位上而先露已达 S^{+3},可用吸引器边旋转边牵引。也可用手转儿头为枕前位产钳助产。如手转儿头困难,亦可用 K 氏产钳回转助产。

五、高直位

胎儿以不屈不伸姿势位于骨盆入口之上,其矢状缝与骨盆入口前后径相一致,偏离不超过15°,称高直位。胎头枕骨贴近耻骨联合者,为高直前位;枕骨靠近骶岬者,为高直后位。

【诊断标准】

1.腹部检查

高直前位时,胎背靠近母体腹前壁,耻骨联合后方正中稍显隆起,触摸胎头有较正常狭小感。高直后位时,胎儿小肢体靠近母体腹前壁,在下腹正中可触及胎儿下颏。无论高直前位还是高直后位,胎儿躯干较直,胎心音位置较高,在母体腹中线上。

2.阴道检查

胎头矢状缝与骨盆前入口后径一致。根据大小囟门位置,判断为高直后位(枕骶位)或高直前位(枕耻位)。

3.辅助检查

B超可探明胎头矢状缝位于骨盆入口前后径上,而双顶径位于骨盆入口横径上。

【治疗原则】

1.高直后位

多需行剖宫产术结束分娩。

2.高直前位

如胎儿较小、宫缩较强,可严密观察胎头是否俯屈、下降。如胎头双顶径达到或超过坐骨棘水平,有可能产钳助产。若胎头进一步仰伸成为颜面先露或额先露,产程无进展,应行剖宫产术。

六、颜面位

颜面先露,颜部最低,以下颏为指示点,其有颏左前、颏左横、颏左后、颏右前、颏右横、颏右后 6 种方位。

【诊断标准】

1.腹部检查

胎体伸直,故子宫底较高,在子宫底部扪及胎臂,颏前位时胎儿肢体靠近母体腹壁,故易于触及,而胎心音由胸部传出,故在胎儿肢体侧最响亮。颏后位时,耻骨联合上方触及胎儿枕骨隆突与胎背间有明显凹沟,胎心音多较远且轻。

2.阴道检查

触及软硬不均、不规则的颜面部,能辨明胎儿的口、鼻、颧、眼、颏各部。按颏部位置确定颏前或颏后位。

3.辅助检查

B超可较早确定胎位及除外胎儿畸形。

【治疗原则】

(1)凡骨盆狭窄、高龄产妇、胎儿窘迫,无论颏前或颏后位,尽早行剖宫产术结束分娩。

(2)经产妇,产道与产力正常,颏前位者,可考虑等待其自然分娩,必要时子宫颈口开全且颏部抵达骨盆底后,以产钳助产。颏后位者,不能经阴道分娩,必须行剖宫产术。

第五节 胎儿因素

一、巨大胎儿

胎儿出生体重≥4000g,称为巨大胎儿。由于胎儿较大及胎头不易变形,即使胎位、产道及产力均正常,也常造成难产。

【诊断标准】

1.腹部检查

子宫底高度,腹围的增长超过正常范围;妊娠图显示在第 90 百分位数以上;无羊水过多征象;触诊胎体大、胎头也大。

2.辅助检查

B超检查胎儿双顶径、股骨长、腹围等值均超过正常范围。宫高＋腹围≥140cm,双顶径＋股骨长>17cm 常提示巨大儿可能性大。

【治疗原则】

(1)孕期筛查有无糖尿病,如合并 GDM,予以积极治疗。

(2)妊娠晚期估计有无头盆不称,估计胎儿体重>4500g 者,为防止发生肩难产,应选择剖宫产。

(3)如估计胎儿体重 4000g 左右,无明显头盆不称,可予试产,但试产时间不宜过久,临产后密切观察胎头下降和枕位情况,必要时行剖宫产术。

(4)试产成功,胎头娩出后,尚需警惕肩难产,应做好处理准备。

二、脑积水

【诊断标准】

1.腹部检查

在子宫底部或耻骨联合上方扪及宽大、较软、似有弹性的胎头。

2.阴道检查

如为头先露而宫颈口已扩张,可扪及胎头颅缝增宽,囟门大且紧张,颅骨骨质软而薄,触之有乒乓球样感觉。

3.辅助检查

(1)B超:胎头双顶径增宽,脑室扩大,脑室宽度>1/3大脑半球直径,脑积水可疑;>1/2大脑半球直径,可以诊断。

(2)X线:腹部摄片可见胎儿颅骨轮廓增大、骨质薄,颅缝增宽,囟门宽大,颜面部分相对变小等影像。

【治疗原则】

一旦确诊,应及早引产。临产后可行穿颅术,避免母体损害。臀先露者,待胎体娩出后,穿刺胎头后液。使胎头体积缩小后再牵出。

三、无脑儿

【诊断标准】

1.腹部检查

感觉胎头较小。

2.阴道检查

扪及凹凸不平的颅底部,应与臀位或颜面位鉴别。

3.辅助检查

(1)B超:胎儿颅骨不显像。

(2)X线:腹部平片显示无头盖骨的胎头。

(3)生化测定:羊水或母血中甲胎蛋白值升高。

【治疗原则】

一旦确诊,应及早引产,等待胎儿自然娩出。如发生胎肩娩出困难,可等待或行毁胎术。

第十四章　分娩期并发症

第一节　产后出血

产后出血是指胎儿娩出后 24h 内阴道流血量超过 500ml 者。产后出血是分娩期严重的并发症,是产妇四大死亡原因之首。Bonnar 等在 2000 年发表的文章中指出一半英国产妇死亡是由于产后出血。产后出血的发病率占分娩总数的 2%～3%,由于测量和收集血量的主观因素较大,临床上对阴道流血量的估计往往少于实际出血量,因此产后出血的实际发病率更高。

一、病因

产后出血的原因可分为子宫收缩乏力、胎盘因素、软产道裂伤及凝血功能障碍。这些因素可互为因果,相互影响。

1.子宫收缩乏力

胎儿娩出后,子宫肌收缩和缩复对肌束间的血管能起到有效的压迫作用。凡影响子宫肌收缩和缩复功能的因素,均可引起子宫收缩乏力性产后出血。常见因素有:

(1)全身因素。产妇精神极度紧张,对分娩过度恐惧,尤其对阴道分娩缺乏足够信心;临产后过多使用镇静药、麻醉药或子宫收缩抑制药;合并慢性全身性疾病;体质虚弱、严重营养不良等均可引起子宫收缩乏力。

(2)产科因素。产程延长、产妇体力消耗过多,可引起子宫收缩乏力。前置胎盘、胎盘早剥、妊娠高血压综合征、严重贫血、宫腔感染等产科并发症及并发症可使子宫肌层水肿或渗血引起子宫收缩乏力。

(3)子宫因素。子宫肌纤维发育不良,如子宫畸形或子宫肌瘤;子宫纤维过度伸展,如巨大胎儿、多胎妊娠、羊水过多;子宫肌壁受损,如有剖宫产史、肌瘤剔除史、子宫穿孔史等;子宫手术史;产次过多、过频可造成子宫肌纤维受损,均可引起子宫收缩乏力。

2.胎盘因素

根据胎盘剥离情况,胎盘因素所致产后出血类型有:

(1)胎盘滞留:胎儿娩出后,胎盘应在 15min 内排出体外。若 30min 仍不排出,影响胎盘剥离面血窦的关闭,导致产后出血。常见的情况有①胎盘剥离后,由于宫缩乏力、膀胱膨胀等因素,使胎盘滞留在宫腔内,影响子宫收缩;②胎盘剥离不全:多因在第三产程时胎盘完全剥离前过早牵拉脐带或按压子宫,已剥离的部分血窦开放出血不止;③胎盘嵌顿:第三产程子宫发生局限性环形缩窄及增厚,将已剥离的胎盘嵌顿于宫腔内,多为隐性出血。

(2)胎盘粘连:指胎盘全部或部分粘连子宫壁不能自行剥离。多次人工流产、子宫内膜炎或蜕膜发育不良等是常见原因。若完全粘连,一般不出血,若部分粘连则部分胎盘剥离面血窦开放而胎盘滞留影响宫缩造成产后出血。

(3)胎盘植入:指胎盘绒毛植入子宫肌层。部分植入血窦开放,出血不易止住。

(4)胎盘胎膜残留:多为部分胎盘小叶或副胎盘残留在宫腔内,有时部分胎膜留在宫腔内也可影响子宫收缩导致产后出血。其中胎盘粘连、植入及胎盘胎膜残留的发生率随着剖宫产率的增加而逐年上升,应引起足够的重视。

3.软产道裂伤

分娩过程中软产道裂伤,常与下述因素有关:①外阴组织弹性差;②急产、产力过强、巨大儿;③阴道手术助产操作不规范;④会阴切开缝合时,止血不彻底,宫颈或阴道穹隆的裂伤未能及时发现。

4.凝血功能障碍

产妇凝血功能障碍见于:①与产科有关的并发症所致,如羊水栓塞、妊娠高血压综合征、胎盘早剥及死胎均可并发 DIC;②产妇合并血液系统疾病,如原发性血小板减少、再生障碍性贫血等。由于凝血功能障碍,可造成产后切口及子宫血窦难以控制的流血不止,血液不凝。

二、临床表现

产后出血主要表现为阴道流血过多及失血引起的并发症,如休克、贫血等,其临床症状取决于失血量及贫血的程度。

不同原因的产后出血临床表现不同。胎儿娩出后立即出现阴道流血,应先考虑软产道裂伤;胎儿娩出几分钟后开始流血,应考虑为胎盘因素;胎盘娩出后出现流血,其主要原因为子宫收缩乏力或胎盘、胎膜残留。若阴道出血呈持续性,且血液不凝,应考虑凝血功能障碍引起的产后出血。如果子宫动脉阴道支断裂可形成阴道血肿,产后未见阴道大流血,但产妇有失血的症状和体征,尤其产妇诉说阴道疼痛时,应考虑隐匿性软产道损伤。

由于正常妊娠期血容量增加 30%～60%,因此孕妇多可以耐受失血,当阴道流血量较多时,产妇可出现休克症状,如头晕、脸色苍白、脉搏细数、血压下降等。

三、诊断

产后出血容易诊断,临床上对阴道流血量的估计往往偏少。检测出血量的方法有①称重法:将分娩后所用敷料称重减去分娩前敷料重量,为失血量(血液比重为 1.05g＝1ml);②容积法:用专用的产后接血容器,将所收集的血用量杯测量;③面积法:将血液浸湿的面积按 10cm×10cm 为 10ml,15cm×15cm 为 15ml 计算。上述 3 种方法的检测可因不同的检测人员而产生一定的误差。根据阴道流血的时间、数量和胎儿、胎盘娩出的关系,可以初步判断造成产后出血的原因。有时产后出血的几个原因可以互为因果关系。

1.子宫收缩乏力

胎盘娩出后,子宫缩小至脐平或脐下一横指。子宫呈圆球状,质硬,血窦关闭,出血停止。若子宫收缩乏力,宫底升高,子宫质软呈水袋状。子宫收缩乏力有原发性和继发性,有直接原因和间接原因,对于间接原因造成的子宫收缩乏力,应及时去除原因。按摩子宫或用缩宫药后,子宫变硬,阴道流血减少,是子宫收缩乏力与其他原因出血的重要鉴别方法。

2.胎盘因素

胎儿娩出后 30min 胎盘仍未娩出,为第三产程延长。多数胎盘在胎儿娩出后 5min 内自行娩出,如果胎盘在胎儿娩出后 10min 内未娩出,并有大量阴道流血,应考虑胎盘因素,如胎盘部分剥离、胎盘粘连、胎盘嵌顿等。胎盘残留是产后出血的常见原因,故胎盘娩出后应仔细检查胎盘、胎膜是否完整。尤其应注意胎盘胎儿面有无断裂血管,警惕副胎盘残留的可能。

3.软产道损伤

胎儿娩出后,立即出现阴道持续流血,应考虑软产道损伤,应该仔细检查软产道。

(1)宫颈裂伤:产后应仔细检查宫颈,初产妇宫颈两侧(3、9 点处)较易出现裂伤,裂口一般不超过 1cm,通常无明显活动性出血。有时破裂深至穹隆伤及子宫动脉分支,可有活动性出血。胎盘娩出后,用两把卵圆钳钳夹宫颈并向下牵拉,从宫颈 12 点处起顺时针检查一周。有时宫颈裂口可向上延伸至宫体,向两侧延至阴道穹隆及阴道旁组织。

(2)阴道裂伤:检查者用中指、示指压迫会阴切口两侧,仔细查看会阴切口顶端及两侧有无损伤及损伤程度和有无活动性出血。阴道下段前壁裂伤出血活跃,上段裂伤根据深度不同可分为完全性阴道撕裂和不完全阴道撕裂。

(3)会阴裂伤:会阴裂伤按损伤程度分为 3 度。Ⅰ 度指会阴部皮肤及阴道入口黏膜撕裂,未达肌层,一般出血不多;Ⅱ 度指裂伤已达会阴体肌层、累及阴道后壁黏膜,甚至阴道后壁两侧沟向上撕裂使原解剖结构不易辨认,出血较多;Ⅲ 度指肛门外括约肌已断裂,甚至阴道直肠隔及部分直肠前壁有裂伤,此种情况虽严重,出血量不一定多。

4.凝血功能障碍

若产妇有血液系统疾病或由于分娩引起 DIC 发生等情况,产妇表现为持续性阴道流血,血液不凝,止血困难,同时可出现全身部位出血灶。根据病史、出血特点及血小板计数、凝血酶原时间、纤维蛋白原等凝血功能检查,可以做出诊断。

四、处理

产后出血的处理原则为针对原因迅速止血,补充血容量纠正休克及防治感染。

1.子宫收缩乏力

加强宫缩是最迅速有效的止血方法。

(1)去除引起宫缩乏力的原因:若由于全身因素,则改善全身状态;若为膀胱过度充盈应导尿等。

(2)按摩子宫:助产者一手在腹部按摩宫底(拇指在前,其余四指在后),同时压迫宫底,将宫内积血压出,按摩必须均匀而有节律。如果无效,可用腹部-阴道双手按摩子宫法,即一手握拳置于阴道前穹顶住子宫前壁,另一手在腹部按压子宫后壁使宫体前屈,双手相对紧压子宫并作节律性按摩,按压时以子宫恢复正常收缩为止,按摩时注意无菌操作。子宫按摩通常是非常有效的。

(3)应用宫缩药:①缩宫素 10U 宫体直接注射或 10U 加于 5% 葡萄糖液 500ml 中静脉滴注;②麦角新碱 0.2~0.4mg 肌注或宫体直接注射或加于 25% 葡萄糖液 20ml 中静脉慢推,心脏病、妊娠高血压疾病及高血压者慎用;③米索前列醇 $200\mu g$ 舌下含服;④卡前列甲酯 1mg 置于阴道后穹,止血效果好;⑤地诺前列酮 0.5~1mg 经腹或直接注入子宫肌层;⑥卡前列素氨丁三醇(商品名,欣母沛)起始剂量 $250\mu g$,深部肌内注射或宫体注射,必要时间隔 15~90min 重复注射,总量不超过 2mg(8 支)。

(4)宫腔纱条填塞：用特制的长 1.5～2m，宽 7～8cm 的无菌不脱脂棉纱布条塞入宫腔止血。操作时助手在腹部固定子宫，术者用卵圆钳将纱布条送入宫腔内，自宫底由内向外填紧，留有空隙可造成隐性出血。24h 取出纱布条，警惕感染，取出纱布前，应先静脉推注缩宫素 10U。

(5)结扎盆腔血管：经上述积极处理，出血仍不止，为抢救产妇生命，可经阴道结扎子宫动脉上行支，如无效可经腹作子宫动脉上行支结扎，必要时行髂内动脉结扎及卵巢动脉子宫支结扎术。

(6)髂内动脉栓塞术：在放射科医师协助下，行股动脉穿刺插入导管至髂内动脉或子宫动脉，注入吸收性明胶海绵颗粒栓塞动脉，栓塞剂 2～3 周被吸收，血管复通。髂内动脉栓塞术仅适于产妇生命体征稳定时进行。

(7)切除子宫：经积极治疗仍无效，出血可能危及产妇生命时，应行子宫次全切除术或子宫全切除术，以挽救产妇生命。

2.胎盘滞留

怀疑有胎盘滞留，应立即做阴道检查及宫腔检查。若胎盘已剥离，则迅速将剥离胎盘取出；若胎盘粘连，切忌暴力牵拉脐带以免子宫内翻。可一手按压子宫底，另一手轻轻伸入宫腔，徒手剥离胎盘，要注意植入性胎盘，若剥离胎盘困难，切忌粗暴强剥离，据 Fox 等报道 25％产妇死于因胎盘粘连而手法强行剥离胎盘，所以一般以手术切除子宫为宜。对残留胎盘或胎膜者可行钳刮术或刮宫术。

3.软产道裂伤

软产道裂伤一方面彻底止血，另一方面按解剖层次缝合。宫颈裂伤＜1cm 若无活动性出血，则不需缝合，若有活动性出血或裂伤＞1cm，则应缝合。缝合的第一针要超过裂口顶端 0.5cm，间断缝合至距宫颈外侧端 0.5cm 处结束，以减少宫颈口狭窄的可能。若裂伤累及子宫下段时，缝合应注意避免损伤膀胱及输尿管，必要时经腹修补。修补阴道裂伤和会阴裂伤，应注意解剖层次地对合，第一针也要超过顶端 0.5cm，缝合时不能留有无效腔，避免缝线穿过直肠黏膜。外阴、阴蒂的损伤，应用细丝线缝合。软产道血肿形成应切开并清除血肿，彻底止血、缝合，必要时可放置引流条。

4.凝血功能障碍

首先应排除子宫收缩乏力、胎盘因素、软产道裂伤引起的出血，积极输新鲜全血、血小板、纤维蛋白原或凝血酶原复合物、凝血因子等。若已并发 DIC，则按 DIC 处理。

五、预防

加强围生期保健，严密观察及正确处理产程，可以降低产后出血的发生率。

1.重视产前保健

(1)加强孕前及孕期妇女保健工作，对于有凝血功能障碍和可能影响凝血功能障碍疾病的患者，应积极治疗后再受孕，必要时应于早孕时终止妊娠。

(2)对存在发生产后出血危险因素的孕妇，如多胎妊娠、巨大胎儿、羊水过多、子宫手术史、子宫畸形、妊娠高血压综合征、妊娠合并血液系统疾病及肝病等，要加强产前检查，提前入院。

(3)宣传计划生育，减少人工流产次数。

2.提高分娩质量

严密观察及正确处理产程。第一产程:合理使用子宫收缩药物、引产药物和镇静药。注意产妇饮食,防止产妇疲劳和产程延长。第二产程:根据胎儿大小掌握会阴后-斜切开时机,认真保护会阴,阴道检查及阴道手术应规范、轻柔,正确指导产妇屏气及使用腹压,避免胎儿娩出过快。第三产程:是预防产后出血的关键,不要过早牵拉脐带,胎儿娩出后,若无出血,可等待15min,若有出血应立即查明原因,及时处理。胎盘娩出后要仔细检查胎盘、胎膜,并认真检查软产道有无撕裂及血肿。

3.加强产后观察

产后 2h 是产后出血发生的高峰。产妇应在产房中观察 2h,会阴后一斜切开缝合后要注意观察有无血肿。要仔细观察产妇的生命体征、宫缩情况及阴道流血情况,发现异常及时处理。离开产房前要鼓励产妇排空膀胱,鼓励母亲与新生儿早接触、早吸吮,能反射性引起子宫收缩,减少产后出血。

第二节　子宫破裂

【概述】

子宫破裂的定义为:子宫肌层的连续性中断。国内曹泽毅报道子宫破裂发生率为 $0.06‰ \sim 1.4‰$,国际卫生组织 WHO 报道为 $0.053‰$,为妊娠期和分娩期严重的并发症,如延误治疗可造成母婴死亡,产妇病死率高达 50%,胎儿病死亡达 $50\% \sim 75\%$ 或更多。

【病因及分类】

20 世纪 60 年代以前,子宫破裂多由胎先露下降受阻时的不规范助产所致。随着围生医学的发展,因难产手术和滥用缩宫素而导致的子宫破裂很少发生,子宫破裂比较常见的原因为急产、多产、外伤、臀位助产及前次剖宫产史和肌瘤切除所致的瘢痕子宫。诊断性刮宫或宫腔镜手术时子宫穿孔及不合理应用可卡因也可导致子宫破裂。近年来,剖宫产率的增加、前列腺素使用不当及剖宫产的瘢痕子宫再次妊娠的阴道分娩也是导致子宫破裂的原因,另外,自发性子宫破裂也时有发生。

分类:

1.按子宫壁的完整性分类

(1)完全性子宫破裂:指宫壁全层破裂,使宫腔与腹腔相通。

(2)不完全性子宫破裂:指子宫肌层全部或部分破裂,浆膜层尚未穿破,宫腔与腹腔未相通,胎儿及其附属物仍在宫腔内。

2.按是否有子宫瘢痕分类

(1)瘢痕子宫破裂:占 87.1%。主要与前次剖宫产术式有关。ACOG 研究表明,在剖宫产的瘢痕子宫再次妊娠的阴道分娩(VBAC)试产中,前次剖宫产术式为子宫经典切口或 T 形切口者子宫破裂概率为 $4\% \sim 9\%$,子宫下段纵切口者子宫破裂概率为 $1\% \sim 7\%$,而子宫下段横切口者子宫破裂概率仅为 $0.1\% \sim 1.5\%$。究其原因,是因为子宫体和子宫下段的组织构成不同(子宫体部含有60％平滑肌和20％结缔组织,而子宫下段则含有80％的结缔组织)及肌纤维的走向特点使得子宫的纵向强度弱而横向强度高,而下段横向强度最大。同时前次剖宫产的操作技巧以及本次妊娠胎盘的位置、宫腔压力、妊娠间距等均与子宫破裂的发生有一定关系。以不全破裂多见。荷兰 Zwart 报道瘢痕子宫破裂发生率为 0.51‰。

(2)非瘢痕子宫破裂:主要有以下原因:①阻塞性难产致子宫破裂,包括头盆不称、胎位异常。破裂以子宫下段为主。②损伤性子宫破裂。③不恰当地应用催产素。④宫颈难产。国内报道一例系第一胎孕足月,临产 5h,胎头从前穹隆娩出,宫口未开,分娩后出血不多,行修补术。⑤子宫发育异常。荷兰 Zwart 报道非瘢痕子宫破裂发生率为 0.08‰。

【子宫破裂的临床表现】

1.子宫破裂发生的时间

9.5％～35％发生在妊娠期,常见为瘢痕子宫破裂、外伤和子宫发育异常;89.5％发生在临产后和分娩过程中,常见为阻塞性难产、不恰当地应用催产素、手术助产损伤、瘢痕子宫破裂等,少数见于中孕引产。

2.主要临床表现

(1)先兆子宫破裂:病理性缩复环形成、下腹部压痛、胎心率改变及血尿,是先兆子宫破裂的四大主要表现。研究表明,在子宫破裂前,胎心率与宫缩有明显的异常改变,可作为早期诊断的指标之一。在第一产程中。全程胎心监护能发现严重的心动过缓(4％)、心动过速(8％)、变异减少(24％)、宫缩过强(10％)和宫缩消失(22％);在第二产程中异常胎心率监护图形显著增多,变异减少发生率为 47.8％;严重的变异减速占 26.1％,宫缩过强占 22％,宫缩消失占13％,异常的胎心率监护图形是子宫破裂的先兆,因而在瘢痕子宫再次妊娠的晚期和试产过程中,应加强对胎儿心率和子宫收缩的监护,有胎心率异常时需警惕子宫瘢痕破裂。

(2)子宫破裂:荷兰 Zwart 报道 210 例子宫破裂,出现下腹部持续性疼痛 69％,胎心异常67％,阴道流血 27％,病理性缩复环 20％,宫缩消失 14％;162 例出现全部症状,91 例(56％)仅出现腹痛和胎心率改变。国内解左平报道 11 例子宫破裂病例,其中出现下腹部持续性疼痛7 例,病理性缩复环 4 例,肉眼血尿 4 例,血性羊水 5 例,腹壁可触及胎体 4 例,胎心消失 7 例。

1)完全性子宫破裂:破裂时剧痛,随后宫缩停止,转为安静,后持续性腹痛,阴道流鲜红血,出现休克特征。腹部检查。全腹压痛、反跳痛和腹肌紧张,压痛显著,破口处压痛更为明显,可叩及移动性浊音。腹部可清楚触及胎儿肢体,胎动、胎心音消失,而子宫缩小,位于胎儿一侧,阴道检查:宫颈口较前缩小,先露部上升,有时能触及裂口,能摸到缩小的子宫及排出子宫外的胎儿。但阴道检查常可加重病情,一般不必做。

2)不完全性子宫破裂:浆膜层尚未穿破,先兆征象不明显,开始时腹部轻微疼痛,子宫瘢痕部位有压痛,此时瘢痕已有部分裂开,但胎膜未破,若不立即行剖宫产术,瘢痕裂口会逐渐扩大,出现典型的子宫破裂的症状和体征。而子宫下段剖宫产切口瘢痕裂开,特别是瘢痕不完全裂开时,出血很少,且因有腹膜覆盖,因而缺乏明显的症状与体征,即所谓"安静状态破裂"。常在二次剖宫产手术时才发现,亦可以在自然分娩产后常规探查宫腔时发现。若形成阔韧带内血肿,则在宫体一侧可触及有压痛的包块,胎心音不规则。子宫体部瘢痕破裂多为完全破裂。

【辅助检查】

(1)对于无明显症状的不完全性子宫破裂、子宫下段的瘢痕破裂及子宫后壁破裂,诊断较难,超声显示为:在无宫缩及宫内压力增加的情况下,子宫下段变得菲薄,甚至切口处肌层部分或全部缺损,有液体积聚,在膀胱充盈时,可出现楼梯样的皱褶,有一处较薄,峡部两侧不对称;当子宫下段受羊水流动、胎动、宫缩等影响时,羊膜囊迅速向子宫下段缺损的部位膨出,该声像图表现是先兆子宫破裂的确诊特征;子宫下段厚薄不均匀,肌层失去连续性是先兆子宫破裂有意义的征兆;但若子宫下段均匀变薄,厚度>3cm,且有明确的肌层,则表明无下段瘢痕缺损。若有内出血则表现为子宫壁混合性回声光团,内部回声杂乱,边界不清,回声分布不均,其外侧子宫浆膜层连续完整。或表现为一外凸低回声光团,内回声欠均匀,胎心异常或消失;腹腔穿刺可抽出血性液体。

(2)子宫完全性破裂超声特点:子宫收缩成球形位于腹腔一侧,子宫肌壁较为疏松,可见子宫破裂口,浆膜层连续性中断,胎头变形,胎儿位于腹腔内,多数已死亡,胎儿周围环绕羊水及血液。胎膜囊可完整或不完整,胎盘多数亦随胎囊娩出腹腔,腹腔内可探及程度不等的不规则液性暗区,腹腔穿刺可抽出血性液体。

另外,计算机断层扫描 CT 或磁共振成像 MRI 可清晰显示胎儿在子宫外,子宫肌层连续性中断而做出诊断,但价格昂贵,难以广泛临床使用。

【鉴别诊断】

根据临床症状及超声影像学特点,典型的妊娠子宫破裂并不难诊断,但尚需与以下疾病鉴别:

1.妊娠合并子宫肌瘤

不完全性妊娠子宫破裂与妊娠合并子宫肌瘤,肌瘤有完整包膜,有立体感,且不会突然发生,检查细致并结合临床及随诊可鉴别。

2.子宫占位病变

完全性妊娠子宫破裂,子宫收缩于后方成团块状,容易误诊为子宫内口实性占位。此时观察腹腔是否有积液,仔细观察团块状回声内见宫腔波回声及包膜有连续性中断,结合临床可鉴别;超声诊断失误是由于仅注意对胎儿的检查,而忽略了病史以及胎儿周围有无子宫壁的回声,加之已排入腹腔的胎儿羊膜囊完整,囊内有少量的羊水,造成类似宫内妊娠的表现。而已收缩的子宫又误认为子宫内口的实性占位,导致误诊。

3.腹腔妊娠

由于胎盘附着异常,血液供应不足,极少能存活至足月。仔细检查子宫轻度增大或不增大,子宫壁完整,宫腔内无胎儿及胎盘。

【治疗】

先兆子宫破裂发现先兆子宫破裂时,应立即采取有效措施抑制子宫收缩,并尽快行剖宫产术。

子宫破裂一旦诊断,无论胎儿是否存活,均应在纠正休克、防治感染的同时行剖腹探查术,手术原则是简单、迅速,能达到止血目的。根据产妇的全身情况、子宫破裂的程度与部位、产妇有无生育要求、手术距离发生破裂的时间长短以及有无感染而决定采取不同的手术方式。子宫破裂时间短、裂口小且边缘整齐、无明显感染、需保留生育功能者,可行裂口修补术。破裂口较大且撕裂不整齐或感染明显者,应行子宫次全切除术。子宫裂口延及宫颈口者可考虑做子宫全切术。前次下段剖宫产瘢痕裂开,产妇已有小孩,应行裂口吻合术,同时行双侧输卵管结扎术。剖腹探查除注意子宫破裂的部位外,应仔细检查膀胱、输尿管、宫颈和阴道,如发现有裂伤,应同时行这些脏器的修补术。对个别产程长、感染严重病例,是否需做全子宫切除术或次全子宫切除术或仅缝合裂口加双侧输卵管结扎术,需视具体情况而定。

术前、术中、术后大剂量有效抗生素防治感染。子宫破裂应尽可能就地抢救,必须转院者,除抗休克治疗外,尚应包扎腹部,减少震动的情况下转送。

【子宫破裂的预后评估】

其预后与是否及时得到抢救与处理有很大关系。国内报道子宫破裂孕产妇死亡率约12%,国外报道在工业化国家为5%,而在发展中国家高达55%,近年有下降。大约三分之二的子宫破裂继发于瘢痕子宫,复发性子宫破裂与妊娠期和围生期患病率高相关。尽管子宫破裂修补是治疗子宫破裂的可行方法,但是再次妊娠复发性子宫破裂发生概率增加,尤其是沿子宫纵轴方向破裂和距上次破裂时间很短而再次妊娠者发生再次破裂的风险增加。

【预防】

为避免子宫破裂的发生及提高子宫破裂的治愈率,仍应加强计划生育宣传及实施,做好预防保健工作,严格掌握药物(催产素、前列腺素等)引产及剖宫产指征,产时严密观察,禁止暴力压腹,避免损伤较大的阴道助产,提高产科质量。只有采取综合的措施,才能更好地预防子宫破裂的发生,保障母婴安全。

预防子宫破裂有如下措施:①加强产科医务人员职业道德及操作技术的培训,培养爱岗敬业精神。规范剖宫产术式,有建议子宫行子宫下段切口,且切口缝合 2 层较缝合 1 层发生子宫破裂风险低。②加强高危孕产妇管理,尤其是对瘢痕子宫孕妇的管理,落实提早住院,B 超了解子宫切口瘢痕情况,及时发现瘢痕子宫隐性破裂;但超声预测的阳性值仍存在争议,国外有学者认为孕晚期子宫下段瘢痕处 3.5mm 发生子宫破裂风险低。

对剖宫产再孕者,下列情况禁忌阴道试产:①前次剖宫产为子宫体部切口,子宫下段纵切口或 T 形切口;②前次妊娠剖宫产指征依然存在;③二次以上剖宫产史或原切口感染史;④前次手术方式不详;⑤剖宫产不足 2 年再次妊娠;⑥既往有子宫破裂史,超声观察子宫瘢痕处有胎盘附着,易致胎盘植入、粘连出血及子宫破裂;⑦有不适于阴道分娩的内外科并发症或产科并发症;⑧妊娠妇女及家属拒绝阴道试产;⑨不具备抢救急症患者的条件。

具备阴道试产者产程中通过胎心监护和 B 超严密监测子宫瘢痕变化,由于发生先兆子宫破裂时多伴有胎儿供血受阻而致胎心不规则或消失,因此分娩期持续胎心监护及时发现胎心变化,结合体征可早期诊断先兆子宫破裂,及时施行剖宫产。另外,对子宫破裂的高危人群如:早产或过期产,足月引产产妇,超重的产妇,需严密观察,严防子宫破裂的发生。

第三节　羊水栓塞

羊水栓塞(AFE),是指在分娩过程中羊水进入体循环中引起的急性缺氧、血流动力学衰竭和凝血的妊娠期过敏反应综合征。是严重的分娩并发症,死亡率高达60%~70%。

一、流行病学

1989~1991年我国孕产妇死亡的资料中羊水栓塞占孕产妇死亡的4.7%,是孕产妇死亡的第3位原因。据北京市20世纪90年代统计,羊水栓塞占孕产妇死亡的15.5%,在美国、澳大利亚,羊水栓塞是孕产妇死亡的第2位原因,占孕产妇死亡的10%,在英国占7%。上海新华医院刘棣临、周致隆报道我国上海地区从1958~1983年资料统计羊水栓塞发生率为1:14 838。Clark等报道,羊水栓塞的发病率在美国为1:(8000~80000);最近,美国两个大样本调查研究表明,羊水栓塞在经产妇和初产妇的发生率分别是14.8/10万和6.0/10万。在澳大利亚近27年致命性羊水栓塞的发病率为1.03/10万。据报道,羊水栓塞引起死亡的孕产妇占孕产妇死亡的10%~20%。羊水栓塞孕产妇死亡率高达60%~70%,在不同的文献报道中,羊水栓塞的母亲死亡率有很大的不同。在美国国家登记资料5年统计羊水栓塞孕产妇死亡率是61%;英国国家登记统计资料羊水栓塞孕产妇死亡率是37%。张振钧报道上海市1985~1995年间的75例羊水栓塞患者中死亡54例,死亡率为68%。虽然急救技术迅速发展,仍有约25%病例可即时或发病后1小时内死亡。大部分幸存者又都存在因缺氧导致的永久性神经损害。胎儿死亡率约为21%,羊水栓塞发生在分娩前,胎儿的预后是差的,胎儿的存活率大概是40%,在幸存的新生儿中29%~50%存在神经系统损害。

羊水栓塞绝大部分发生在妊娠晚期,尤以第一产程多见,罕有在产后48小时发病的。1995年Stevent、Clark所分析的46例羊水栓塞患者中,70%发生在产程中、胎儿娩出之前;11%发生在阴道分娩,胎儿刚刚娩出后;19%发生在剖宫产中。

二、发病机制

早期研究,在产科因循环衰竭死亡后的尸体解剖中发现肺组织有羊水成分,经电子扫描图像显示在母体子宫下段局部,子宫颈内膜血管和胎盘着床部的血管中发现微血栓。因此,传统的观点认为,羊水栓塞是羊水内容物进入母血循环,导致肺部血管机械性梗阻,引起肺栓塞、肺动脉高压、急性肺水肿、肺心病、左心衰、低血压、低氧血症、凝血以致产生全身多器官功能障碍。

近期,Clark等研究认为与栓塞相比,AFE更可能是母体对胎儿成分的过敏反应,并建议称其为孕期过敏反应综合征。羊水或羊水内容物如鳞状上皮、黏液、毳毛及胎脂等,在子宫收缩下从子宫下段或宫颈内膜破裂的静脉进入母血循环,在胎盘早剥、子宫破裂、剖宫产、妊娠中期钳刮术、引产术或羊膜腔穿刺注药引产术时,羊水可直接由开放血管进入母血循环后,在某些妇女激发了一系列复杂的与人类败血症及过敏相似的病理反应;内毒素介质的释放是继发病理生理过程的核心。

（一）有关羊水栓塞的发病机制

目前认为羊水栓塞是由于羊水活性物质进入母血循环引起的"妊娠过敏样综合征"。引起羊水栓塞的羊水中的活性物质有：花生四烯酸的代谢产物、白三烯、前列腺素、血栓素及血小板活性因子、过敏因子、组织样促凝物质。这些活性物质进入血循环后可引起肺支气管痉挛、血小板聚集、血管内凝血，主要表现为心肺功能障碍、肺动脉高压、缺氧，继而发生多脏器损害等综合征。

1.AFE 时血流动力学的变化

既往的观点认为，AFE 导致肺部血管机械性梗阻，引起肺动脉高压、急性肺水肿、肺心病、左心衰、低血压、低氧血症，最终产生全身多器官功能障碍。而近来 Clark 等认为，正常羊水进入母血循环可能并无危害。余艳红等用全羊水灌注兔的离体肺，未产生由于机械性栓塞而引起的肺动脉高压和肺水肿，但在镜下检查发现有胎儿毛发及上皮细胞沉着在血管内，也无明显的血管痉挛发生；而用不含羊水有形成分的羊水样血浆灌注离体肺，虽无机械样栓塞现象，但能立即使肺动脉压升高，产生肺水肿。这些结果证明 AFE 致心肺循环障碍的原因不完全是羊水中有形成分引起的机械栓塞，而是由于羊水入血后多种活性物质释放所引起的病理变化。

2.白三烯在羊水栓塞发病中的作用机制

白三烯是一组具有多种作用的生物活性物质，参与炎症和变态反应，又称为慢反应物质。当机体受到各种刺激和抗原抗体反应，会引起白三烯释放，它是过敏反应的重要介质，可导致过敏性哮喘或过敏性休克。白三烯能使支气管平滑肌强烈持久的收缩，增加毛细血管通透性和促进黏膜分泌，具有收缩肺血管的作用。可导致严重的低氧血症并产生低氧性肺动脉高压反应。另外，白三烯还具有强大的中性粒细胞、单核细胞和巨细胞趋化聚集作用，使肺血管膜和肺泡上皮损伤，引起肺水肿。此外，白三烯有负性肌力作用，影响心脏动力，使心排血量显著下降，再加上白三烯使血管通透性增高，血浆漏出，导致循环血量下降。

3.前列腺素在羊水栓塞发病中的作用

前列腺素是花生四烯酸的代谢产物，大剂量的花生四烯酸使血小板产生血栓素烷（TXA2），从而使血管收缩，增加毛细血管的通透性；还可使血小板聚集，促使血栓形成。目前，一些动物实验提供了羊水栓塞的发生与前列腺素之间的紧密联系，认为羊水栓塞对肺部的病理改变如肺动脉高压、肺水肿，是由前列腺素及其代谢物血栓素所致。另外，呼衰和低氧血症时前列环素（PGI2）与血栓素烷（TXA2）比例失去平衡，促使血小板聚集 DIC 形成。

4.羊水栓塞与肥大细胞类胰蛋白酶

羊水栓塞由于异体抗原在母血中的暴露，会引起一种过敏反应，在此反应发生时，T 细胞和肥大细胞释放的颗粒中有一种肥大细胞类胰蛋白酶参与体内过敏反应。补体在激活羊水栓塞的发病机制中有重要的作用，在羊水栓塞的患者，补体 C3 和 C4 水平比正常妊娠低 2～3 倍。Benson 等研究 9 例羊水栓塞患者中 7 例胎儿抗原升高，补体 C3 平均水平 44.0mg/dl，C4 平均水平 10.7mg/dl 显著低于自然分娩产后的对照组 117.3mg/dl 和 29.4mg/dl，C3、C4 水平分别降低 8% 和 5%。

5.血管内皮素-1 与羊水栓塞发病的关系

Khong 在 1998 年发现羊水栓塞死亡者的肺泡，细支气管内皮，肺血管内皮均有内皮素-1

表达,而羊水中胎儿上皮细胞-1十分丰富,内皮素-1与羊水栓塞时血流动力学及肺动脉高压的病理机制有密切关系,它可使肺血管及气道系统收缩。

(二)羊水栓塞发病的高危因素

1.宫缩过强

宫缩过强使宫内压增高,羊水易被挤入已破损的小静脉内。正常情况下羊膜腔内压力为0～15mmHg,与子宫内肌层、绒毛间隙压力相似。临产后,第一产程内,子宫收缩时羊膜腔内压力上升为40～70mmHg,第二产程时可达100～175mmHg,而宫腔内静脉压力为20mmHg,羊膜腔内压力超过静脉压,羊水易被挤入已破损的小静脉血管内。此外,宫缩过强使子宫阔韧带牵拉,宫底部举起离开脊柱,减轻对下腔静脉的压力,回心血量增加,有利于羊水进入母血循环。多数学者认为羊水栓塞与过强子宫收缩,不恰当使用宫缩剂有关。

2.其他因素

子宫体或子宫颈有病理性或人工性开放血窦,如在前置胎盘、胎盘早剥、胎盘边缘血管破裂、胎盘血管瘤、人工胎膜、宫颈扩张术、引产、剖宫产术等各种原因造成的子宫体或宫颈血窦开放均是羊水栓塞发生的高危因素。2008年Haim A.等对美国多家医院近3百万个分娩病例进行分析,显示羊水栓塞发生率是7.7/10万。分析其基础资料见羊水栓塞发病率较高的因素有:年龄大于35岁,发病率为15.3/10万;高龄初产妇21.4/10万;前次剖宫产8.0/10万;糖尿病28.1/10万;双胎9.0/10万;前置胎盘231.9/10万;胎盘早剥10(2)5/10万、妊娠高血压11.5/10万;先兆子痫65.5/10万;子痫197.6/10万;胎膜早破7.8/10万;人工破膜5.4/10万;引产11.3/10万;绒毛膜、羊膜炎15.3/10万;胎儿窘迫15.5/10万;难产6.2/10万;产钳18.3/10万;胎头吸引器7.3/10万;剖宫产分娩15.8/10万。其中以母亲年龄、前置胎盘、胎盘早剥、子痫和剖宫产是最突出的有关因素。

三、病理生理

羊水栓塞是由于羊水进入母体循环而引起的一系列严重症状的综合征。基本病理生理学是由于微循环中的外来物质和激活的继发的内源性介质相互作用引起的急性过敏性反应综合征。开始于肺血管紧张收缩,导致严重的低血氧,血流动力学的改变,包括心肺功能衰竭、急性右心衰竭、左心衰竭、休克等,继而出现凝血及出血。临床表现主要为急性呼吸困难、急性进行性心肺功能衰竭,在许多病例迅速出现凝血功能障碍。其主要死亡原因为突发性心肺功能衰竭,难以纠正的休克,大量出血或多脏器功能衰竭。

羊水进入子宫静脉,经下腔静脉回心→右心房→右心室→肺动脉→肺循环→体循环。羊水中的胎儿抗原进入母体循环引起急性过敏反应及一系列的病理生理学变化,主要的病理生理变化有以下几方面:

(一)急性过敏反应

羊水中的胎儿抗原进入母体循环引起一系列急性过敏反应,激活一些过敏反应的因素和介质,主要有花生四烯酸代谢产物:白三烯(LT)、前列环素I_2(PGI$_2$)、血栓素(TXA$_2$)和肥大细胞脱颗粒释放类胰蛋白酶(MCT)、组胺等。这些过敏反应介质,特别是白三烯可导致过敏性哮喘和过敏性休克,患者产生过敏性休克样反应,出现寒战、严重休克状态,休克程度与出血量不成正比例。

(二)急性肺动脉高压

羊水中的抗原物质引起的过敏反应、各种介质、细胞因素以及有形成分可引起肺动脉痉挛和栓塞,产生急剧的血流动力学改变。当羊水进入肺血管时,羊水中的 $PGF2\alpha$ 等可引起肺血管痉挛,血管阻力升高,产生急性肺动脉高压。肺换气功能受影响,出现低血氧。肺动脉高压大约在羊水栓塞后 $10\sim30min$ 发生。

羊水栓塞时肺动脉高压使右心前负荷加重,引起急性右心衰竭;肺血管痉挛使肺静脉缺血;左心回心血量减少,左心功能衰竭;心排血量下降,体循环血压降低。左心功能衰竭的原因可能与低氧对心肌损害、冠状动脉血流下降至心肌缺血及羊水对心肌的直接影响因素有关。

当母体受到胎儿抗原的刺激可产生抗原抗体反应,白三烯、前列腺素的释放直接影响肺血管完整性,并具有强大的中性粒细胞、单核细胞和巨噬细胞的趋化聚集作用,使肺血管和肺泡上皮损伤,支气管黏膜分泌增加,引起肺水肿。羊水栓塞时肺动脉高压、肺水肿还与羊水中的前列腺素及其代谢物血栓烷有关。羊水能诱发白细胞产生前列腺素,大剂量的花生四烯酸使血小板产生血栓素(TXA2),从而使血管收缩,增加毛细血管的通透性。介质白三烯有收缩肺血管及增加肺毛细血管通透性的效应。有学者在动物实验中观察到注入碳环 TXA2 入猫体内后,引起全身血管阻力升高,心排血量显著下降,因此认为血栓烷参与羊水栓塞的病理生理改变。

另外,羊水内容物可阻塞肺小动脉和毛细血管,形成广泛微小栓子,使肺血循环产生机械性阻塞,使肺泡失去换气功能。肺栓塞后严重影响肺内毛细血管氧的交换,微血管内血液灌注失调而发生缺氧和肺水肿。同时迷走神经兴奋引起反射性肺血管痉挛和支气管分泌亢进,亦加重肺动脉高压的病理改变。

(三)急性缺氧

羊水栓塞时各种因素引起肺动脉高压及支气管痉挛,导致血流淤滞和阻塞,以及血流通气比例失调。肺血管床面积减少 50% 以上,肺动脉压平均上升超过 $20mmHg$。肺动脉高压使肺血液灌注量明显减少,即肺高压。低灌注而出现急性呼吸衰竭,引起急性缺氧。明显的一过性氧饱和度下降,常在开始阶段出现,并在许多幸存者中引起神经系统的损伤。肺缺氧时,肺泡及微血管通透性增加;羊水中的抗原性物质及一些细胞活化因素、内毒素、介质等引起过敏样反应,使肺毛细血管通透性增加,血浆部分渗出,导致肺间质及肺泡内水肿,进一步加重缺氧。白三烯类化合物能使支气管平滑肌强烈持久地收缩,增加毛细血管通透性和促进黏膜分泌;具有收缩肺血管的作用,可导致严重的低氧血症,并产生低氧性肺动脉高压反应。肺局部缺氧可使肺血管内皮损伤,血小板聚集,肺血管内微血栓形成,肺出血,肺功能进一步损害。缺氧还可使肺泡表面活性物质的产生减少,分解增多,肺泡下榻,无效腔增加致难治性进行性缺氧。最终导致急性呼吸衰竭,成人呼吸窘迫综合征等一系列肺部疾患。羊水栓塞发生急性缺氧的原因可归纳为:①肺血管痉挛,肺动脉高压致换气障碍;②支气管痉挛,通气障碍;③肺水肿、成人呼吸窘迫综合征使通气、换气障碍;④心力衰竭、呼吸衰竭、DIC 等进一步加重缺氧。根据美国国家登记统计资料分析,羊水栓塞中有 83% 的患者有实验检测异常和临床缺血缺氧表现。

(四)弥散性血管内凝血

在妊娠后期,无论正常妊娠或病理妊娠均有凝血因子的增加,从血液学角度来说都是处于高凝状态。其血中的凝血因子如纤维蛋白原,凝血酶原Ⅷ、Ⅶ、Ⅴ因子等一个或多个凝血因子处于高水平。羊水栓塞作为一个启动因素可加速凝血,造成弥散性血栓形成发生DIC。约有50%的羊水栓塞患者会发生继发性的DIC。不管分娩的方式如何,50%的病例DIC发生在发病4h以内,起始症状常在发病20~30min。尽管适当的积极治疗,仍有75%的患者死于严重的出血和凝血功能障碍。

羊水栓塞造成DIC的原因是多方面的:①羊水进入体循环后激活母体凝血系统,造成凝血功能障碍。启动凝血过程,羊水中含有大量的凝血因子Ⅹ、Ⅱ、Ⅶ等,并且还含有外源性凝血系统的组织因子。组织因子可能是羊膜细胞合成的。另外,胎儿皮肤、呼吸道、生殖上皮的组织因子可能也是羊水中该成分的主要来源。羊水进入母体循环后,促凝物质即可激活外凝血系统,形成复合物即凝血酶原,使凝血酶原形成凝血酶,后者使纤维蛋白原转化为纤维蛋白。同时羊水中凝血活酶样物质可直接促使血液凝固,使血液呈暂时性高凝状态。血管内微血栓形成,迅速消耗大量凝血因子,纤维蛋白原减少。②促进血小板聚集及活化;羊水内颗粒物质具有促血小板聚集和血小板破坏的作用,血小板聚集增加促进微血栓的形成。广泛的微血栓形成,会导致血小板的大量消耗,加重了血小板消耗性减少的程度。③激活纤溶系统同时羊水中又有活化因子(纤溶激活酶)可激活血浆素酶(纤维蛋白溶酶原,Pg)形成血浆素(纤维蛋白溶酶P),对血浆中纤维蛋白原和纤维蛋白起水解作用,产生纤维蛋白降解产物FDP,积聚于血中,FDP有抗凝作用,使血液的高凝状态迅速进入纤溶活跃状态,迅速出现出血倾向和产后出血,血液不凝,引起出血性休克。④呼吸衰竭和低氧血症时前列环素(PIG2)与血栓素烷(TXA2)比例失去平衡,使血小板聚集,DIC形成。肺血管内微血栓可加重肺动脉痉挛,肾血管内微血栓可使肾灌注量减少,造成急性肾衰竭。

(五)多脏器功能衰竭

羊水栓塞时由于急剧的心肺功能衰竭、严重缺氧及弥散性血管内凝血导致脏器缺血缺氧,常引起多脏器功能衰竭。脑部缺氧可致抽搐或昏迷,造成神经系统损害的后遗症。由于低血容量、肾脏微血管栓塞,肾脏缺血缺氧可引起肾组织损害,导致急性肾衰竭。肺部缺氧可导致肺水肿、肺出血、成人呼吸窘迫综合征、呼吸衰竭等。多脏器功能衰竭是羊水栓塞死亡的重要原因之一,不少患者经紧急抢救虽然渡过了肺动脉高压、休克及DIC出血,但最终仍因多脏器功能衰竭而死亡。

四、临床表现

羊水栓塞多发生在分娩过程中,尤其在胎儿即将娩出前,或产后短时间内,极少超过产后48小时。罕见的羊水栓塞发生在临产前,或妊娠中期手术,经腹羊膜腔穿刺术创伤和生理盐水羊膜腔灌注术,剖宫产术者多发生在手术过程中。Clark所分析的羊水栓塞患者,70%发生在产程中胎儿娩出前,11%发生在阴道分娩胎儿刚刚娩出后,19%发生在剖宫产术中。

羊水栓塞典型的临床表现为突然发生的急性心肺功能障碍、肺动脉高压、严重低氧血症、深度低血压、凝血功能障碍和难以控制的出血。表现为呼吸困难、发绀、循环衰竭、凝血障碍及昏迷五大主要症状。

(一)急性心肺功能衰竭

主要是在产程中,尤其是在刚破膜后不久,或分娩前后短时间内,产妇突然发生烦躁不安、寒战、气急等先兆症状;继而出现呼吸困难、发绀、抽搐、昏迷、血压下降、肺底部啰音等过敏样反应和急剧的心肺功能障碍的症状。严重者发病急骤甚至没有先兆症状,仅惊叫一声或打一个哈欠,血压迅速下降或消失,产妇可在数分钟内迅速死亡。经肺动脉导管发现在羊水栓塞的患者,有瞬时的肺动脉压升高,左心功能不全,有一定程度的肺水肿或成人呼吸窘迫综合征。

(二)严重的低氧血症

由于肺动脉高压和休克,患者出现严重的低氧血症,出现发绀、呼吸困难,血氧分压及氧饱和度急剧下降,PaO_2 可降至 80mmHg 以下,一般在 60~80mmHg 之间。

(三)休克

由肺动脉高压引起的心力衰竭、急性循环呼吸衰竭及变态反应引起心源性和过敏性休克。患者出现烦躁不安、寒战、发绀、四肢厥冷、出冷汗、心率快、脉速而弱、血压下降;DIC 高凝期的微血栓形成,使急性左心排血量低下,或心搏骤停致循环衰竭;凝血功能障碍凝血因子消耗致出血等均会引起急性循环衰竭、缺血、缺氧等休克的临床表现。

(四)凝血障碍

高凝期出现与出血不成比例的休克,此期持续时期很短,一般难以发现,凝血后期由于微血栓致脏器功能障碍。患者经过短暂的高凝期后,继之发生难以控制的全身广泛性出血,大量阴道流血,切口渗血、全身皮肤黏膜出血、消化道大出血甚至暴发性坏疽。有部分患者有急性严重的 DIC 而无心肺症状,在这部分患者以致命的消耗性凝血继发严重的广泛性出血表现为主,是羊水栓塞的顿挫型。

(五)急性肾衰竭与多脏器功能衰竭

羊水栓塞后期患者出现少尿或无尿和尿毒症的表现。这主要是由于循环功能衰竭引起的肾缺血及 DIC 高凝期形成的血栓堵塞肾内小血管,引起肾脏缺血、缺氧,导致肾脏器质性损害。羊水栓塞弥散性血管内凝血可发生在多个器官系统,DIC 微血栓终末器官功能紊乱的发病率如下:皮肤 70%、肺 50%、肾 50%、垂体后叶 50%、肝脏 35%、肾上腺 30%、心脏 20%。

一般把呼吸困难、发绀、循环衰竭、凝血障碍及昏迷列为羊水栓塞五大主要症状。Clark等于 1995 年根据美国国家登记统计资料分析 46 例羊水栓塞患者主要症状体征出现频率为:缺氧 100%、低血压 100%、胎儿窘迫 100%、肺栓塞或成人呼吸窘迫综合征 93%、心搏骤停87%、发绀 83%、凝血 83%、呼吸困难 49%、支气管痉挛 15%、瞬时高血压 11%、抽搐 48%、弛缓失张 23%、咳嗽 7%、头痛 7%、胸痛 2%。同时报道超过 50%的患者出现继发于凝血的产后出血。中国张振钧等分析上海市 1985 年至 1991 年内 75 例羊水栓塞患者的临床表现,显示各主要症状出现频率分别为:发绀 38%、苍白 32%、呼吸困难 22%、烦躁 21%、胸闷 18%、抽搐8%、寒战 8%、出血(DIC)81%。

五、诊断

(一)临床诊断

美国羊水栓塞临床诊断标准包括:①急性低血压或心搏骤停;②急性缺氧,表现为呼吸困难、发绀或呼吸停止;③凝血机制障碍,实验室数据表明血管内纤维蛋白溶解或无法解释的严重出血;④以上症状发生在子宫颈扩张、子宫肌收缩、分娩、剖宫产时或产后 30min 内;⑤对上述症状缺乏其他有意义的解释。

（二）实验室诊断

1.检测母亲外周血浆 Sialyl Tn 抗原浓度

Sialyl Tn 是一种存在于胎粪和羊水中的抗原物质,在出现羊水栓塞症状的患者,其血清中 Sialyl Tn 明显升高,羊水栓塞发生是因为母-胎屏障被破坏,使羊水及其有形成分入血。羊水和胎粪进入母血后使 Sialyl Tn 抗原出现在母血中,可用其敏感的单克隆抗体检测。有学者发现胎粪和羊水中的 Sialyl Tn 抗原能与单克隆抗体 TKH-2 特异性结合。羊水粪染的产妇血清中的 Sialyl Tn 抗原 20.3±15.4U/ml,略微高于羊水清亮产妇,而在羊水栓塞或羊水栓塞样综合征患者血清中 Sialyl Tn 抗原有明显升高 105.6±59.0U/ml,P＜0.01。该方法可以较为直接地证实胎粪或羊水来源的黏蛋白是否进入了母体循环,是一种简单、无创、敏感的诊断羊水栓塞的方法。

2.血涂片羊水有形成分的检查

取母亲中心静脉(下腔静脉、右心房、肺动脉)血,离心后分三层,下层为血细胞,上层为血浆,中层为一层薄的蛋白样组织,其中该层可查找到羊水中的毳毛、胎脂、鳞状上皮、黏液,如为阳性说明有羊水进入母体血循环中。亦有从气管分泌物中找中羊水角化细胞。有作者对血中羊水成分检查的方法进行改良:取外周血 2～3ml 于肝素抗凝管中、混匀、离心,从血浆液面 1mm 处取 10～20μl 血浆于载玻片上寻找脂肪颗粒及羊齿状结晶及羊水其他有形物质。将余的全部血浆移到另一试管内,再离心,将沉淀物分别染成涂片、中等厚度片和厚片共 3 张,待干或酒精灯烘干、瑞氏染色,油镜下寻找角化上皮、羊齿状结晶等羊水成分,其中羊齿状结晶在涂片干后不经染色即可镜检。在 18 例羊水栓塞患者中 15 例找到羊水成分,11 例找到脂肪颗粒,其中有 9 例为羊水结晶与脂肪颗粒均于同一标本内找到。可见羊水栓塞患者外周血中羊水的有形物质检出率为 83.33％,而对照组正常产妇其外周血羊水有形成分检出率为 11.11％,差异有显著性。对照组中未检出角化上皮及羊水结晶,仅见脂肪颗粒。

国外有学者对心脏病分娩时产妇进行 Swan-Gang 导管监测时,在肺动脉内也发现羊水成分,无任何 AFE 临床症状。因此认为血中有羊水成分不能确认为羊水栓塞。在我们多年的临床实践中,认为有羊水栓塞的典型临床症状,配合外周血羊水成分检测阳性,有利于羊水栓塞的早期诊断,早期处理。因方法简单、快速,在基层医院可进行检测,因此,目前在临床中仍有一定应用价值,特别是基层医院。

3.抗羊颌下腺黏液性糖蛋白的单克隆抗体(TKH-2)诊断羊水栓塞

TKH-2 能检测到胎粪上清液中极低浓度的 Siglyl Tn 抗原,被 TKH-2 识别的抗原不但在胎粪中大量存在,同时也可出现在清亮的羊水中。用放射免疫检测法在胎粪污染的羊水和清亮的羊水中都可测到 Siglyl Tn 抗原。现发现 Siglyl Tn 抗原是胎粪和羊水中的特征成分之一。随着免疫组织技术的不断发展,通过羊水栓塞死亡的人体组织研究,用免疫组织方法诊断羊水栓塞,特别是抗羊颌下腺黏液性糖蛋白的单克降抗体(TKH$_2$)诊断羊水栓塞是最敏感的方法之一,也是进一步研究的重点。

4.检测锌-粪卟啉(Znep-l)

Znep-l 是胎粪的成分之一,可通过荧光测定法在高压液相色谱仪上测定,是一种快速无损、敏感的诊断方法,以 35nmol/L 作为临界值。在国外有将血清 Znep-l 和 Sialyl Tn 抗原测定作为羊水栓塞首选的早期诊断方法,亦可用于诊断不典型的羊水栓塞。

5.急性 DIC 的实验室诊断

(1)血小板计数:血小板减少是急性 DIC 的一个特征,发生羊水栓塞时,外凝系统被激活,在凝血酶的作用下,血小板聚集为微血栓存在于肺、肝、脾等内脏器官的微血管内,故外周血液中的血小板数减少,常低于 $100×10^9/L$,或进行性下降,甚至低于 $50×10^9/L$,血小板下降可作为 DIC 的基本指标之一。

(2)血浆纤维蛋白原含量<1.5g 或呈进行性下降。

(3)3P 试验阳性或血浆 FDP>20ng/L,或血浆 D-2 聚体水平较正常增高 4 倍以上。

(4)PT 延长或缩短 3s 以上,APTT 延长或缩短 10s 以上。多数患者 APTT 在 50~250s 之间,甚至>250s。

(5)抗凝血酶Ⅲ(AT-Ⅲ)活性<60%。

(6)外周血破碎红细胞>2%~10%、进行性贫血、血红蛋白尿等。

(7)血浆内皮素-1(ET-1)水平>80mg/L。

由于 DIC 早期临床表现缺乏特异性,而常规检查项目在 DIC 的早期呈现阳性结果的很少,近年提出前 DIC(Pre-DIC)的主要诊断依赖分子标志物的检查。主要标志物有:凝血酶原片段 1 和 2(F1+2)、凝血酶-抗凝血酶复合物(TAT)、纤维蛋白肽 A(FPA)、可溶性纤维素单体复合物(SFMC)、抗凝血酶Ⅲ(AT-Ⅲ)、β-血小板球蛋白(β-TG)、纤维蛋白降解产物(FDP)、D-二聚体、纤溶酶.纤溶酶抑制复合物(PIC)等,这些项目目前在一般的医院尚未开展。DIC 的早期有血小板进行性下降、FDP 和 D-二聚体进行性增高。SFMC、TAT、PIC 增高或部分项目增高对确定 DIC 的存在有参考意义。羊水栓塞所致的 DIC 是来自羊水中组织因子进入血液及继发性缺氧激活凝血因子形成微血栓;纤溶系统也被激活。其临床表现为凝血因子的消耗所致的出血和微血栓所致的脏器功能不全。其实验室检查是凝固系统的抑制物 AT-Ⅲ和纤溶系的抑制物同等程度被消耗。

(三)其他辅助诊断

1.胸部 X 线检查

90%以上的患者可出现肺部 X 线异常改变,主要表现为肺栓塞及肺水肿。肺水肿时可见双肺圆形或密度高低不等的片状影,呈非节段性分布。多数分布于两肺下叶,以右侧多见,一般数天内可消失。可伴有肺不张、右心影扩大。上腔静脉及其静脉增宽。但肺部 X 线正常也不能排除羊水栓塞。

2.超声心动图检查

超声心动图对提供心脏功能状态和指导治疗是需要的,在羊水栓塞的患者可见右心房扩大、房间隔移向左边,有时见左心变成 D 型,显示右心高压。三尖瓣关闭不全,显示严重的右心功能障碍。经食管超声心动图(TOE)检查最近用于羊水栓塞心肺功能的检测,常显示严重右心功能不全,包括右心扩大,舒张期室间隔平坦、三尖瓣反流和肺动脉高压,TOE 检查并可排除大的肺血栓。

3.血气分析

主要表现是严重低氧血症,并是进行性下降,血氧饱和度常在 80%以下;严重缺氧时可≤

40mmHg。动脉血气分析显示代谢性酸中毒或呼吸性酸中毒,常呈现混合性酸中毒。$PaCO_2$ >40mmHg,BE、HCO_3^- 浓度降低。

4.心电图

可显示窦性心动过速,ST-T 变化,心脏缺血缺氧的心电图改变。

5.放射性核素扫描或肺动脉造影

放射性核素碘[131]肺扫描有显影缺如,充填缺损。此方法简单、快速及安全。肺动脉造影可诊断肺栓塞,X 线征象可见肺动脉内充盈缺损或血管中断、肺段血管纹理减少。肺动脉造影还可以测量肺动脉楔压,对辅助诊断有帮助,但其方法并发症较多,目前很少应用。

6.死亡后诊断及病理诊断

(1)取右心室血液检查:患者死亡后,取右心血置试管内离心,取沉淀物上层作涂片,找羊水中的有形成分,发现羊水中的有形成分如角化物、胎脂、毳毛等可作诊断。但因在非羊水栓塞死亡的产妇肺中亦有发现羊水有形成分,因而此法只能作为参考。

(2)肥大细胞类胰蛋白酶的免疫组化检测:在过敏反应时,T 细胞和肥大细胞释放的颗粒中有一种肥大细胞类胰蛋白酶(Met)参与体内过敏反应,过敏休克和羊水栓塞死亡的尸体,检测其血液和肺组织,其 Met 含量增多。Met 是一种中性蛋白酶,参与过敏反应过程,在血清中相当稳定,是肥大细胞脱颗粒易于观察的一种标识。用免疫组化法检测体内组织 Met 增多,可提示体内存在过敏反应,结合病理形态改变,可增加过敏性休克诊断的可靠性。

(3)羊水中角蛋白的检测:在尸解病例中取肺脏组织,在肺脏的小血管内出现角化物、胎脂、胎粪、毳毛等可做出羊水栓塞的诊断。传统的 HE 染色染出的脱落的角化上皮和血管内脱落的上皮很难鉴别,特异性不强。中国医科大学法医学系用曲苯利蓝-2B 染液,在羊水吸入死亡的胎儿肺脏及羊水栓塞死亡的产妇肺脏的小血管内,均检出条索状蓝色均匀一致的角化上皮,此种方法对脱落的角化上皮染色具有特异性,而对血管内皮不染色,因此能区别血管内皮,具有很强的特异性和准确性。

(4)羊水栓塞主要的病理改变:在肺小动脉和肺毛细血管中发现角化鳞状上皮、无定形碎片,胎脂、黏液或毳毛等所组成的羊水栓子,可诊断为羊水栓塞。羊水成形物质多见于肺、肾,也可见于心、脑、子宫、阔韧带等,最特征性的改变是肺小动脉和毛细管内见羊水有形成分。特殊免疫组化抗羊颌下腺黏液性糖蛋白的单克隆抗体(TKH2)标记羊水成分中的神经氨酸 2N2 乙酰氨基半乳糖抗原、肺肥大细胞类胰蛋血酶等可以协助诊断。

目前早期诊断羊水栓塞仍然比较困难,临床上仍是依靠典型的临床表现、体征及从中心静脉或动脉插管中找到胎儿鳞状上皮或碎片和相应的辅助检查,协助诊断。确诊羊水栓塞主要依据是病理尸体解剖。

(四)鉴别诊断

羊水栓塞应与肺血栓、过敏性反应、休克、产后出血、子痫抽搐、胎盘早剥、心肌梗死、急性肺水肿、充血性心力衰竭、空气栓塞、气胸等作鉴别诊断。

1.肺血栓

妊娠晚期,血黏度增加,血液处于高凝状态,偶有因下肢深静脉或盆腔静脉血栓脱落致肺血栓,其症状与羊水栓塞相似。肺血栓多见于阴道产后或剖宫产后数天,下地活动时突然发病;突发性胸痛、呼吸困难、发绀、休克、突然死亡。根据无羊水栓塞诱因,发病经过与羊水栓塞不同,血液学检查无 DIC 改变。胸部 X 线表现及 CT 对肺栓塞的诊断有很大帮助。

2.过敏反应

羊水栓塞早期症状常见过敏样反应、寒战,需与过敏反应鉴别。过敏反应患者常有或在输液中发生症状,少见发绀、缺氧、呼吸困难等症状。血液检查无 DIC 改变,无严重的缺氧,X 线肺部无羊水栓塞的表现。用抗过敏药地塞米松推注症状迅速好转。

3.子痫

羊水栓塞常有昏迷、抽搐,应与子痫鉴别。子痫时血压明显升高,有蛋白尿,出现典型的子痫抽搐。根据发病经过临床症状、体征、辅助检查常可鉴别。

4.急性充血性心力衰竭

羊水栓塞呼吸困难、缺氧须与急性充血性心力衰竭相鉴别。后者常见有心脏病的病史、心界扩大、奔马律、双肺弥散性湿啰音,少见休克。血液学检查无 DIC 改变。

5.出血性休克

患者出现出血症状,伴休克;常有面色苍白、出冷汗,其症状与延缓型羊水栓塞相似。而产后出血性休克常有出血原因存在如宫缩乏力、子宫破裂、胎盘因素、软产道损伤、血液病等;休克时伴中心静脉压下降。根据病史,体征、血液 DIC 检查、胸片等可以鉴别。羊水栓塞的休克常有呼吸困难及发绀、中心静脉压上升,临床上两者有时难以完全区别。然而在治疗上有相同之处。

6.心肌梗死

是冠状动脉急性闭塞,血流中断,心肌因严重而持久缺血以致局部坏死所致。患者常剧烈胸痛,胸部紧缩感,有冠心病或心肌病病史,少数见于梅毒性主动脉炎。无肺部啰音,心绞痛发作时心电图有特殊改变,示 ST 段明显抬高,或胸前导联出现 T 波高耸,或缺血图形。

7.脑血管急症

脑血管瘤或脑血管畸形破裂,常见突然昏迷、抽搐、缺氧、休克、瞳孔散大等。根据神经系统检查有病理反射定位体征、偏瘫、CT 检查可以鉴别。

8.气胸

系肺泡和脏层胸膜破裂,肺内气体通过裂孔进入胸腔所致,在产程中用力屏气可发生突发性气胸,常见症状有胸痛、伴刺激性咳嗽、呼吸困难、发绀、肺部呼吸音低。叩诊鼓音。患侧胸部或颈部隆起,有捻发感。X 线见患侧透明度增高,纵隔偏移,血压常正常。

六、治疗

羊水栓塞患者多数死于急性肺动脉高压、呼吸循环衰竭、心搏骤停及难以控制的凝血功能障碍。急救处理原则包括生命支持、稳定产妇的心肺状态、正压供气、抗休克、维持血管的灌注、纠正凝血功能障碍等措施。

(一)纠正呼吸循环衰竭

心肺复苏及高级生命支持羊水栓塞时由于急剧血流动力学的变化致心搏骤停、心肺衰竭,如不能及时复苏,大部分患者可在 10min 内死亡。产科急救医师必须熟练掌握心肺复苏(CPR)技术,包括基础生命支持(BLS)和高级生命支持(ACLS),熟悉妊娠期间母体生理改变对复苏效果的影响。基础生命支持采用初级 ABCD 方案：①开放气道（Airway.A）；②提供正压呼吸（Breathing.B）；③进行胸外按压、心前区叩击复律（Circulation.C），必要时心脏电击除颤；④评估（Defibrillation.D）。目标是针对恢复道气通畅、建立呼吸循环。高级生命支持采用高级 ABCD 方案，包括：①尽快气管插管（A）；②确定气管套管位置正确、确定供氧正常、高流量正压供氧（B）；③建立静脉通道，检查心率并监护，使用合适药物（C）；④评估，鉴别诊断处理可逆转的病因（D）。

复苏用药包括：①肾上腺素 0.5～1mg 静推，可重复用药，隔 3～5min 重复一次。②碳酸氢钠，复苏早期不主张用碳酸氢钠纠正酸中毒，主要通过 ABCD 方案以改善通气换气及血液循环。多主张经历一段时间 CPR 后临床无明显改善，才考虑用碳酸氢钠，并根据血气分析指导用量。③心率缓慢可用阿托品，每次 0.5～1mg 静推。④用药途径，近 10 多年来已放弃使用心腔注射，改用静脉注射或气管内给药，用 0.9％NaCl 10ml 稀释，经导管注入气管内。但多次气管内给药可致动脉氧分压下降，一次注射中断 CPR 的时间不能超过 10 秒。

（二）正压供氧，改善肺内氧的交换

羊水栓塞的起始症状是由于肺动脉痉挛和栓塞，血管阻力升高，产生急性肺动脉高压；出现严重的呼吸困难、发绀和低氧，应立即行气管内插管呼气末正压供氧，以改善肺泡毛细血管缺氧，减少肺泡渗出液及肺水肿，从而改善肺呼吸功能，减轻心脏负担及脑缺氧，有利于昏迷的复醒。充分吸氧可最大限度地缓解脑和心肌缺血及酸中毒引起的肺动脉痉挛，改善缺氧，避免由于缺氧造成的心、脑、肾缺氧而致的多脏器功能衰竭。

（三）抗过敏

患者出现寒战、咳嗽、胸闷与出血量不成比例的血压下降时，可给地塞米松 20mg 静脉缓注。临床诊断为羊水栓塞者再给地塞米松 20mg 加入 10％葡萄糖液 250～500ml 静脉滴注；或氢化可的松 200mg 静脉推注，然后以 100～300mg 置于葡萄糖液中静脉点滴，每日可用 500～1000mg。在美国国家羊水栓塞登记册中已认可用高剂量的类固醇治疗羊水栓塞，但无统一的用量标准。目前，临床上以用地塞米松较多，较少使用氢化可的松。

（四）抗休克

休克主要因过敏反应、心肺功能衰竭、肺动脉高压、迷走神经反射、DIC 高凝期及消耗性低凝期出血所致。补充血容量、恢复组织血流灌注量是抢救休克的关键。应立即开放两条输液通道，放置中心静脉导管，测定中心静脉压；必要时也可作输液用。休克早期以补充晶体液及胶体液为主，常选用乳酸钠林格溶液（含钠 130mmol/L、乳酸 28mmol/L），各种平衡盐液。胶体液常用右旋糖酐 70、羟乙基淀粉（706 羧甲淀粉）、全血、血浆等。最好选用新鲜冰冻血浆，因内含有纤维蛋白原及抗凝血酶Ⅲ（AT-Ⅲ）；在补充血容量的同时可有利于改善凝血功能障碍。伴有出血时，如血红蛋白低于 50～70g/L、红细胞低于 $1.8×10^{12}$/L、血细胞比容低于 24％时，应补充全血。补液量和速度最好以血流动力学监测指标做指导，当 CVP 超过 $18cmH_2O$ 时，应注意肺水肿的发生。有条件的应采用 Swan-Gan2 导管行血流动力学监测。血液循环恢复灌注良好的指标为：尿量 > 30ml/h，收缩压 > 100mmHg，脉压 > 30mmHg，中心静脉压为 5.1～$10.2cmH_2O$。

对于由于急性呼吸循环衰竭而致的休克，及经补充血容量仍不能纠正的休克可使用正性心肌药物,常用多巴胺。多巴胺是体内合成肾上腺素的前体,具有 β 受体激动作用,也有一定 α 受体激动作用,低浓度时有增强 α 受体兴奋作用,能增强心肌收缩力,增加心排出量,对外周血管有轻度收缩,高浓度时 β 受体兴奋作用,对内脏血管(肾,肠系膜,冠状动脉)有扩张作用,可增加心,肾的血流量。多巴胺用量一般 40～100mg 加入 5% 葡萄糖溶液 250ml 静滴,根据血压调节用量,起始剂量 0.5～1.0μg/(kg·mm)可逐渐增加至 2～10μg/(kg·mim)。多巴酚丁胺 20mg 加入 5% 葡萄糖液 100ml 中,按 5～10μg/(kg·min)静脉滴注。每日总量可达 240～480mg,但滴速不宜过快。抗休克的另一个选择药物为去甲肾上腺素,它可以升压并同时增加心肌输出量和肾灌注量。

(五)解除肺血管及支气管痉挛,减轻肺动脉高压

解除肺血管及支气管痉挛降低肺动脉高压的药物有:①盐酸罂粟碱:可阻断迷走神经反射引起的肺血管及支气管平滑肌的痉挛,促进气体的交换,解除迷走神经对心脏的抑制,对冠状动脉、肺及脑血管均有扩张作用。用盐酸罂粟碱 30～60mg 加入 5% 葡萄糖 250ml 静滴,可隔12h 重复使用,每天总量不超过 300mg,是解除肺动脉高压的首选药物。②血管扩张剂:酚妥拉明为 α-肾上腺素受体阻滞剂,直接扩张小动脉和毛细血管解除肺动脉高压,起始剂量0.1mg/min,维持剂量 0.1～0.3mg/min。可将酚妥拉明 10～20mg 加入 5% 葡萄糖液 250ml 内缓慢滴注,用静脉泵控制滴速。不良反应有低血压,心动过速,停药后消失。血管扩张剂可抑制肺动脉收缩,可降低肺动脉压力,从而降低右心室后负荷,增加右心排出量,改善通气,改善肺气体弥散交换功能,减轻心脏前负荷。常用药物除酚妥拉明外还可选用肼屈嗪、前列环素静脉滴注。最近有应用一氧化氮吸入,气管内滴入硝普钠的;用 0.9% 生理盐水稀释的硝普钠液少量分次气管内滴入。血管扩张剂与非洋地黄类增强心肌收缩力的药物合用更合理更有效。笔者在临床上对肺动脉高压、肺水肿或伴休克患者多采用多巴胺和酚妥拉明联合静脉滴注,有较好的效果。血管扩张剂常见的不良反应有体循环血压下降,用药过程中应特别注意初始用药剂量,密切观察患者血压的变化。③氨茶碱能解除血管痉挛,舒张支气管平滑肌,降低静脉压与右心负担,可兴奋心肌,增加心搏出量,适用于急性肺水肿。每次 250mg 加入 10% 葡萄糖溶液 20ml 静脉缓慢滴注。④阿托品能阻断迷走神经对心脏的抑制,使心率加快,改善微循环,增加回心血量,减轻肺血管及支气管痉挛,增加氧的交换。每次 0.5～1mg 静脉注射。心率减慢者可使用。

(六)处理凝血功能障碍

羊水栓塞 DIC 的发生率约 50%,往往造成严重的难以控制的出血,是羊水栓塞患者死亡的主要原因之一。凝血功能障碍表现为微血管病性溶血,低纤维蛋白原血症、凝血时间延长、出血时间延长及纤维蛋白降解产物增加。处理方面包括抗凝、肝素的应用、补充凝血因子等。

1.抗凝治疗肝素的应用

由于羊水栓塞并发 DIC 其原发病灶容易去除,是否应用肝素治疗似有争议。大多数学者认为应在羊水栓塞的早期应用肝素。羊水进入母体循环后血高凝状态一般发生在起始症状4min 至 1h 之间,在此段期间应该及时应用肝素,早期用肝素是抢救成功的关键。肝素具有强大的抗凝作用,它能作用于血液凝固的多个环节,抑制凝血活酶的生成,对抗已形成的凝血活酶,阻止纤维蛋白的形成,其作用是通过加速抗凝血酶Ⅲ(AT-Ⅲ)对凝血酶的中和作用,阻止

凝血酶激活因子Ⅷ,影响纤维蛋白单体的聚合和加速AT-Ⅲ中和激活的因子Ⅸ、Ⅺ和Ⅹ。阻止血小板及各种凝血因子的大量耗损,并能阻止血小板凝集和破坏,防止微血栓形成,肝素主要用于抗凝,对已形成的血栓无溶解作用,故应用宜早。在羊水栓塞病因已祛除,在DIC凝血因子大量消耗期,以出血为主的消耗性低凝期不宜使用肝素;或在小剂量肝素使用下补充凝血因子。现广州地区使用肝素的方法一般是:肝素剂量用0.5～1mg/kg(每1mg肝素相当于125U),先用肝素25mg静脉推注,迅速抗凝,另25mg肝素稀释于5%葡萄糖100～250ml,静脉点滴。亦可采用间歇静脉滴注法,肝素50mg溶于5%葡萄糖100～150ml,在30～60min内滴完,以后根据病情每6～8h用药一次,24h总量不超过200mg。在我们的临床实践中,处理过的羊水栓塞患者,多在短期由高凝期进入消耗性低凝期,且病因(妊娠)多已祛除,羊水栓塞在病因祛除后DIC过程可自然缓解,一般不必多次,反复使用肝素,更不必达肝素化。故很少用间歇静脉滴注法。一般以在羊水栓塞起始高凝期用肝素50mg,检查有凝血因子消耗,即及时补充凝血因子和新鲜冰冻血浆。新鲜冰冻血浆除血小板外,含有全部凝血因子,还含有AT-Ⅲ成分,可加强肝素的作用,又有防止DIC再发的作用。在应用肝素过程中应密切监测,应做凝血时间(试管法),监测凝血时间在25～30min为肝素适量;<12min为肝素用量不足;>30min出血症状加重考虑为肝素过量。肝素过量时应立即停用肝素,需用鱼精蛋白对抗,1mg鱼精蛋白可中和100U(1mg)普通肝素。临床上用药剂量可等于或稍多于最后一次肝素的剂量。一般用量为25～50mg,每次剂量不超过50mg。经静脉缓慢滴注,约10min滴完。肝素有效的判断包括:①出血倾向改善;②纤维蛋白原比治疗前上升400mg/L以上;③血小板比治疗前上升50×10⁹/L以上;④FDP比治疗前下降1/4;⑤凝血酶原时间比治疗前缩短5s以上;⑥AT-Ⅲ回升;⑦纤维蛋白肽A转为正常。停用肝素的指征:①临床上病情明显好转;②凝血酶原时间缩短至接近正常,纤维蛋白原升至1.5g以上,血小板逐渐回升;③凝血时间超过肝素治疗前2倍以上或超过30min;④出现肝素过量症状,体征及实验室检查异常。

低分子肝素(LMWH):有显著的抗Ⅹα和抗Ⅱα(凝血酶)作用。与普通肝素相比,因肽链较短,而保留部分凝血酶活性。抗因子Ⅹα与抗凝血酶活性之比为3.8∶1,在拥有较强抗Ⅹα作用的同时对Ⅱα影响较小,较少引起出血的危险。主要用于血栓栓塞性疾病。近年有报道用于治疗早、中期DIC,但羊水栓塞DIC发病急促,用广谱的抗凝药物普通肝素为宜。

2.凝血因子的补充

DIC在高凝状态下,消耗了大量凝血因子和血小板,迅速转入消耗性低凝期,患者出现难以控制的出血,血液不凝,凝血因子减低,血小板减少,纤维蛋白原下降,在这种情况下必须补充凝血因子。新近的观点认为在活动性未控制的DIC患者,输入洗涤浓缩红细胞,浓缩血小板,AT-Ⅲ浓缩物等血液成分是安全的。临床上常用的凝血因子种类有:①新鲜冰冻血浆(FFP):除血小板外,制品内含有全部凝血因子,其浓度与新鲜全血相似。一般200ml一袋的FFP内含有血浆蛋白60～80g/L,纤维蛋白原2～4g/L,其他凝血因子0.7～1.0U/ml,及天然的抗凝血物质如AT-Ⅲ、蛋白C及凝血酶。一般认为,若输注FFP的剂量10～20ml/kg体重,则多数凝血因子水平将上升25%～50%。由于大多数凝血因子在比较低的水平就能止血,故应用FFP的剂量不必太大,以免发生循环超负荷的危险,通常FFP的首次剂量为10ml/kg,维持剂量为5ml/kg。②浓缩血小板:当血小板计数<50×10⁹/L,应输注血小板,剂量至少

1U/10kg 体重。③冷沉淀:一般以 400ml 全血分离的血浆制备的冷沉淀为 1 袋,其容量为 20～30ml。每袋冷沉淀中含有因子Ⅷ约 100U,含约等于 200ml 血浆中的 von Willebrand 因子(vWF),此外,还含有 250～500ml/L 的纤维蛋白及其他共同沉淀物,包含各种免疫球蛋白等。④纤维蛋白原:当纤维蛋白原<1.5g/L 可输注纤维蛋白原或冷沉淀,每天用 2～4g,使血中纤维蛋白原含量达到 1g/L 为适度。⑤AT-Ⅲ浓缩剂的应用:肝素的抗凝作用主要在于它能增强 AT-Ⅲ的生物学活性。如血中 AT-Ⅲ含量过低,则肝素的抗凝作用明显减弱。只有 AT-Ⅲ浓度达到正常时,肝素的疗效才能发挥出来。因此,有人主张对 AT-Ⅲ水平较低的患者,应首先应用 AT-Ⅲ浓缩剂,然后再用肝素抗凝,往往会收到更好的疗效。在肝素治疗开始时,补充 AT-Ⅲ既可以提高疗效,又可以恢复正常的凝血与抗凝血的平衡。现国内已有 AT-Ⅲ浓缩剂制剂,但未普及,可用正常人血浆或全血代替。冻干制品每瓶含 AT-Ⅲ1000U,初剂量为 50U/kg,静注,维持剂量为每小时 5～10U/kg。⑥凝血酶原复合物(pec):每瓶 pec 内约含有 500U 的因子Ⅸ和略低的因子Ⅱ、Ⅶ和 X,由于该制品内含有不足量的活化的凝血因子,所以有些制品内已加入肝素和(或)抗凝血Ⅲ(AT-Ⅲ)以防止应用后发生血栓栓塞。使用 pec 特有的危险是发生血栓性栓塞并发症;虽然在制剂中添加少量肝素后血栓栓塞并发症大为减少。

羊水栓塞所致的弥散性血管内凝血(DIC)的处理原则是积极祛除病因,尽早使用肝素抗凝治疗。当病情需要时可输注血制品做替代治疗,但所有的血制品必须在抗凝的基础上应用。在采用血制品进行替代治疗之前,最好先测定抗凝血酶Ⅲ(AT-Ⅲ)的含量。若 AT-Ⅲ水平显著降低,表明 DIC 的病理过程仍在继续,此时只能输注浓缩红细胞、浓缩血小板、AT-Ⅲ浓缩剂,或输含 AT-Ⅲ成分的新鲜冰冻血浆,避免应用全血、纤维蛋白原浓缩剂及冷沉淀。AT-Ⅲ含量恢复正常是 DIC 病理过程得到控制的有力证据,此时补充任何所需要的血液制品都是安全的。补充凝血因子应在成功抗凝治疗及 DIC 过程停止后仍有持续出血者(DIC 过程停止的指征是观察 AT-Ⅲ水平被纠正),则凝血因子缺乏具有高度可能性,此时补充凝血因子既必要又安全。凝血因子补充的量应视病情而定,一般认为成功抗凝治疗以后,输注血小板及凝血因子的剂量,应使血小板计数>$80×10^9$/L,凝血酶原时间<20s,纤维蛋白原>1.5g/L。若未达到上述标准,应继续补充凝血因子和输注血小板。

3.抗纤溶治疗

最近多数学者再次强调,抗纤溶药物如六氨基己酸,抗血纤溶芳酸,氨甲环酸等使用通常是危险的,其可以延长微血栓存在的时间,加重器官功能的损害。因此,抗纤溶治疗,绝对不能应用于 DIC 过程高凝状态在继续的患者,因为此时仍需要纤溶活性以便尽快地消除微血栓,改善脏器的血流,恢复脏器功能。抗纤溶治疗只有在原发病及激发因素治疗、抗凝治疗、补充凝血因子 3 个治疗程序已经采用,DIC 过程已基本停止,而存在纤维蛋白原溶解亢进的患者。

(七)预防感染

常规预防性使用抗生素。使用对肝肾功能损害较小的抗生素。

(八)纠正酸碱紊乱

羊水栓塞患者常有代谢性酸中毒或呼吸性酸中毒,常呈现混合性酸中毒。羊水栓塞时治疗代谢性酸中毒通过加强肺部通气,以排出 CO_2 和肾排出 H^+,使 H^+-Ha^+ 交换增加,保留 Na^+ 和 HCO_3^-,以调节酸碱平衡。轻症酸中毒者,清除病因、纠正脱水后,能自行纠正,一般无须碱剂治疗,而重症者则需补充碱剂。

(九)产科处理原则

羊水栓塞发生后,原则上应先改善母体呼吸循环功能,纠正凝血功能障碍,病情稳定后即应立刻终止妊娠,祛除病因,否则病情仍会继续恶化。产科处理几个原则为:①如在第一产程发病,经紧急处理,产妇血压、脉搏平稳后,胎儿未能立即娩出,应行剖宫产术结束分娩;②如在第2产程发病,则应及时行产钳助产结束分娩;③产后如大量出血,凝血功能障碍应及时输注新鲜血、新鲜冰冻血浆、补充凝血因子、浓缩纤维蛋白原抑肽酶等。若经积极处理仍未能控制出血时即行子宫切除术,可减少胎盘剥离面大血窦的出血,又可阻断残留子宫壁的羊水及有形物质进入母血循环。子宫切除后因凝血功能障碍手术创面渗血而致的腹腔内出血,一般情况下使用凝血因子能奏效;若同时伴有腹膜后血肿、盆腔阔韧带血肿等可在使用凝血因子的同时行剖腹探查止血。亦有使用髂内动脉介入栓塞术,阻止子宫及阴道创面的出血,疗效未肯定;④关于子宫收缩剂的应用,可常规的应用适量的缩宫素及前列腺素,但不可大量应用,加大宫缩剂的用量未能达到减少出血的效果,同时可能将子宫血窦中的羊水及其有形物质再次挤入母体循环而加重病情。

(十)预防

羊水栓塞尚无特殊的预防方法,提出以下几点应注意的问题:①做好计划生育工作。②不行人工剥膜引产,人工破膜应避开宫缩,需引产或加强宫缩者,在人工破膜后2h再决定是否采用催产素静脉滴注。1991年Beischer认为需行引产而人工破膜等待4~6h仍未引产则采用静脉滴注催产素,避免宫缩过程及胎儿宫内缺氧。③掌握催产素使用指征及常规,专人看护观察,以防宫缩过强,必要时应用镇静剂及宫肌松弛药物。④严格掌握剖宫产指征,宫壁切口边缘出血处用钳夹后缝合,减少羊水进入母血循环。⑤中期妊娠钳刮术,先破膜后再用宫缩药。采用羊膜腔内注药引产,应选用细针穿刺,在B超指引下避开胎盘,争取一次成功,避免胎盘血窦破裂而发生羊水栓塞。用水囊引产者,注入量不要过多,速度不要过快,避免子宫破裂而引起羊水栓塞。对晚期妊娠活胎引产,不适宜应用米非司酮、卡孕栓及各种不规范的引产方法,因其可诱发强烈宫缩而发生羊水栓塞。米索前列醇用于孕晚期引产的适宜剂量仍未明确,宜用最低有效剂量,剂量过大易引起宫缩过强致羊水栓塞及子宫破裂。

【羊水栓塞治疗新方法介绍】

1.一氧化氮的吸入

2006年McDonnell报道使用一氧化氮迅速改变一例临产期羊水栓塞的血流动力学变化:患者35岁,G2PO,孕41周+6天在硬膜外麻醉下自然分娩,阴道检查时见粪染羊水。在分娩过程中突发心血管功能衰竭,出现呼吸困难、发绀、心搏骤停、无呼吸和脉搏。即给胸部按压、心肺复苏、气管插管、紧急给麻黄碱6mg静注。2分钟后心率在140~160/min,呼吸速,胎心60/min。当时诊断为局部麻醉反应和心血管神经系统的并发症。即在全身麻醉下行剖宫产结束分娩,关腹后产妇出现新鲜的阴道出血和身体多个部位出血。当时考虑羊水栓塞。在心搏骤停初始症状1h后,患者的凝血功能显示:PR 1.7,APTT 78s,血浆纤维蛋白原0.9g/L,血红蛋白1(2)2g/dl,血小板计数$169×10^8$/L。已输晶体液2000ml,2U红细胞,2U的新鲜冰冻血浆。手术后转入ICU,患者仍然低氧,X-ray显示肺部广泛浸润,给正性肌力药物及血管活性药物(去甲肾上腺素,noradrenaline)。血液呈现不凝状况。PR（2)8,APTT>250s,纤维蛋白原 0.3g/L,血红蛋白 7.3g/L,血小板计数 51×10^9/L。

在起始症状出现 45min 后,行经食管超声心动图(TOE)检查,TOE 显示严重的右心功能不全,包括右心扩大、舒张期室间隔平坦,严重的三尖瓣反流和肺动脉高压(68mmHg),在肺循环没有发现血栓物质。患者持续的心血管功能衰竭,发绀、低氧、凝血功能障碍和急性右心衰竭。在急性右心衰竭和肺功动脉高压的情况下,使用一氧化氮的吸入,一气化氮吸入控制在 40ppm(introduced at40ppm)。结果血流动力学有显著的改善,在吸入 NO 治疗 2h 以后正性肌力药物需要量明显减少,配合其他综合治疗,约一天后 FiO_2 从 100% 降至 40%。在第 2 天成功拔管,第 4 天撤离 ICU。

在 1999 年 Tanus-Santos and Moreno 报道过使用 NO 作为选择性的血管扩张剂用于治疗羊水栓塞。鉴于羊水栓塞时肺动脉高压是血流动力学变化的关键,因此,使用 NO 是一种合乎逻辑的选择。吸入 NO 的浓度 40ppm 是在常用剂量的上限,但仍是安全剂量的范围。我们认为 NO 应用于羊水栓塞的治疗是一种有益的,是应该考虑的新的羊水栓塞综合治疗方法之一。

2.连续性血液透析滤过在羊水栓塞引起的 DIC 患者中的应用

2001 年 Yuhko Kaneko 等撰文讨论连续性血液透析滤过(CHDF),在羊水栓塞中的应用,并报道一例成功的病例。患者 27 岁,孕 38 周行剖宫产术。手术后半小时子宫出血、阴道出血没有血块。B 超发现腹腔内出血。术后 4h 患者休克,血红蛋白由 10.7g/dl 降至 3.4g/dl,BP 46/22mmhg,P 140 次/min。诊断为心血管功能衰竭所致的休克。使用浓缩 RBC、平衡液、静滴多巴胺。实验室检查有 DIC 存在,PT 20.2s,纤维蛋白原 35mg/dl,FDP>40μg/ml,AT-Ⅲ 58.0%,血小板 82000/μl,血氧分析呈代谢性酸中毒,BE 8.4MEq/L。用新鲜冰冻血浆、富集血小板、AT-Ⅲ 治疗 DIC。发病大约 9h 患者使用连续性静脉滤过。使用高通量聚丙烯纤维膜 APF-06s,由细胞外液交换人工细胞外液(置换液)每小时 200ml,在使用连续性静脉滤过 24h 以后,患者 PT 降为 11s、APTT 47.7s,纤维蛋白原 460mg/dl,FDP 20～40μg/dl,AT-Ⅲ 103%,血小板 133.000/μl。患者一般情况显著改善;盐酸多巴胺用量由 15μg/(kg·min)降至 5μg/(kg·min)。随后患者情况一天天好转,住院 24 天后母婴痊愈出院,母亲和胎儿没有任何并发症。

CHDF 是用人工细胞外液(置换液)连续的置换患者血液中存在的羊水物质,包括那些含在羊水中的胎粪。CHDF 可以清除分子量从 30kD 的物质;包括细胞因子 IL-6、(MW21kD)和 IL-8(mw8kD)。CHDF 在临床上应用于清除炎性细胞因子,由于血滤器允许滤出 50kD 以下的中分子量物质,而主要的炎症因子如 TNTa、1L-1、1L-6、1L-8、1L-2 和 IL-10 的分子量均在 50kD 以下,血滤可将它们从血液中清除。因此 CHDF 可以清除 AFE 患者血液中超量的细胞因子,可防止过度炎症反应。

AFE 使用 CHDF 和血液滤过是有益的,血滤对清除高分子重量的物质比 CHDF 好,而 CHDF 对清除中分子量物质和合并代谢性的中毒、多脏器功能衰竭的患者较好。持续时间为 10 余小时至 7 天不等,AFE 漏入母体血液中的羊水是短暂、可限的,因此对 AFE 患者短时间的 CHDF 可见效。血滤对血流动力学影响远较血液透析为小,对过度炎症反应综合征的治疗有较明显的效果,目前已广泛用于危重病抢救。

3.重组活化凝血因子Ⅶa(rFⅡa)在 AFE 合并 DIC 中的应用

目前把血浆置换、体内膜肺(ECMO)、重组激活因子Ⅶa 的联合应用认为是治疗凝血功能障碍的新方法。羊水栓塞时,羊水中含有促凝物质,具有组织因子(组织凝血活酶)的活性,羊水进入母体循环后,促凝物质即可激活外凝血系统,因子Ⅳ与因子Ⅶ结合,在钙存在的条件下激活因子(Ⅹa),形成复合物即凝血酶原,使凝血酶原形成凝血酶,后者使纤维蛋白原转化为纤维蛋白。rFⅦa 最初用于治疗血友病患者,近年来已成功地用于治疗和预防非血友病的严重出血,常用于伴有 DIC 的难治性出血。用于羊水栓塞合并 DIC 可减少凝血因子用量,治疗效果显著。文献报道,当使用常规的方法未能控制严重产后出血时,应用 rFⅦa 是非常有效和安全的。产后出血患者应用 rFⅦa 的先决条件是:血红蛋白>70g/L,国际标准化比率(1NR)<1.5,纤维蛋白≥1g/L,血小板≥50×10^9/L。推荐的用药初始剂量是 $40\sim60\mu g$/kg,静脉注射初次用药 $15\sim30$min 后仍然出血,考虑追加 $40\sim60\mu g$/kg 的剂量;如果继续出血,可间隔 $15\sim30$min 重复给药 $3\sim4$ 次。最近 Franchiai 等总结 118 例患者,rFⅦa 的平均用量为 $716\mu g$/kg,90%的患者能有效地停止或减少出血。

第四节　子宫翻出

子宫翻出又称子宫内翻是指子宫底部向宫腔内陷入,甚至自宫颈翻出的病变,这是一种分娩期少见而严重的并发症。多数发生在第三产程,如处理不及时,往往因休克、出血,产妇可在 $3\sim4$ 小时内死亡。国内报道子宫翻出病死率可达 62%左右。

【发生率】

子宫翻出是一种罕见的并发症,其发生率各家报道不一,Shan-Hosseini 等(1989 年)报道子宫翻出发生率约为 1∶6400 次分娩,Platt 等(1981 年)报道发生率约为 1∶2100 次分娩。陈晨等报道北京市红十字会朝阳医院 1982~1996 年间子宫翻出发生率为 1∶16 473;湖南株洲市二院 1961~1981 年间发生率为 1∶4682;山东淄博市妇幼保健院 1984~1986 年间发生率为 1∶1666;广州市白云区妇幼保健院 2004~2009 年间发生率为 1∶10 359。

【病因】

引起急性子宫翻出的病因较多,常常是多种因素共同作用的结果,但其先决条件必须有子宫壁松弛和子宫颈扩张,其中第三产程处理不当(约占 60%),胎儿娩出后,过早干预,按压子宫底的手法不正确,强行牵拉脐带等,导致子宫底陷入宫腔,黏膜面翻出甚至脱垂于阴道口外。其促成子宫翻出的因素有:

(1)胎盘严重粘连、植入子宫底部,同时伴有子宫收缩乏力或先天性子宫发育不良,助产者在第三产程处理时,强拉附着于子宫底的胎盘脐带的结果,此时如脐带坚韧不从胎盘上断裂,加上用力揿压松弛的子宫底就可能发生子宫翻出。

(2)脐带过短或缠绕:胎儿娩出过程中由于脐带过短或脐带缠绕长度相对过短,过度牵拉脐带也会造成子宫翻出。

（3）急产宫腔突然排空：由于产程时间短，子宫肌肉尚处于松弛状态，在产程中因咳嗽或第二产程用力屏气，腹压升高，也会导致子宫翻出。

（4）产妇站立分娩：因胎儿体重对胎盘脐带的牵拉作用而引起子宫翻出。

（5）妊娠高血压疾病时使用硫酸镁时使子宫松弛，也会促使子宫翻出；有人报道植入性胎盘也会促使子宫翻出。

【分类】

1.按发病时间分类

（1）急性子宫翻出：子宫翻出后宫颈尚未缩紧，占 75% 左右。

（2）亚急性子宫翻出：子宫翻出后宫颈已缩紧，占 15% 左右。

（3）慢性子宫翻出：子宫翻出宫颈回缩已经超过 4 周，子宫在翻出位置已经缩复但仍停留在阴道内，占 10% 左右。

2.按子宫翻出程度分类

（1）不完全子宫翻出：子宫底向下内陷，可接近宫颈口或越过但还存在部分子宫腔。

（2）完全性子宫翻出：子宫底下降于子宫颈外，但还在阴道内。

（3）子宫翻出脱垂：整个子宫翻出暴露于阴道口外。

【临床表现】

子宫翻出可引起迅速的阴道大量流血，处理不及时，可致产妇死亡。子宫翻出产妇突觉下腹剧痛，尤其胎盘未剥离牵拉脐带更加重腹痛，遂即产妇进入严重休克状态，有时休克与出血量不成正比，出现上述现象时，应考虑到有子宫翻出的可能。

而慢性子宫翻出多因急性子宫翻出时未能及时发现，而后就诊的，此时的症状多表现为：

（1）产后下腹坠痛，或阴道坠胀感。

（2）大小便不畅。

（3）产后流血史或月经过多。

（4）因子宫翻出感染，出现白带多而有臭味，甚至流脓液，严重者有全身感染症状，发热、白细胞升高等。

（5）因阴道流血而致继发性贫血。

【诊断与鉴别诊断】

在分娩第三产程有用手在下腹部推压子宫底或用手牵拉脐带的经过，产妇在分娩后突然下腹剧痛，出现休克，尤其与出血量不相称时，因考虑有子宫翻出的可能。当翻出子宫已脱垂于阴道口外时，诊断并不困难，但当胎盘未剥离已发生子宫翻出时有时会误诊为娩出的胎盘，再次牵拉脐带时即引起剧痛，此时应及时做阴道、腹部双合诊。

1.诊断

（1）腹部检查：下腹部摸不到宫底，或在耻骨联合后可触及一个凹陷。

（2）阴道检查：在阴道内可触及一球形包块，表面为暗红色、粗糙的子宫内膜，在包块的根部可触及宫颈环。如胎盘尚未剥离而完全黏附于翻出的宫体时，常易误诊为胎儿面娩出的胎盘，牵引脐带时可引起疼痛。

根据病史及检查可做出子宫翻出的诊断。

2.鉴别诊断

子宫翻出应与子宫黏膜下肌瘤以及产后子宫脱垂相鉴别。

(1)子宫黏膜下肌瘤：系子宫肌瘤向子宫黏膜面发展，突出于子宫腔，如黏膜下肌瘤蒂长，经子宫收缩可将肌瘤排除宫颈而脱出于阴道内。妇科检查时，盆腔内有均匀增大的子宫，如子宫肌瘤达到宫颈口处并且宫口较松，手指进入宫颈管可触及肿瘤；已经排出宫颈外者则可看见到肌瘤，表面为充血暗红色的黏膜所包裹，有时有溃疡及感染。如用子宫探针自瘤体周围可探入宫腔，其长短与检查的子宫大小相符，急性子宫翻出往往发生在分娩期，患者有疼痛、阴道流血及休克等临床表现。认真仔细观察鉴别并无困难。

(2)子宫脱垂：患者一般情况良好，妇科检查时可见脱出的包块表面光滑，并可见子宫颈口，加腹压时子宫脱出更加明显，内诊检查时可触摸到子宫体。

【治疗】

明确诊断后应立即开放静脉通路、备血及麻醉医生配合下进行抢救，延迟处理可增加子宫出血、坏死和感染机会，给产妇带来极大的危险和痛苦。处理的原则为积极加强支持治疗，纠正休克，尽早实施手法复位或手术，其具体处理应视患者的全身情况、翻出的时间长短和翻出部分的病变情况、感染程度等而决定。

1.阴道手法复位

子宫翻出早期，宫颈尚未收缩，子宫尚无淤血、肿胀，如果胎盘尚未剥离，不要急于剥离，因为此时先做胎盘剥离会大大增加出血量，加速患者进入严重休克状态；如果胎盘已经大部分剥离，则先剥离胎盘，然后进行复位，此外翻出子宫及胎盘体积过大，不能通过狭窄的宫颈环，需先剥离胎盘。应首先开放两条静脉通路，输液、备血，镇痛及预防休克。给予乙醚、氟烷、恩氟烷、芬太尼及异丙酚等麻醉下，同时给以子宫松弛剂，β-肾上腺素能药物，如：利托君、特布他林或硫酸镁。待全身情况得以改善，立即行手法子宫还纳术。方法：产妇取平卧位，双腿外展并屈曲，术者左手向上托起刚刚翻出的子宫体，右手伸入阴道触摸宫颈与翻出宫体间的环状沟，用手指及手掌沿阴道长轴方向徐徐向上向宫底部推送翻出的子宫，操作过程用力要均匀一致，进入子宫腔后，用手拳压迫宫底，使其翻出的子宫完全复位。子宫恢复正常形态后立即停止使用子宫松弛剂，并开始使用宫缩剂收缩子宫，同时使子宫保持在正常位置，注意观察宫缩及阴道流血情况，直至子宫张力恢复正常，子宫收缩良好时术者仍应继续经阴道监控子宫，以免子宫再度翻出。

2.阴道手术复位

Kuctnne 法。即经阴道将宫颈环的后侧切开，将子宫还纳复位，然后缝合宫颈切口。但必须注意不能损伤直肠。

3.经腹手术复位

Huntington 法。在麻醉下，切开腹壁进入腹腔后，先用卵圆钳或手指扩大宫颈环，再用组织钳夹宫颈环下方 2～3cm 处的子宫壁，并向上牵引，助手同时在阴道内将子宫体向上托，这样，一边牵引，一边向上托使子宫逐渐全部复位，复位后，在阴道内填塞纱布条，并给予缩宫素，预防子宫再度翻出，若宫颈环紧而且不易扩张情况下，可先切开宫颈环后，将翻出的子宫体逐渐向上牵引,使其慢慢复位,完成复位后缝合宫颈切口(Noltain 复位法)。

4.经腹或经阴道子宫次(全)切除术

经各种方法复位不成功、复位以后宫缩乏力伴有大出血、胎盘粘连严重或有植入、翻出时间较长合并严重感染者,视其病情程度,选择阴道或腹式手术切除子宫。

5.其他方法

阴道热盐水高压灌注复位法:(Oqueh O.等,1997 年报道)用热盐水可使宫颈环放松,盐水压力作用于翻出的子宫壁,促使其翻出的子宫逐渐复位,此方法简单易行,适用于病程短、病情较轻、局部病变小的患者。

【预防】

预防子宫翻出的关键是加强助产人员的培训,正确处理好第三产程,在娩出胎盘的过程中,仔细观察胎盘剥离的临床症状,当确认胎盘已经完全剥离时,于子宫收缩时以左手握住宫底,拇指置于子宫前壁,其余四指放在子宫后壁并按压,同时右手轻拉脐带,协助胎盘娩出。胎盘粘连时正确手法剥离,且不能粗暴按压子宫底或强行牵拉脐带。

第十五章　产褥期及产褥期疾病

第一节　产褥感染

产褥感染是指分娩后生殖道的感染,发生率为 1％～8％,是产褥期最常见的并发症,以发热、疼痛、异常恶露为主要症状。临床上的产褥病率是指分娩 24 小时至 10 日内,按标准方法用口表测量体温,每日至少 4 次,凡体温有 2 次达到或超过 38℃者。产褥病率的原因除产褥感染外,还包括呼吸系统感染、泌尿系统感染、乳腺内乳汁淤积、药物热(见于应用青霉素或头孢菌素的产妇)。目前,产褥感染仍是导致孕产妇死亡的四大原因之一。

【病因】

妊娠期孕妇下生殖道寄生有大量病原微生物,包括共栖菌及内、外源性条件致病菌(如金黄色葡萄球菌、链球菌、支原体等);而正常孕妇对这些病原微生物有防御能力,一旦防御能力减弱或降低,如手术助产(产钳术、胎吸术)、会阴伤口血肿、阴道血肿、阴道感染、宫颈裂伤、贫血、糖尿病、肥胖、低蛋白血症、宫内感染、产后出血、营养不良、破膜时间延长(大于 24 小时)、产程过长(大于 12 小时)、手术时间过长(大于 4 小时)、急诊剖宫产等,就会导致产褥感染的发生。产褥感染多由需氧菌和厌氧菌混合感染引起。革兰阳性需氧菌主要有金黄色葡萄球菌、表皮葡萄球菌,革兰阴性需氧菌主要有产气肠杆菌、大肠埃希菌;厌氧菌有消化链球菌、各类杆菌。

【常见的病理类型及诊断、治疗】

1.会阴、阴道及宫颈感染

以会阴侧切伤口感染最常见,发生率为 0.3％～0.5％。见于手术助产(如产钳术、胎吸术)、阴道感染、孕妇贫血、糖尿病;葡萄球菌和大肠埃希菌是引起此类感染最常见的细菌。产妇会阴部疼痛、肛门坠胀、排便感,不能取坐位、可伴低热。会阴伤口局部充血、水肿、边缘裂开,脓性分泌物流出,压痛明显。严重者感染扩散至阴道,阴道黏膜充血、水肿、溃疡形成,大片黏膜坏死脱落,形成尿瘘。宫颈感染多无症状,严重者可引起盆腔结缔组织炎或败血症。

会阴伤口感染,需及时拆除伤口缝线,使之引流通畅;每日用 1：5000 高锰酸钾冲洗伤口。根据细菌培养和药敏试验结果选用抗生素,在未确定病原体时,根据临床表现和临床经验应用对需氧菌和厌氧菌均敏感的广谱抗生素,多在治疗 48 小时后好转。治疗效果差或患者一般情况不良者,需及时行清创术,去除感染坏死组织后行早期修补手术。

2.子宫内膜、子宫肌感染

又称"产后子宫感染""子宫炎伴盆腔蜂窝组织炎",感染部位为子宫内膜、子宫肌层、子宫旁组织,发生率 1.3％～13％。多由需氧菌和厌氧菌混合感染引起,病原体可为阴道内源性菌群,侵袭子宫下段及子宫切口、定居、繁殖,导致感染发生。因入侵细菌毒力和产妇抵抗力不同,症状相异。产妇产后 3~4 天出现高热或低热,伴下腹隐痛、子宫复位不良、子宫压痛轻重不等,恶露量多,呈泡沫状或脓性,混浊而有臭味。也可伴或不伴全身感染症状,如寒战、头痛、脉搏增快等。实验室检查白细胞增高、中性粒细胞增多,严重感染者由于骨髓抑制,白细胞总数和中性粒细胞可不增高。宫颈分泌物培养阳性。B 超显示宫腔胎盘残留、胎膜残留、子宫复位不良、子宫旁包块、子宫直肠窝积脓、腹壁切口愈合不良等表现。

一般治疗可采取半卧位以利炎症局限,纠正电解质紊乱和低蛋白血症。未得到细菌培养和药敏试验结果前,根据临床经验选用广谱抗生素。抗生素治疗 48 小时后病情无改善,需更换或加用抗生素,并重新检查。有腹腔、盆腔脓肿者,根据脓肿位置切开引流;子宫感染严重不能控制者,及时切除子宫,开放阴道残端引流。

3.盆腔结缔组织炎、腹膜炎

由病原体沿宫旁淋巴或血行达宫旁组织发展而来。产妇于产后 3~4 天出现发热,体温持续上升,出现单侧或双侧下腹疼痛及肛门坠胀。宫旁一侧或双侧结缔组织增厚、触痛,扪及包块多与子宫紧密相连,自宫旁达盆壁、固定、触痛。腹膜炎多由子宫感染、盆腔结缔组织炎发展而来,产妇高热、下腹疼痛及腹胀,下腹部压痛、反跳痛明显,腹肌紧张;也可形成膈下脓肿、肠曲间脓肿、子宫直肠窝脓肿。

4.血栓性静脉炎

分为盆腔内血栓性静脉炎、下肢血栓性静脉炎,多为厌氧菌感染。妊娠期静脉内血流缓滞、静脉壁损伤、血液高凝状态是疾病发生的危险因素。病原菌侵及卵巢静脉最常见。产后 1~2 周,产妇出现高热、寒战可伴下腹部持续疼痛,疼痛放射至腹股沟或肋脊角。下肢血栓性静脉炎,临床表现因静脉血栓形成部位不同而各异。髂静脉或下肢静脉栓塞,出现下肢疼痛、肿胀、皮肤发白,局部温度升高,栓塞部位压痛,可触及硬条索状有压痛静脉。下肢静脉造影有确诊价值,超声多普勒下肢血管血流图测定、CT、MR 也可协助诊断。

5.剖宫产术后腹部伤口感染

发生率约为 7%,其发生与孕妇贫血、营养不良、糖尿病、肥胖、破膜时间延长(>24h)、产程延长(>12h)、宫内感染、产后出血、手术时间过长(>4h)、手术止血不良、血肿形成等因素有关。病原体以金黄色葡萄球菌、大肠埃希菌常见,多来自局部皮肤或孕妇下生殖道菌群。

腹部伤口脓肿是最常见的腹部伤口感染类型,多在手术后第 4 天出现发热、伤口疼痛,局部组织红、肿、压痛。腹部伤口坏死性感染罕见,但病死率高达 20%~50%。

治疗前先行需氧菌和厌氧菌培养和药敏试验。腹部伤口脓肿要及时拆除缝线,使用广谱抗生素。腹部伤口坏死性感染需尽早清创,切除被感染坏死组织,使用大剂量广谱抗生素,尤其是青霉素钠,不主张局部应用抗生素。

第二节　晚期产后出血

晚期产后出血是指分娩 24h 后,在产褥期内发生的子宫大量出血。多见于产后 1~2 周,亦可迟至产后 2 个月左右发病者。临床表现为持续或间断阴道流血,有时是突然阴道大量流血,可引起失血性休克。晚期产后出血多伴有寒战、低热。

【病因】

1.胎盘、胎膜残留

这是最常见的病因,多发生于产后 10d 左右。黏附在子宫腔内的小块胎盘组织发生变性、坏死、机化,可形成胎盘息肉,当坏死组织脱落时,基底部血管受损,引起大量出血。

2.蜕膜残留

产后 1 周内正常蜕膜脱落并随恶露排出,若蜕膜剥离不全或剥离后长时间残留在宫腔内诱发子宫内膜炎症,影响子宫复旧,可引起晚期产后出血。

3.子宫胎盘附着部位复旧不全

胎盘娩出后,子宫胎盘附着部位即刻缩小,可有血栓形成,随着血栓机化,可出现玻璃样变,血管上皮增厚,管腔变窄、堵塞,胎盘附着部位边缘有内膜向内生长,内膜逐渐修复,此过程需 6～8 周。如果胎盘附着面复旧不全,可使血栓脱落,血窦重新开放,导致子宫大量出血。

4.感染

以子宫内膜炎为多见,炎症可引起胎盘附着面复旧不全及子宫收缩不佳,导致子宫大量出血。

5.剖宫产术后子宫切口裂开

多见于子宫下段剖宫产横切口两侧端,其主要原因为:

(1)子宫切口感染:造成切口感染的原因有①子宫下段与阴道口距离较近,增加感染机会,细菌易感染宫腔;②手术操作过多,尤其是阴道检查频繁,增加感染机会;③产程过长;④无菌操作不严格。

(2)切口选择过低或过高

1)过低:宫颈侧以结缔组织为主,血液供应较差,组织愈合能力差。

2)过高:切口上缘宫体肌组织与切口下缘子宫下段肌组织厚薄相差大,缝合时不易对齐,影响愈合。

(3)缝合技术不当:出血血管未扎紧,尤其是切口两侧角未将回缩血管结扎形成血肿;有时缝扎组织过多过密,切口血循环供应不良,均影响切口愈合。

6.肿瘤

产后滋养细胞肿瘤,子宫黏膜下肌瘤等均可引起晚期产后出血。

【诊断】

1.病史

产后恶露不净,有臭味,颜色由暗变红,反复或突然阴道流血,若为剖宫产术后,应注意剖宫产指征及术中特殊情况及术后恢复情况,尤其应注意术后有无发热等情况,同时应排除全身出血性疾病。

2.症状和体征

除阴道流血外,一般可有腹痛和发热,双合诊检查应在严密消毒、输液、备血等及有抢救条件下进行。检查可发现子宫增大、软、宫口松弛,子宫下段剖宫产者,应以示指轻触切口部位,注意切口愈合情况。

3.辅助检查

血、尿常规,了解感染与贫血情况,宫腔分泌物培养或涂片检查,B 型超声检查子宫大小,宫腔内有无残留物,剖宫产切口愈合情况等。

【治疗】

(1)少量或中等量阴道流血,应给予足量广谱抗生素及子宫收缩药。

(2)疑有胎盘、胎膜、蜕膜残留或胎盘附着部位复旧不全者,应行刮宫术。刮宫前做好备血、建立静脉通路及开腹手术准备,刮出物送病理检查,以明确诊断,刮宫后应继续给予抗生素及子宫收缩药。

(3)剖宫产术疑有子宫切口裂开,少量阴道流血可先给予广谱抗生素及支持疗法,密切观察病情变化;阴道流血多量,可作剖腹探查。若切口周围组织坏死范围小,炎症反应轻微,可作清创缝合及髂内动脉、子宫动脉结扎止血或行髂内动脉栓塞术,若组织坏死范围大,酌情作低位子宫次全切除术或子宫全切术。

(4)若因肿瘤引起的阴道流血,应作相应处理。

【预防】

(1)产后应仔细检查胎盘、胎膜,注意是否完整,若有残缺应及时取出。在不能排除胎盘残留时,应行宫腔探查。

(2)剖宫产时子宫下段横切口应注意切口位置的选择及缝合技巧,避免子宫下段横切口两侧角部撕裂。

(3)严格按无菌操作要求做好每项操作,术后应用抗生素预防感染。

第三节　产褥期抑郁症

产褥期抑郁症是指产妇在产褥期内出现抑郁症状,是产褥期精神疾病常见的一种类型。其病因不明,可能与遗传因素、心理因素、内分泌因素和社会因素等有关。

【诊断与鉴别诊断】

(一)临床依据

临床主要表现为抑郁,多在产后 2 周内发病,产后 4～6 周症状明显。产妇多表现为:心情压抑、情绪低落、思维缓慢和意志行为降低,症状具有晨重夕轻的变化。有些产妇还可表现为对生活、家庭缺乏信心,"提不起精神",主动性兴趣减退、愉快感缺乏,思维活动减慢、言语减少,多数有食欲、性欲下降,某种程度的睡眠障碍。患者流露出对生活的厌倦,容易产生自卑、自责、绝望,某些产妇有思维障碍、迫害幻想,甚至出现伤婴或自杀举动。

目前无统一的诊断标准。1994 年美国《精神疾病的诊断与统计手册》中制定了产褥期抑郁症的诊断标准。

(1)产后 4 周内出现下列 5 项或 5 项以上的症状,其中必须具备下列①、②两项:①情绪抑郁;②对全部或多数活动明显缺乏兴趣或愉悦;③体重显著下降或增加;④失眠或睡眠过度;⑤

精神运动性兴奋或阻滞;⑥疲劳或乏力;⑦遇事皆感毫无意义或自责感;⑧思维力减退或注意力涣散;⑨反复出现死亡想法。

（2）在产后 4 周内发病,排除器质性精神障碍,或精神活性物质和非成瘾物质所致。

（二）检查项目及意义

针对抑郁障碍尚无特异性检查,除了进行全面的体格检查外,包括神经系统检查、妇科检查外,还需进行辅助检查及实验室检查如血糖、甲状腺功能、心电图等。另以下的检查具有一定的意义:

1.地塞米松抑制试验

在晚 11 点给患者口服地塞米松 1mg,次日清晨 8 时、下午 4 时及晚上 11 时各取血一次测量皮质醇含量,如含量下降表明功能正常为试验阴性;如皮质醇含量不下降,则为地塞米松抑制试验阳性。然该试验临床的敏感性及特异性均不高,但可用于预测产褥期抑郁症的复发。

2.甲状腺素释放激素抑制试验

先测定基础促甲状腺素,再静脉注射 500mg 促甲状腺素释放激素,15、30、60、90min 后均测定促甲状腺素。抑郁症患者促甲状腺素上升低于 7mU/ml,其异常率可达 25%～70%。如将此试验与地塞米松抑制试验联合检查可能对抑郁症的诊断更有意义。

3.临床量表的应用

临床量表较多,使用较广泛的为由 Zung 编制的抑郁自评表(SDS)和属于他评的汉密尔顿抑郁量表。

【治疗方案及选择】

通常需要治疗,包括心理治疗和药物治疗。

1.药物治疗

（1）氟西汀(百忧解):选择性抑制中枢神经系统 5-羟色胺地再摄入,延长和增加 5-羟色胺的作用,从而产生抗抑郁作用。具有高效、副作用较小、安全性高的特点。剂量:每次 20mg,分 1～2 次口服,根据病情可增加至每日 80mg。

（2）帕罗西汀:通过阻止 5-羟色胺的再吸收而提高神经突触间隙内 5-羟色胺的浓度,从而产生抗抑郁作用。每日 20mg,一次口服,连续用药 3 周后,根据病情增减剂量,1 次增减 10mg,间隔不得少于 1 周。舍曲林的作用机制同帕罗西汀,每日 50mg,一次口服,数周后可增加到每日 100～200mg。

（3）阿米替林:为常用的三环类抗抑郁药,抗抑郁效果好,价格低,同时兼有抗焦虑和帮助睡眠的作用,但副作用较大。每日 50mg,分 2 次口服,逐渐增加到每日 150～300mg,分 2～3 次口服。维持剂量 50～150mg/d。

2.心理治疗

关键在于根据患者的个性特征、心理状态、发病原因给予足够的社会和心理支持,同时设计和选择个体化的心理治疗方法。

3.婚姻家庭治疗

是以夫妻或家庭为基本单元,夫妻、家庭成员共同参与作为治疗对象的一种治疗方式,对抑郁症产妇缓解症状及预防复发具有良好的疗效。

第四节 产褥中暑

产褥中暑是指产褥期间产妇在高温、高湿和通风不良的环境中体内余热不能及时散发,引起以中枢性体温调节功能障碍为特征的急性疾病,表现为高热,水、电解质代谢紊乱,循环衰竭和神经系统功能损害等。本病起病急骤,发展迅速,处理不当可遗留严重的后遗症,甚至死亡。

【病因】

产褥中暑的易感因素有:①外界气温>35℃、相对湿度>70%时,机体靠汗液蒸发散热受到影响;②居住条件差,居室通风不良且无降温设备;③产妇分娩过程中体力消耗大且失血多致产后体质虚弱,产后出汗过多又摄盐不足;④产褥感染患者发热时,更容易中暑。在产褥期尤其是产褥早期除尿量增多外,经常出现大量排汗,夜间尤甚,习称"褥汗"。若产妇受风俗旧习影响在产褥期为"避风"而紧闭门窗、衣着严实,使身体处在高温、高湿环境中,严重影响机体的散热机制,出现一系列的病理改变。

【临床表现】

1.中暑先兆

起初多表现为口渴、多汗、皮肤湿冷、四肢乏力、恶心、头晕、耳鸣、眼花、胸闷、心悸等前驱症状。此时体温正常或略升高,一般在38℃以下。若及时将产妇移至通风处,减少衣着,并补充盐与水分,症状可迅速消失。

2.轻度中暑

中暑先兆未能及时处理,产妇体温可逐渐升高达38.5℃以上,症状亦明显加重。出现剧烈头痛,颜面潮红,恶心胸闷加重,脉搏和呼吸加快,无汗,尿少,全身布满"痱子",称为汗疹。此期经及时治疗多可恢复。

3.重度中暑

体温继续上升,达40℃以上。出现嗜睡、谵妄、抽搐、昏迷等中枢神经系统症状,伴有呕吐、腹泻、皮下及胃肠出血。检查时可见面色苍白,脉搏细数,心率加快,呼吸急促,血压下降,瞳孔缩小然后散大,各种神经反射减弱或消失。若不及时抢救可因呼吸循环衰竭、肺水肿、脑水肿等而死亡,幸存者也常遗留严重的中枢神经系统后遗症。

【诊断和鉴别诊断】

根据发病季节,患病产妇居住环境和产妇衣着过多,结合典型的临床表现,一般不难诊断。但应注意与产后子痫和产褥感染败血症等相鉴别。夏季罹患产褥感染的产妇若有旧风俗旧习惯常易并发产褥中暑,患严重产褥中暑的患者亦易并发产褥感染,这些在诊断时应引起重视。

【治疗】

产褥中暑的治疗原则是迅速改变高温、高湿和通风不良的环境,降低患者的体温,及时纠正脱水、电解质紊乱及酸中毒,积极防治休克。迅速降低体温是抢救成功的关键。

1.降温

(1)环境降温:迅速将产妇移至凉爽通风处,脱去产妇过多衣着。室内温度宜降至25℃。

(2)物理降温:鼓励多饮冷开水、冷绿豆汤等;用冰水或乙醇擦浴;在头、颈、腋下、腹股沟、腘窝浅表大血管分布区放置冰袋进行物理降温。

(3)药物降温:氯丙嗪25～50mg加入0.9%氯化钠液或5%葡萄糖液500ml中静脉滴注,1～2h内滴完,必要时6h重复使用。氯丙嗪可抑制体温调节中枢,降低基础代谢,降低氧消耗,并可扩张血管,加速散热。高热昏迷抽搐的危重患者或物理降温后体温复升者可用冬眠疗法,常用冬眠Ⅰ号(哌替啶100mg、氯丙嗪50mg、异丙嗪50mg)。使用药物降温时需监测血压、心率、呼吸等生命体征。如血压过低不能用氯丙嗪时,可用氢化可的松100～200mg加入5%葡萄糖液500ml中静脉滴注。另外,可同时用解热镇痛类药物,如阿司匹林和吲哚美辛等。

药物降温与物理降温具有协同作用,两者可同时进行,争取在短时间内将体温降至38℃左右。降温过程中必须时刻注意产妇体温的变化,每隔30min测量一次体温,体温降至38℃左右时应立即停止一切降温措施。

2.对症处理

(1)保持呼吸道通畅,及时供氧。

(2)患者意识尚未完全清醒前应留置导尿,并记录24h出入量。

(3)周围循环衰竭者应补液,可输注晶体液、血浆、羧甲淀粉或右旋糖酐—40等,但24h内液体入量需控制于2000～3000ml,输液速度宜缓慢,16～30滴/分,以免引起肺水肿。

(4)纠正水、电解质紊乱和酸中毒,输液时注意补充钾盐和钠盐,用5%碳酸氢钠纠正酸中毒。

(5)脑水肿表现为频繁抽搐,血压升高,双瞳孔大小不等,可用20%甘露醇或25%山梨醇250ml快速静脉滴注,抽搐患者可用地西泮10mg肌注,或用10%水合氯醛10～20ml保留灌肠。

(6)呼吸衰竭可给予呼吸兴奋药,如尼可刹米、洛贝林等交替使用,必要时应行气管插管。

(7)心力衰竭可给予洋地黄类制剂,如毛花苷C 0.2～0.4mg缓慢静注,必要时4～6h重复。

(8)应用广谱抗生素预防感染。

【预防】

产褥中暑可以预防,且应强调预防。关键在于对产妇及其家属进行卫生宣教,让他们了解并熟悉孕期及产褥期的卫生,破除旧的风俗习惯,使卧室凉爽通风和衣着被褥适宜,避免穿着过多影响散热。另外,可饮用一些清凉饮料。积极治疗和预防产褥期生殖道及其他器官的感染,也是预防产褥中暑的主要环节。此外,还应让产妇了解产褥中暑的先兆症状,一旦察觉有中暑先兆症状时能够应急对症处理。

第五节 乳 腺 炎

乳腺炎常由乳头皲裂引起,也可因未及时治疗乳腺管阻塞或乳房过度充盈,在此基础上继发感染。常见的致病菌为存在于婴儿咽喉部的金黄色葡萄球菌,其次为链球菌。病菌可经淋巴管蔓延至乳腺小叶间形成蜂窝织炎。

【诊断标准】

1.病史

常于产后 7 日左右发病,产妇可出现畏寒、发热,患侧乳房肿胀、疼痛。

2.检查

感染灶常局限于一侧乳房的某一象限,该处局部皮肤发红,有明显肿块,质硬触痛,常伴同侧的腋下淋巴结肿大并有压痛。

3.实验室检查

血白细胞增加,有时可在乳汁中培养出致病菌。

4.B 超检查

如有液性暗区,示有脓肿形成。

【治疗原则】

(1)早期乳腺炎:此时感染常在乳腺管外的结缔组织内,并非乳腺管内发炎,可以继续喂乳。用胸罩将乳房托起,尽量使乳汁排空,局部置冷敷。同时应用抗感染药物。

(2)炎症明显时应停止哺乳,但必须使乳汁排空,可用吸奶器吸空。抗感染药物以肌内注射、静脉注射或静脉滴注为宜,由于金黄色葡萄球菌可能对青霉素耐药,可选用半合成耐酶青霉素苯唑西林,头孢菌素类药物及克林霉素、林可霉素、红霉素等。

(3)有脓肿形成时,对较小的脓肿可做局部穿刺,抽尽脓液后注入抗感染药物,每日 1 次,直至无脓液抽出为止;脓肿较大,且为多房性时,常需切开排脓,切开时应注意沿乳腺管方向,即以乳头为中心,行放射状切开。

参 考 文 献

1.李亚里,姚元庆.妇产科聚焦:新理论新技术新进展与临床实践[M].北京:人民医出版者,2011

2.李立.简明妇产科学[M].北京:人民军医出版社,2008

3.马惠荣.妇科疾病[M].北京:中国中医药出版社,2009

4.魏丽惠.妇产科诊疗常规[M].北京:中国医药科技出版社,2012

5.黄艳仪.妇产科危急重症救治[M].北京:人民卫生出版社,2011

6.马丁.妇产科疾病诊疗指南[M].第三版.北京:科学出版社,2013

7.谢辛.妇科疾病临床诊疗思维[M].北京:人民卫生出版社,2009

8.贺晶.产科临床工作手册[M].北京:人民军医出版社,2013

9.徐杰,蔡昱.妇科病中西医实用手册[M].北京:人民军医出版社,2014

10.刘琦.妇科肿瘤诊疗新进展[M].北京:人民军医出版社,2011

11.张晓东,王德权.性病诊断与防治[M].北京:人民军医出版社,2012

12.赵粉琴.不孕不育症[M].北京:化学工业出版社,2013

13.陈子江,刘嘉茵.不孕不育专家推荐诊疗方案[M].北京:人民军医出版社,2013

14.朱兰.妇产科常见疾病的临床用药[M].北京:人民卫生出版社,2011

15.李祥云.实用妇科中西医诊断治疗学[M].北京:中国中医药出版社,2005

16.周伟生,赵萍.妇产科影像诊断与介入治疗[M].北京:人民军医出版社,2012

17.冯琼,廖灿.妇产科疾病诊疗流程[M].北京:人民军医出版社,2014

18.王子莲.妇产科疾病临床诊断与治疗方案[M].北京:科学文化出版社,2010

19.王立新,姜梅.妇产科疾病护理及操作常规[M].北京:人民军医出版社,2012

20.于传鑫,李儒芝.妇科内分泌疾病治疗学[M].上海:复旦大学出版社,2009

21.张玉珍.中医妇科学[M].北京:中国中医药出版社,2007

22.赵兴波.门诊妇科学[M].北京:人民卫生出版社,2007

23.鲁红.妇科超声诊断与鉴别诊断[M].北京:人民军医出版社,2012

24.刘淮.妊娠合并急性胰腺炎诊断及处理[J].中国实用妇科与产科杂志,2011,2(2):111-114

25.赵秀芳.妊娠剧吐合并食管贲门黏膜撕裂症16例分析[J].现代医学,2006,6(6):63

26.蔡林雪.妊娠期应合理选择抗消化道溃疡药物[J].海峡药物.2010,5(5):184-186

27.张惜阴.实用妇产科学[M].北京:人民卫生出版社,2003

28.丰有吉.妇产科学[M].北京:人民卫生出版社,2010